漫画でみる 生活期リハビリテーション

作・画 野尻晋一

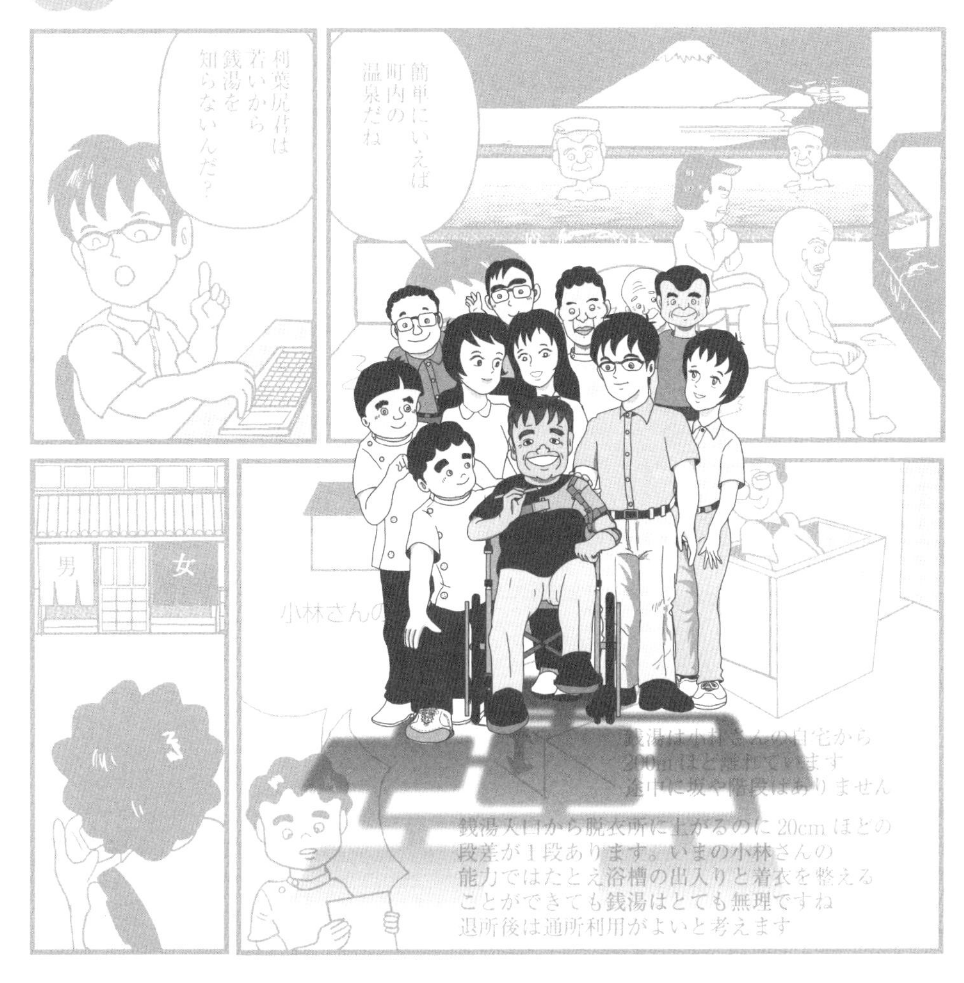

三輪書店

推薦の辞

日本は、諸外国に例をみないスピードで高齢化が進行しています。団塊の世代（約800万人）が75歳以上となる2025年以降は、国民の医療や介護の需要がさらに増加することが見込まれています。

このため、厚生労働省においては、2025年を目途に高齢者の尊厳の保持と自立生活の支援の目的のもとで、可能なかぎり住み慣れた地域で、自分らしい暮らしを人生の最期まで続けることができるよう地域の包括的な支援・サービス提供体制（地域包括ケアシステム）の構築を推進しています。

野尻晋一君（介護老人保健施設 副施設長、通所リハビリテーション センター長）は、30年以上にわたり、地域リハビリテーションをライフワークとして第一線の現場にて活躍してきました。最近では第4回日本訪問リハビリテーション協会学術大会会長、また2017年の第36回全国デイ・ケア研究大会会長であります。まさに彼は、この地域包括ケアシステムの構築の実践者といって過言ではありません。彼は介護の対象となる方をリハビリテーションの視点のみでなく、生活者の視点から実に鋭い観察分析を行います。それを体系化して日本のスタンダードとすべく本にまとめています。たとえば、現在まで『リハビリテーションからみた介護技術』（中央法規出版，2006）、『図説 パーキンソン病の理解とリハビリテーション』（三輪書店，2010）、『図説 訪問リハビリテーション–生活再建とQOL向上』（三輪書店，2013）を上梓しています。いずれも版を重ね野尻イズムが全国に浸透しています。

今回の『漫画でみる生活期リハビリテーション』は、青年期に漫画家を志した野尻君の才能が十分に発揮されています。臨場感のある場面設定で、わかりやすく目から鱗の野尻イズムが満載されています。地域包括ケアシステムに携わるすべての人が待ち望んでいた珠玉の一冊ではないでしょうか。

2017年2月

介護老人保健施設清雅苑

施設長　**山永裕明**

序文

本書は2013年7月から2014年6月の1年間にわたり、雑誌『地域リハビリテーション』で連載した「漫画とイラストでみる高齢者の生活期リハビリテーション」におよそ倍の頁数を追加したものです。筆者がこれまで生活期で経験してきたことの中のワンシーンを切り取ったり、集約したりして、一人の実習生が体験を通して学んでいく設定でまとめました。生活期リハビリテーションの詳細を説明するには、漫画の見出しごとに解説の文章を入れても足りないくらいですが、あえて漫画だけとし、読者の皆様が各場面を臨床や教育場面での題材として使えるよう構成しました。また生活期リハビリテーションは施設・在宅と幅広く、これまでの書籍は、施設でのリハビリテーション、訪問や通所でのリハビリテーションなどが別々になっているか、さまざまな事業所の執筆者が分筆してまとめたものが多いと思います。本書では、筆者が施設、通所、訪問と生活期全般に関わってきた経験から各セクションのつながりや多職種協働を感じられるようにも表現しました。

維持期リハビリテーションが生活期リハビリテーションと呼ばれるようになってまだ数年しか経っていません。急性期、回復期を過ぎた、あるいは両期を経ない対象者へのリハビリテーションは、単なる疾病や障害の維持・改善ではなく、生活の再建とQOL向上を目指すものです。多職種で、そして地域ぐるみで関わっていく必要があります。生活期リハビリテーションは、これから構築される地域包括ケアシステムの中核を担う領域といえます。

本書を生活期リハビリテーションに関わるリハビリテーション専門職はもちろん、施設や在宅でチームを組む介護支援専門員や看護、介護職、ソーシャルワーカー、福祉用具や住宅改修に関わる方、養成校の学生さんをはじめ一般の方にも読んでいただければと思います。

本書を執筆するにあたり、リハビリテーション専門医の立場から30年以上ご指導いただいている介護老人保健施設清雅苑の山永裕明施設長ならびに生活期リハビリテーションのフィールドでさまざまな活動の場を与えていただいている医療法人社団寿量会の米満弘之会長、米満弘一郎理事長に深謝いたします。また日頃の臨床場面でたくさんサポートしていただいている介護老人保健施設清雅苑、地域ケア支援センター、熊本機能病院、熊本健康体力づくりセンターのスタッフの皆様に感謝いたします。

生活期リハビリテーションの現場の教科書は、なんといっても実際のご利用者、ご家族の生活状況や現場でいただくご相談、ご意見、疑問、苦情などです。最後になりましたが、これまで関わったすべてのご利用者、ご家族に心から感謝いたします。

2017年2月吉日

介護老人保健施設清雅苑

副施設長　**野尻晋一**

目次
Contents

第1話　生活期リハビリテーションの位置づけ

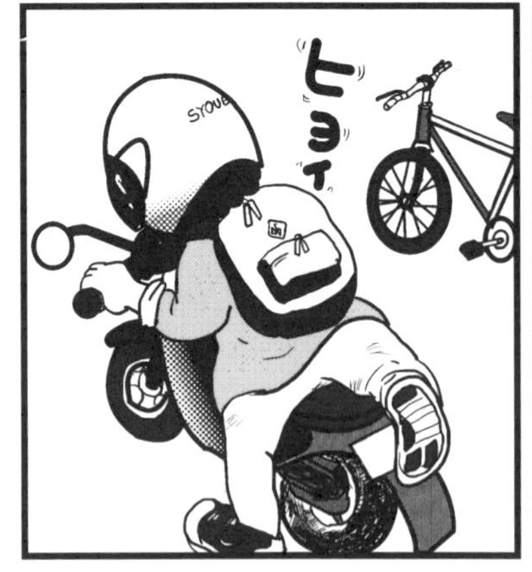

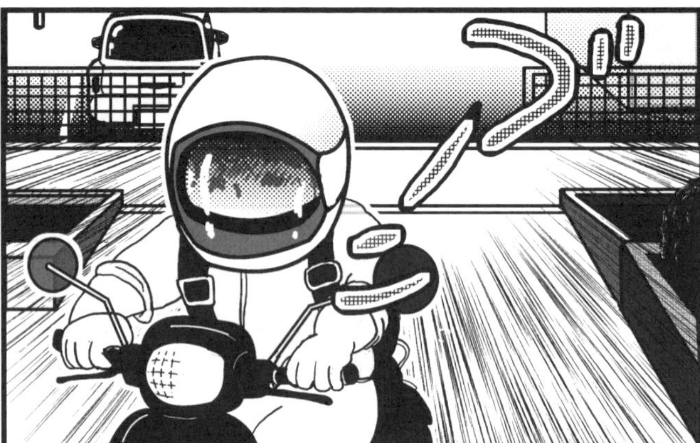

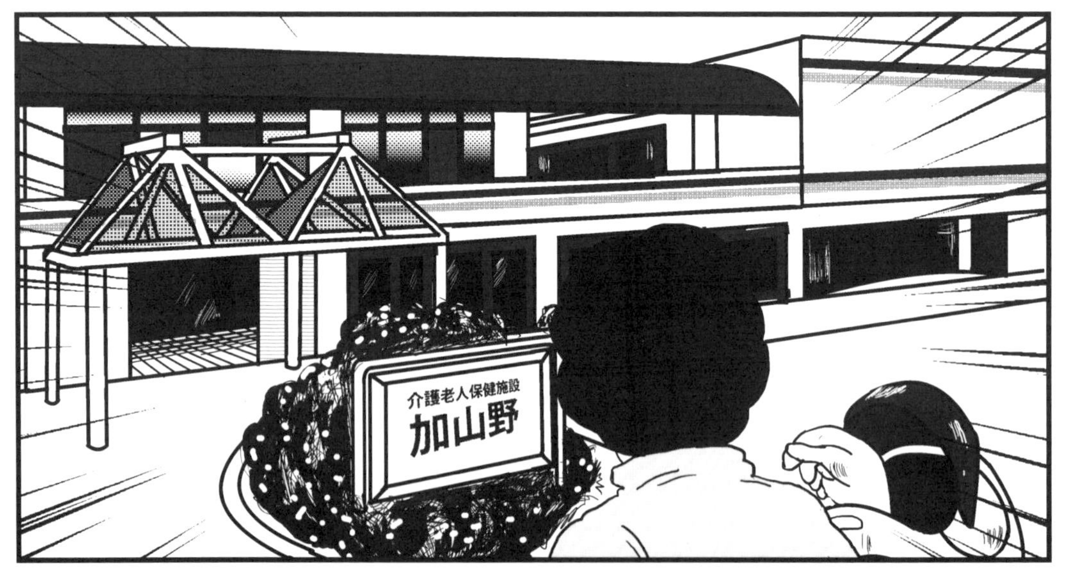

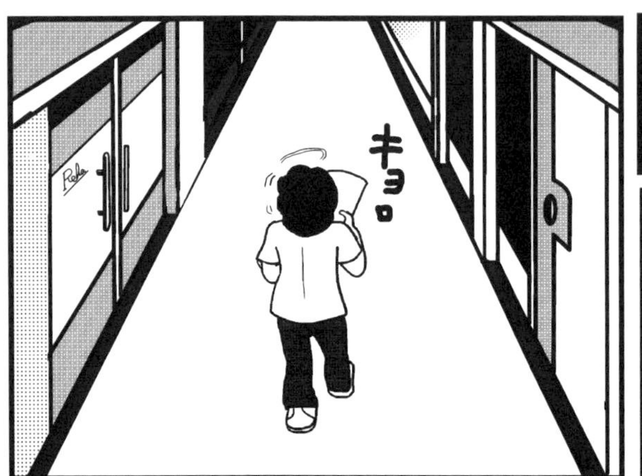

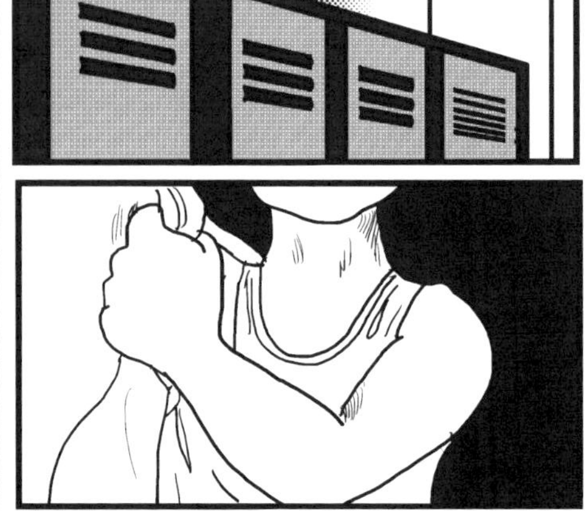

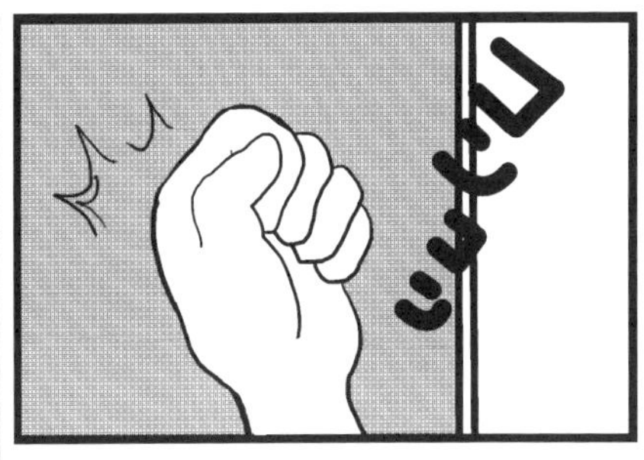

りはしり
利葉尻

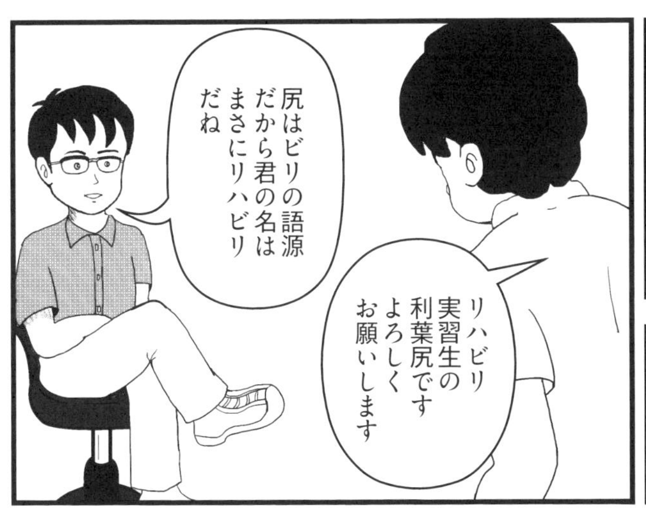
リハビリ実習生の利葉尻ですよろしくお願いします
尻はビリの語源だから君の名はまさにリハビリだね

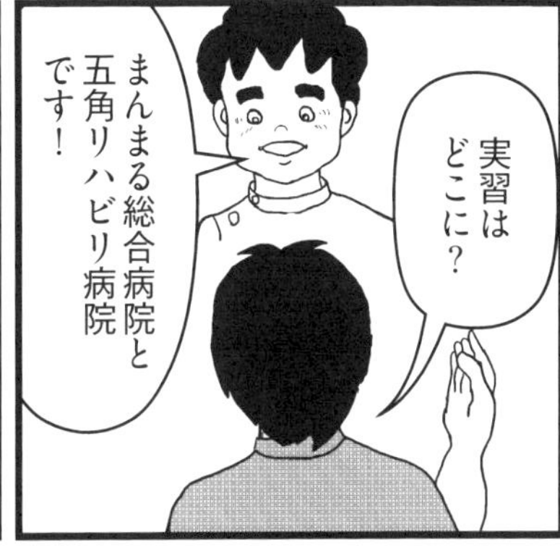
実習はどこに？
まんまる総合病院と五角リハビリ病院です！

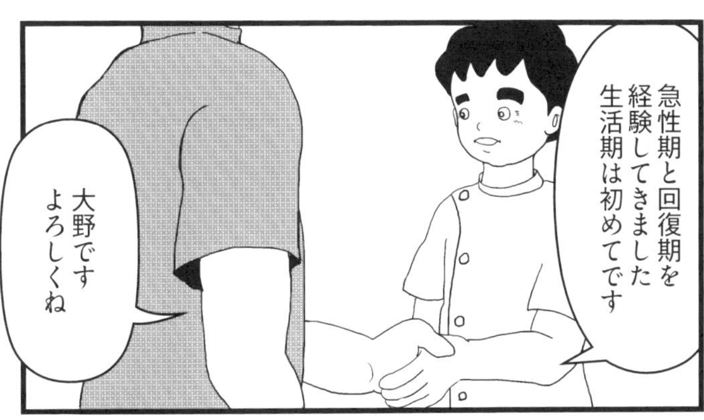
急性期と回復期を経験してきました生活期は初めてです
大野ですよろしくね

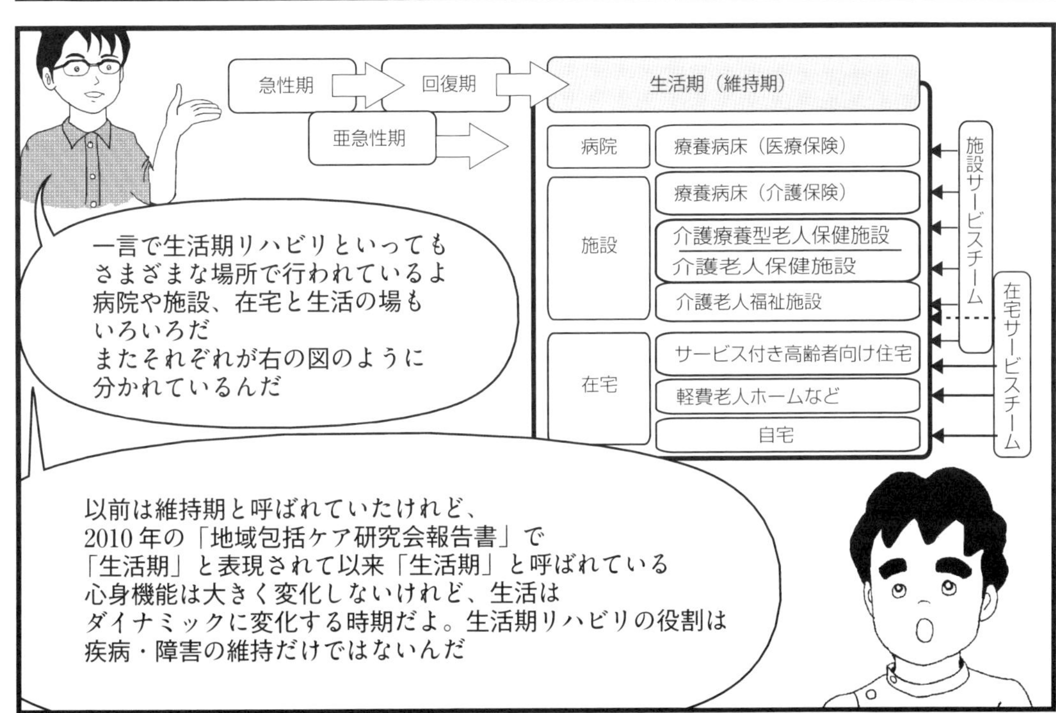
急性期
回復期
亜急性期
生活期（維持期）
病院
療養病床（医療保険）
施設
療養病床（介護保険）
介護療養型老人保健施設
介護老人保健施設
介護老人福祉施設
在宅
サービス付き高齢者向け住宅
軽費老人ホームなど
自宅
施設サービスチーム
在宅サービスチーム
一言で生活期リハビリといってもさまざまな場所で行われているよ病院や施設、在宅と生活の場もいろいろだまたそれぞれが右の図のように分かれているんだ
以前は維持期と呼ばれていたけれど、2010年の「地域包括ケア研究会報告書」で「生活期」と表現されて以来「生活期」と呼ばれている心身機能は大きく変化しないけれど、生活はダイナミックに変化する時期だよ。生活期リハビリの役割は疾病・障害の維持だけではないんだ

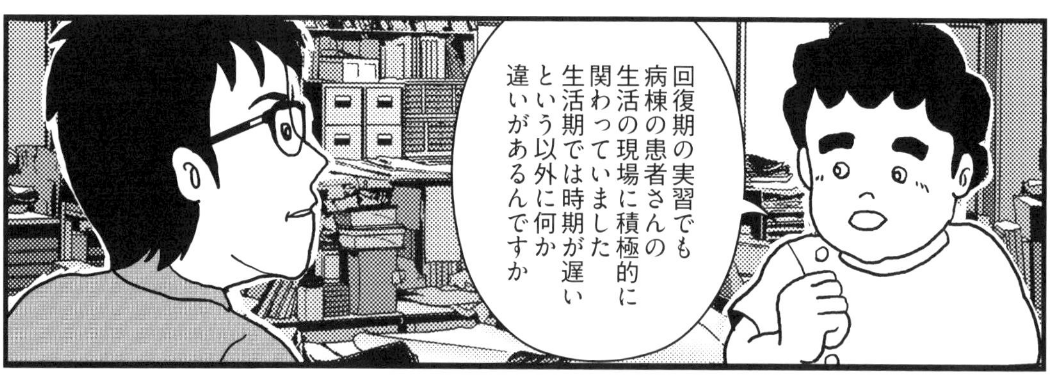
回復期の実習でも
病棟の患者さんの
生活の現場に積極的に
関わっていました
生活期では時期が遅い
という以外に何か
違いがあるんですか

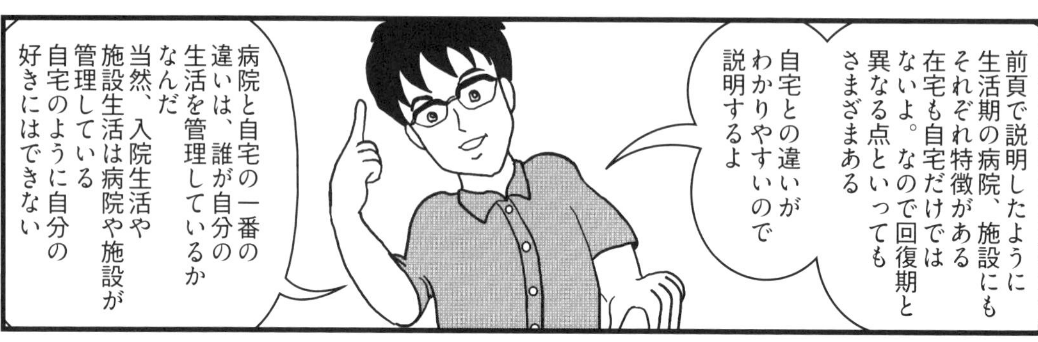
前頁で説明したように
生活期の病院、施設にも
それぞれ特徴がある
在宅も自宅だけでは
ないよ。なので回復期と
異なる点といっても
さまざまある
自宅との違いが
わかりやすいので
説明するよ
病院と自宅の一番の
違いは、誰が自分の
生活を管理しているか
なんだ
当然、入院生活や
施設生活は病院や施設が
管理している
自宅のように自分の
好きにはできない

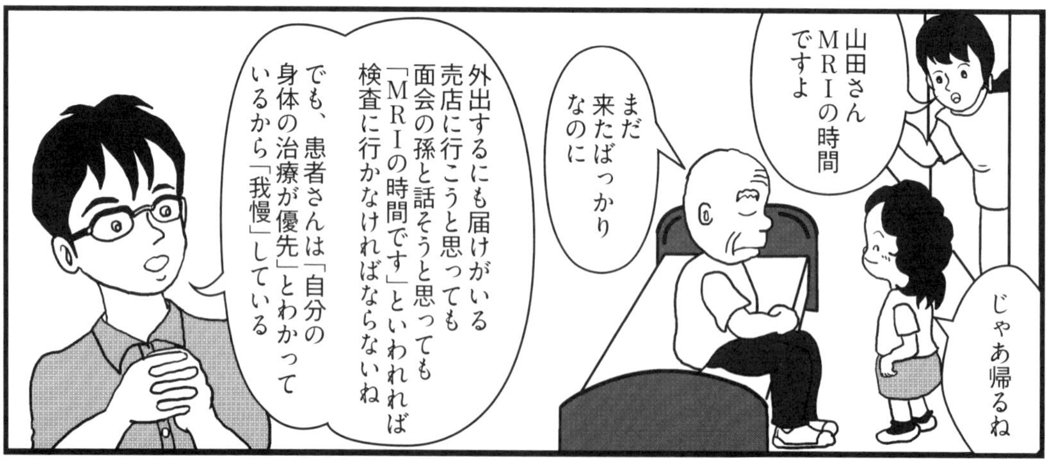
じゃあ帰るね
山田さん
ＭＲＩの時間
ですよ
まだ
来たばっかり
なのに
外出するにも届けがいる
売店に行こうと思っても
面会の孫と話そうと思っても
「ＭＲＩの時間です」といわれれば
検査に行かなければならないね
でも、患者さんは「自分の
身体の治療が優先」とわかって
いるから「我慢」している

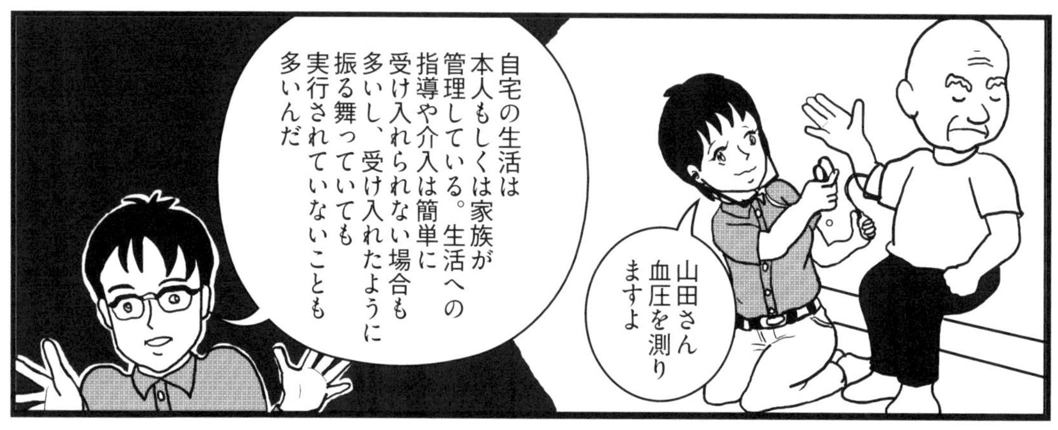
山田さん
血圧を測り
ますよ
自宅の生活は
本人もしくは家族が
管理している。生活への
指導や介入は簡単に
受け入れられない場合も
多いし、受け入れたように
振る舞っていても
実行されていないことも
多いんだ

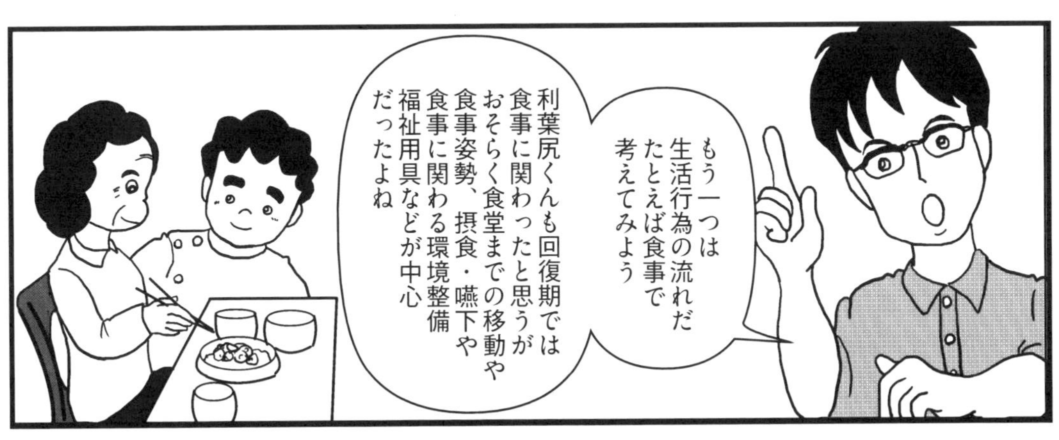
もう一つは
生活行為の流れだ
たとえば食事で
考えてみよう
利葉尻くんも回復期では
食事に関わったと思うが
おそらく食堂までの移動や
食事姿勢、摂食・嚥下や
食事に関わる環境整備
福祉用具などが中心
だったよね

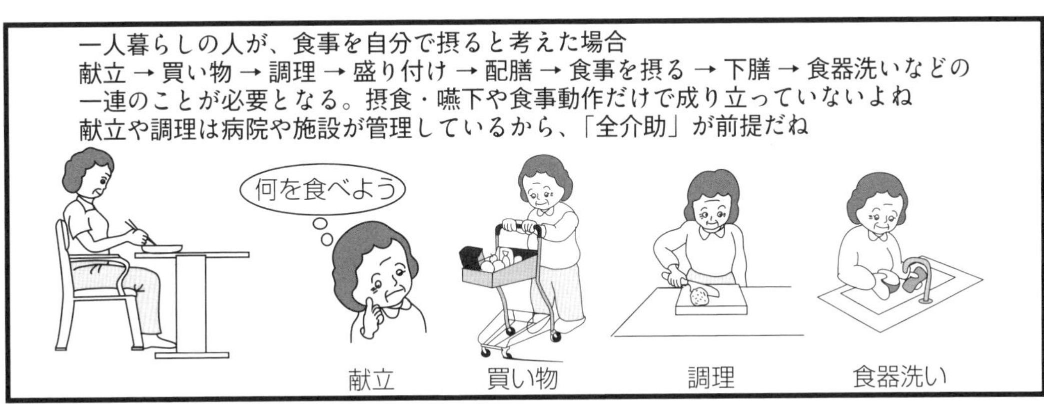
一人暮らしの人が、食事を自分で摂ると考えた場合
献立 → 買い物 → 調理 → 盛り付け → 配膳 → 食事を摂る → 下膳 → 食器洗いなどの
一連のことが必要となる。摂食・嚥下や食事動作だけで成り立っていないよね
献立や調理は病院や施設が管理しているから、「全介助」が前提だね
何を食べよう
献立
買い物
調理
食器洗い

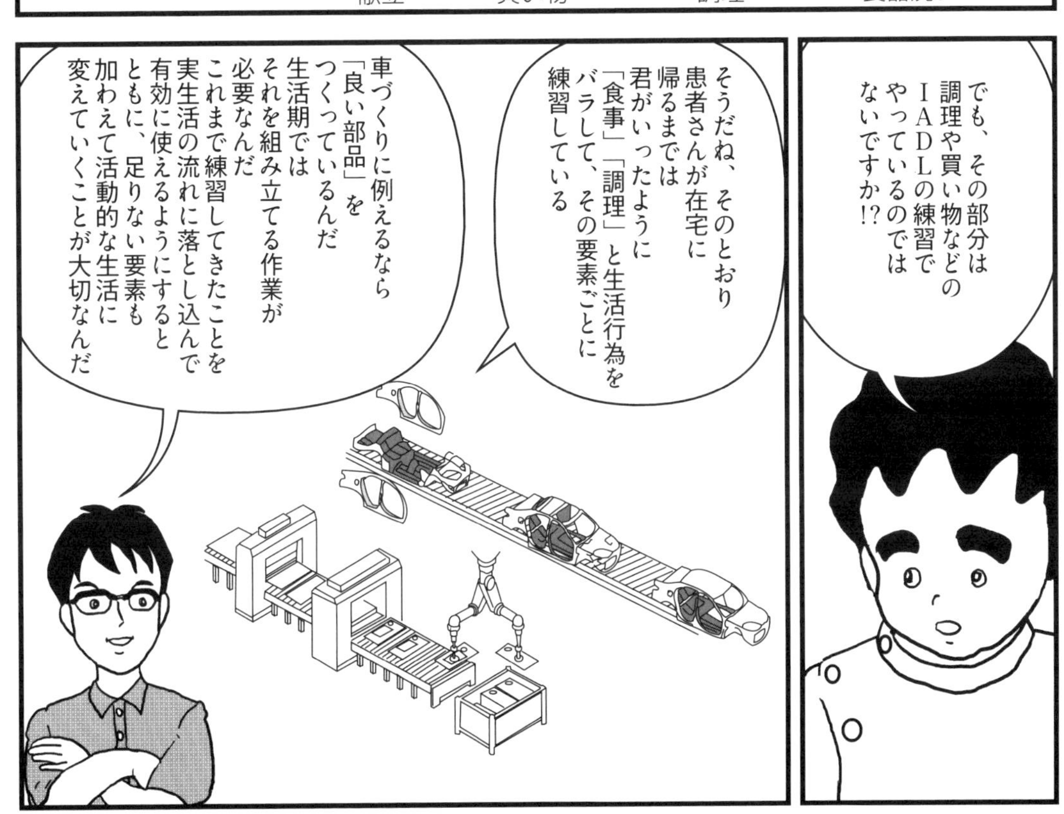
でも、その部分は
調理や買い物などの
ＩＡＤＬの練習で
やっているのでは
ないですか!?
そうだね、そのとおり
患者さんが在宅に
帰るまでは
君がいったように
「食事」「調理」と生活行為を
バラして、その要素ごとに
練習している
車づくりに例えるなら
「良い部品」を
つくっているんだ
生活期では
それを組み立てる作業が
必要なんだ
これまで練習してきたことを
実生活の流れに落とし込んで
有効に使えるようにすると
ともに、足りない要素も
加わえて活動的な生活に
変えていくことが大切なんだ

少し
わかったかな

わかったような
わからないような…

では、もう少し
整理してみよう
ＩＣＦは学校で
教わったかな？

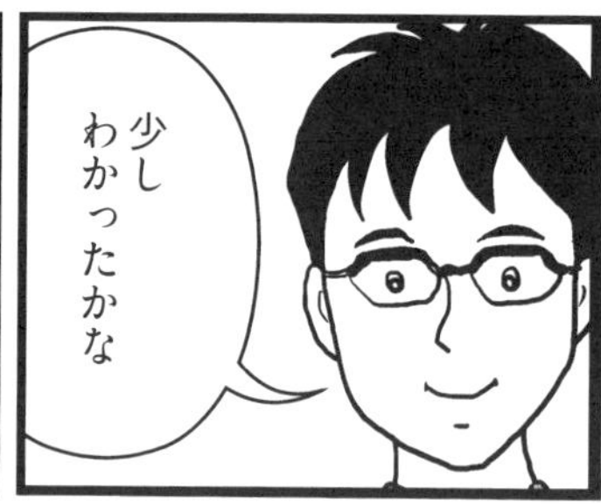

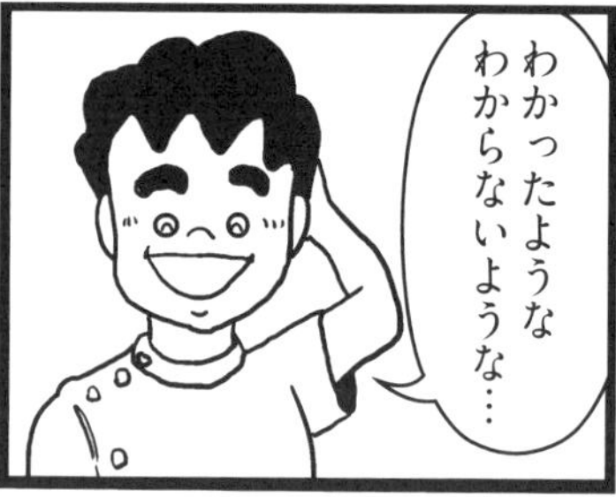

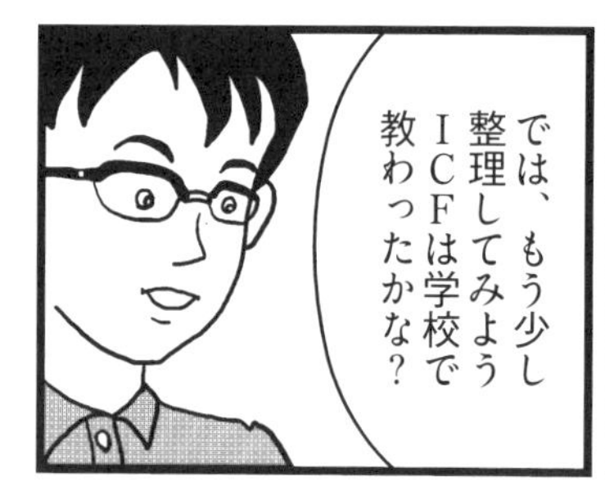

スライドは急性期、回復期、生活期の介入対象とする領域を
国際生活機能分類（ICF：International Classification of Functioning, Disability and Health）
の概念モデルをイメージして示したものだよ。急性期は健康状態すなわち疾病や身心機能・
身体構造に関することが中心だけれど、回復期 → 生活期と移行するにしたがって徐々に
活動・参加、環境因子、個人因子への割合が増してくる

急性期は疾病の治療、回復期は障害の回復、生活期は生活の再建という異なったテーマを
もっているけれど、時間の経過の中で ICF 上に残された課題をうまく連携して解決して
いくと考えればわかりやすいよ？

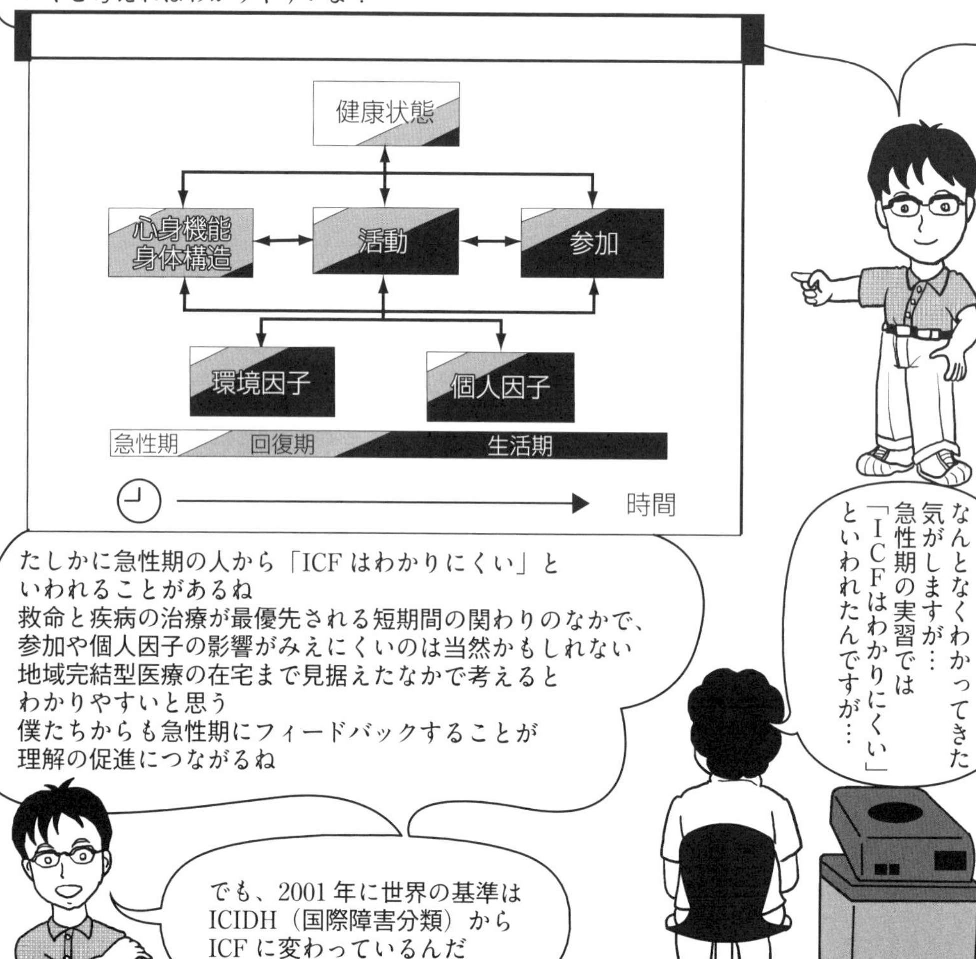

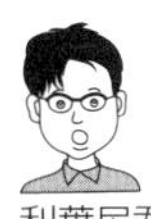

利葉尻君は今までいわゆる「脳卒中モデル」の患者さんをみてきたね。ここで君が出会う利用者はいろいろな生活障害を引き起こした方々なんだ2004（平成16）年に高齢者リハビリテーション研究会は高齢者の生活障害を「脳卒中モデル」「廃用症候群モデル」「認知症モデル」の３つに分類している。ここではそれに「進行性疾患モデル」を独自に付け加えている

脳卒中モデル

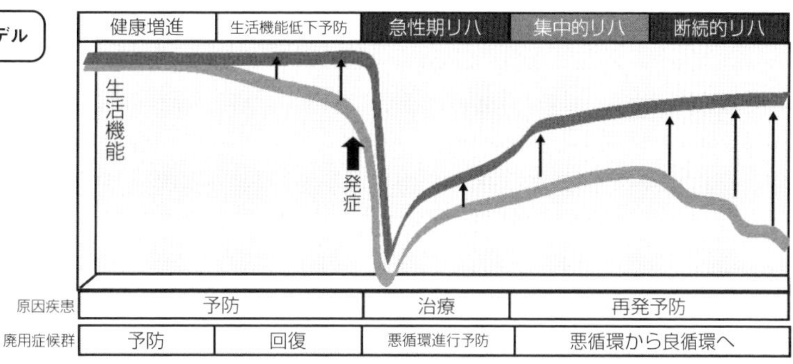

出典：高齢者リハビリテーション研究会：高齢者リハビリテーションのあるべき方向．社保審-介護保険部会，平成16年２月23日より改変引用

「脳卒中モデル」とは脳卒中のように発症を機に急激に生活機能の障害をきたすもので、脳卒中だけでなく骨折などもその中に入る

廃用症候群モデル

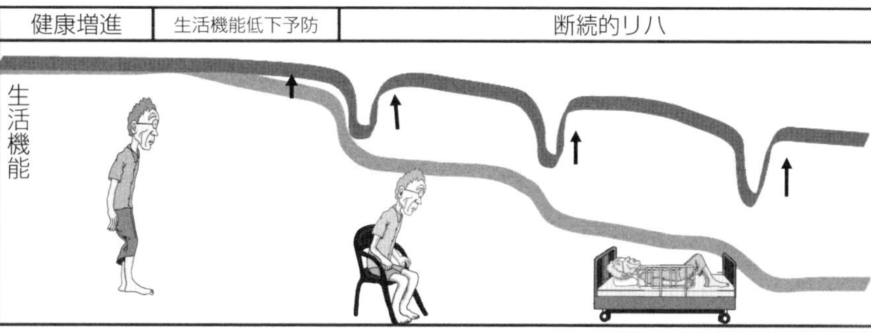

原因疾患	予防		治療
廃用症候群	予防	回復	悪循環から良循環へ

出典：高齢者リハビリテーション研究会：高齢者リハビリテーションのあるべき方向．社保審-介護保険部会，平成16年２月23日より改変引用

「廃用症候群モデル」は明らかな転機が不明確で徐々に生活機能が低下していくタイプだ。在宅に閉じこもっている人に多い。早く気がつくことが重要だ。2006（平成18）年から介護予防健診が始まったのもこのためなんだ

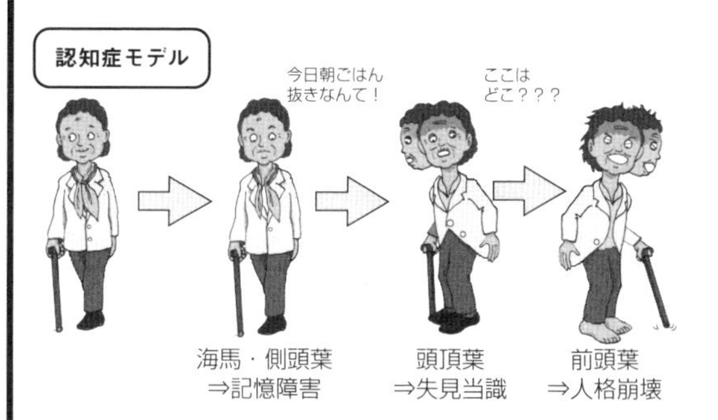

認知症の人は多様な経過を示すので、上２つのモデルのように明確なモデル化はされなかったアルツハイマー病のように変性の進行経路がある程度わかる人は、ある程度、時期別に捉えることができると思うよ

進行性疾患モデル

パーキンソン病や脊髄小脳変性症、筋萎縮性側索硬化症などのように、確実に生活機能が低下していく人は上の３つのタイプとはまた違った経過をたどる

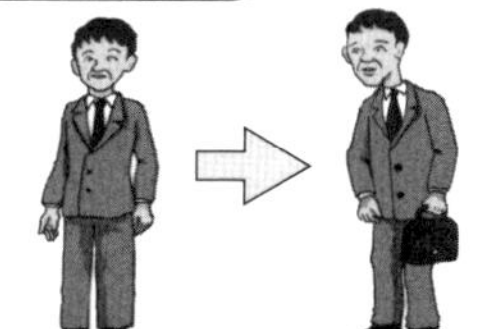

ステージ1

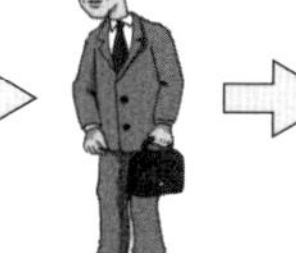

ステージ2

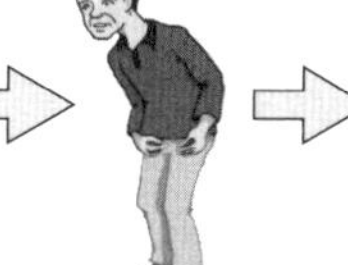

ステージ3

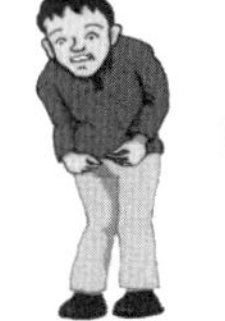

ステージ4

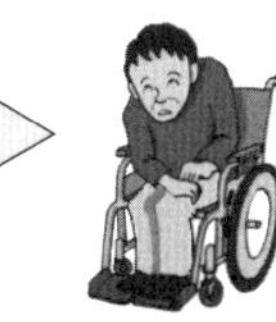

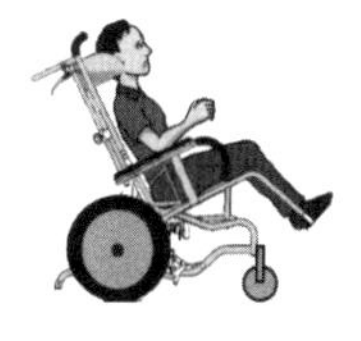

ステージ5

第2話　地域包括ケアシステム

地域包括ケアシステムは授業で習ったかな？

習ったかもしれません自信がありません

それでは簡単に説明しておくよ

地域包括ケアシステムとは重度な要介護状態となっても住み慣れた地域で自分らしい暮らしを人生の最後まで続けることができるよう住まい・医療・介護・予防・生活支援が一体的に提供されるシステムのこと

団塊の世代が75歳以上になる二〇二五年を当面の目標に、このシステムを構築することが今強く求められている
2025年

重介護の施設(町外)
高齢者住宅(町内)
介護度が重たくなると施設を移らなければならないこともある
逆にいうと今はそんなシステムになっていないということなんだ

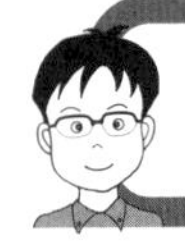

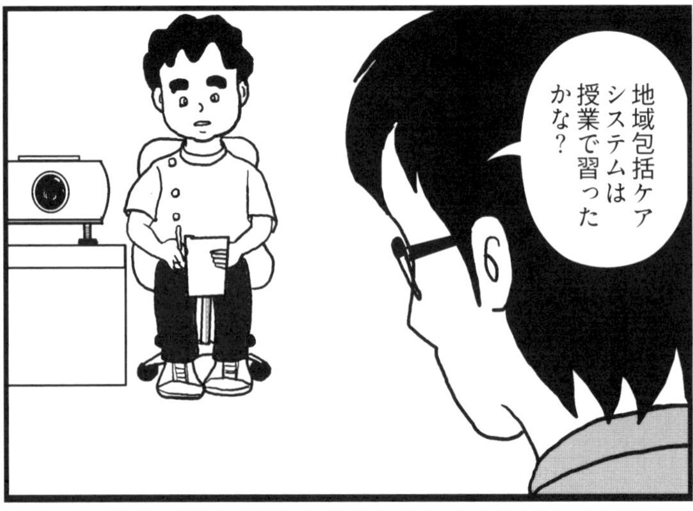

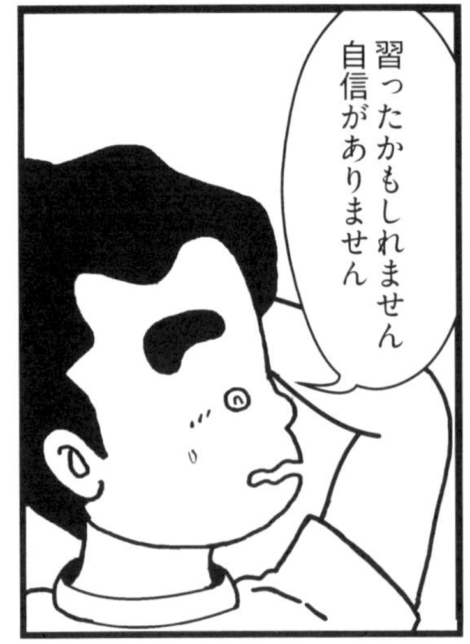

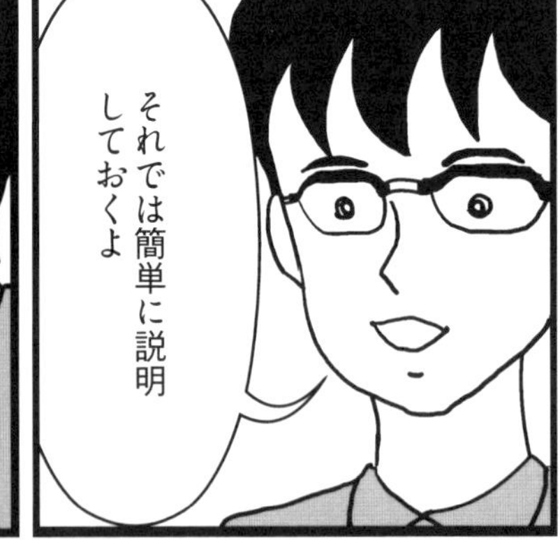

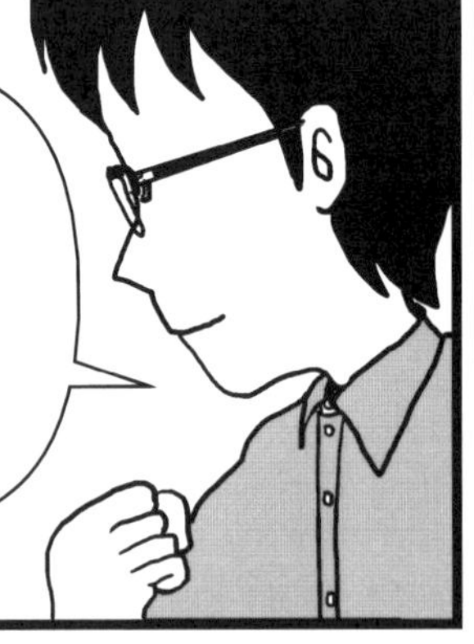

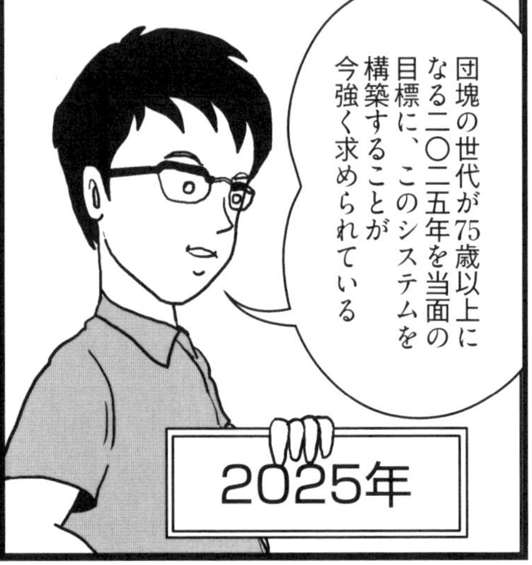

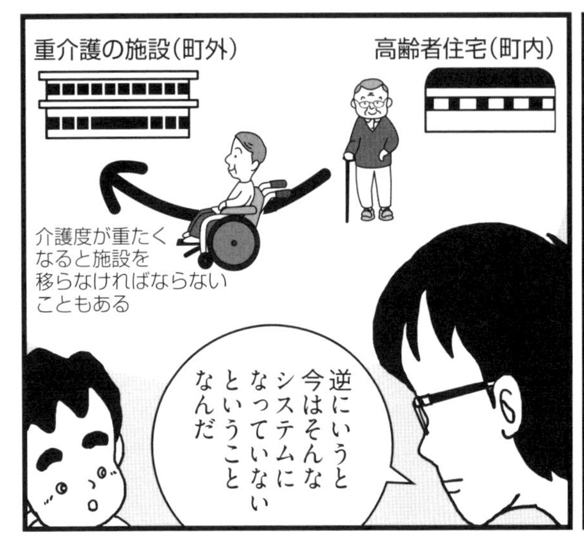

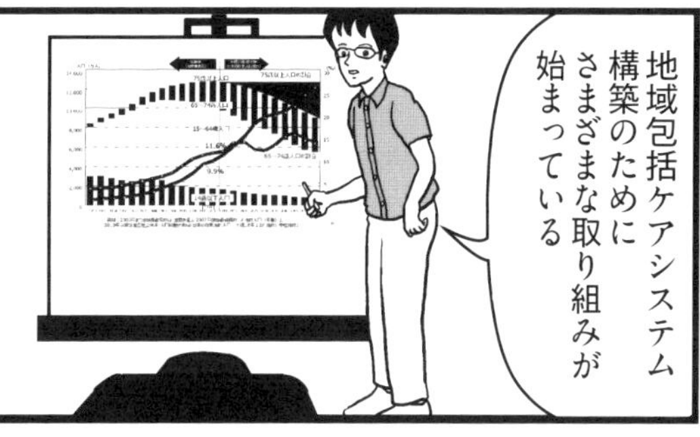

地域包括ケアシステム
構築のために
さまざまな取り組みが
始まっている

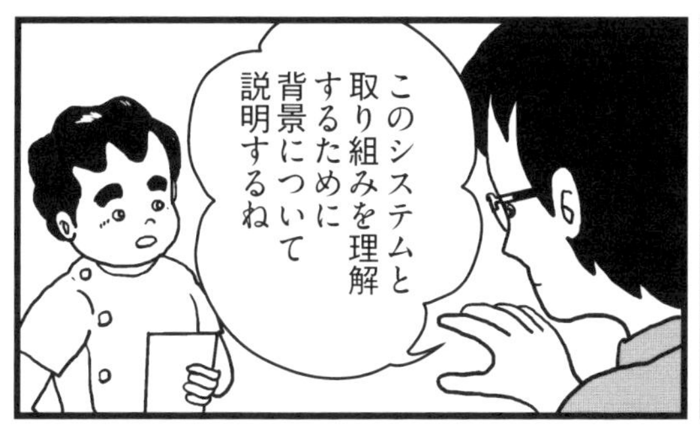

このシステムと
取り組みを理解
するために
背景について
説明するね

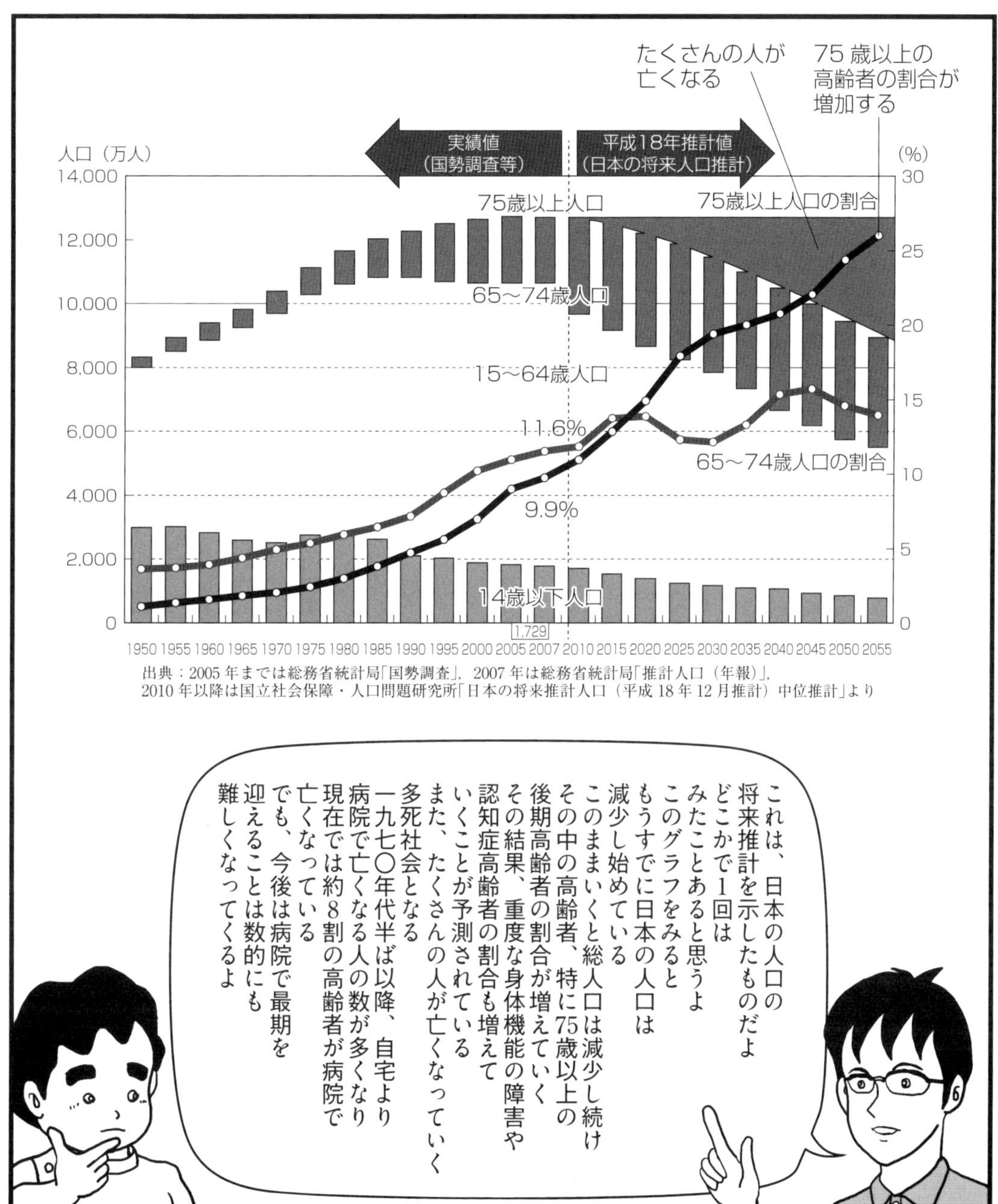

たくさんの人が
亡くなる
75歳以上の
高齢者の割合が
増加する
実績値
（国勢調査等）
平成18年推計値
（日本の将来人口推計）
人口（万人）
(%)
14,000
12,000
10,000
8,000
6,000
4,000
2,000
0
30
25
20
15
10
5
0
75歳以上人口
75歳以上人口の割合
65～74歳人口
15～64歳人口
11.6%
65～74歳人口の割合
9.9%
14歳以下人口
1,729
1950 1955 1960 1965 1970 1975 1980 1985 1990 1995 2000 2005 2007 2010 2015 2020 2025 2030 2035 2040 2045 2050 2055
出典：2005年までは総務省統計局「国勢調査」，2007年は総務省統計局「推計人口（年報）」，
2010年以降は国立社会保障・人口問題研究所「日本の将来推計人口（平成18年12月推計）中位推計」より
これは、日本の人口の
将来推計を示したものだよ
どこかで1回は
みたことあると思うよ
このグラフをみると
もうすでに日本の人口は
減少し始めている
このままいくと総人口は減少し続け
その中の高齢者、特に75歳以上の
後期高齢者の割合が増えていく
その結果、重度な身体機能の障害や
認知症高齢者の割合も増えて
いくことが予測されている
また、たくさんの人が亡くなっていく
多死社会となる
一九七〇年代半ば以降、自宅より
病院で亡くなる人の数が多くなり
現在では約8割の高齢者が病院で
亡くなっている
でも、今後は病院で最期を
迎えることは数的にも
難しくなってくるよ

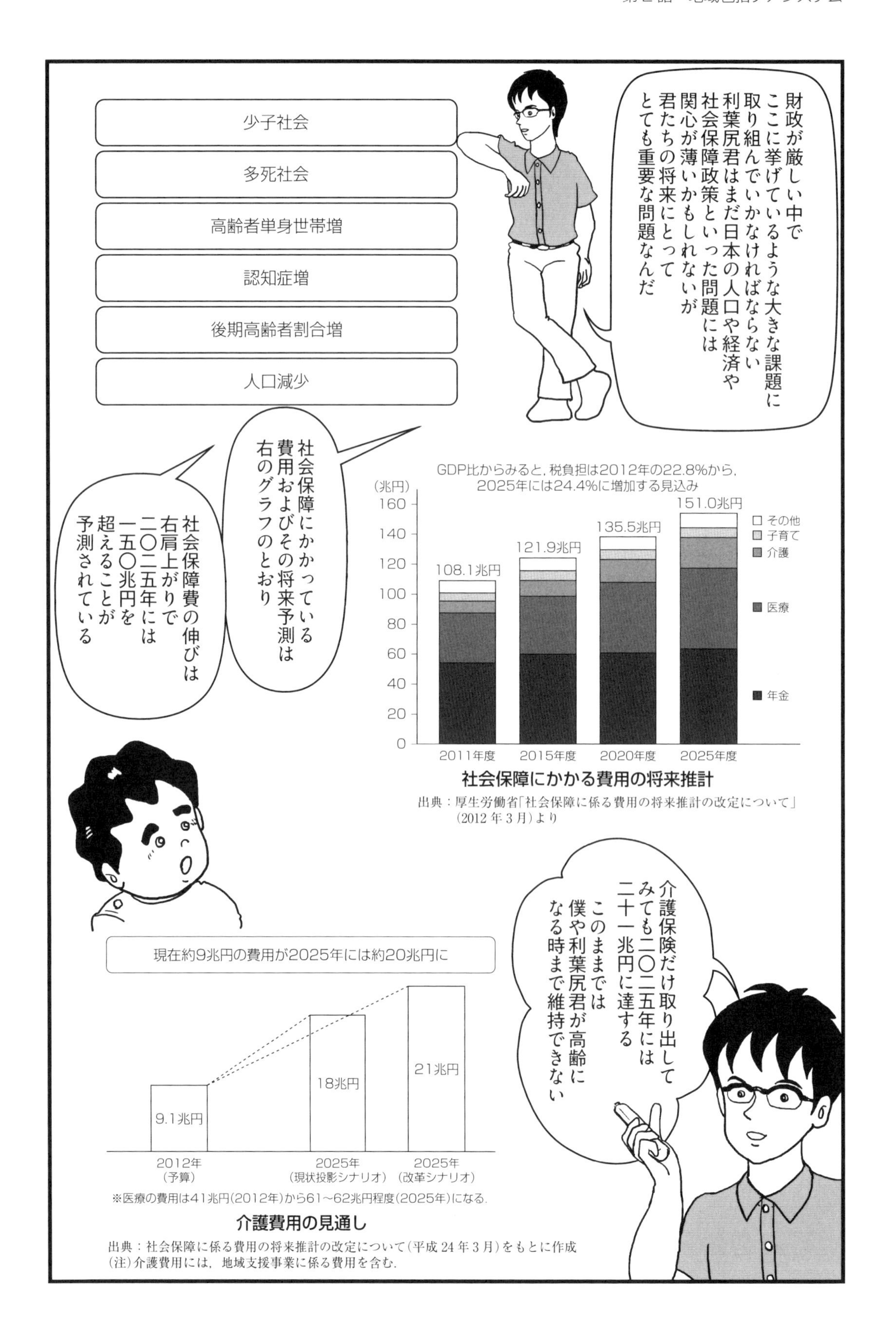

社会保障にかかる費用の将来推計

出典：厚生労働省「社会保障に係る費用の将来推計の改定について」(2012 年 3 月)より

介護費用の見通し

出典：社会保障に係る費用の将来推計の改定について(平成 24 年 3 月)をもとに作成
(注)介護費用には，地域支援事業に係る費用を含む.

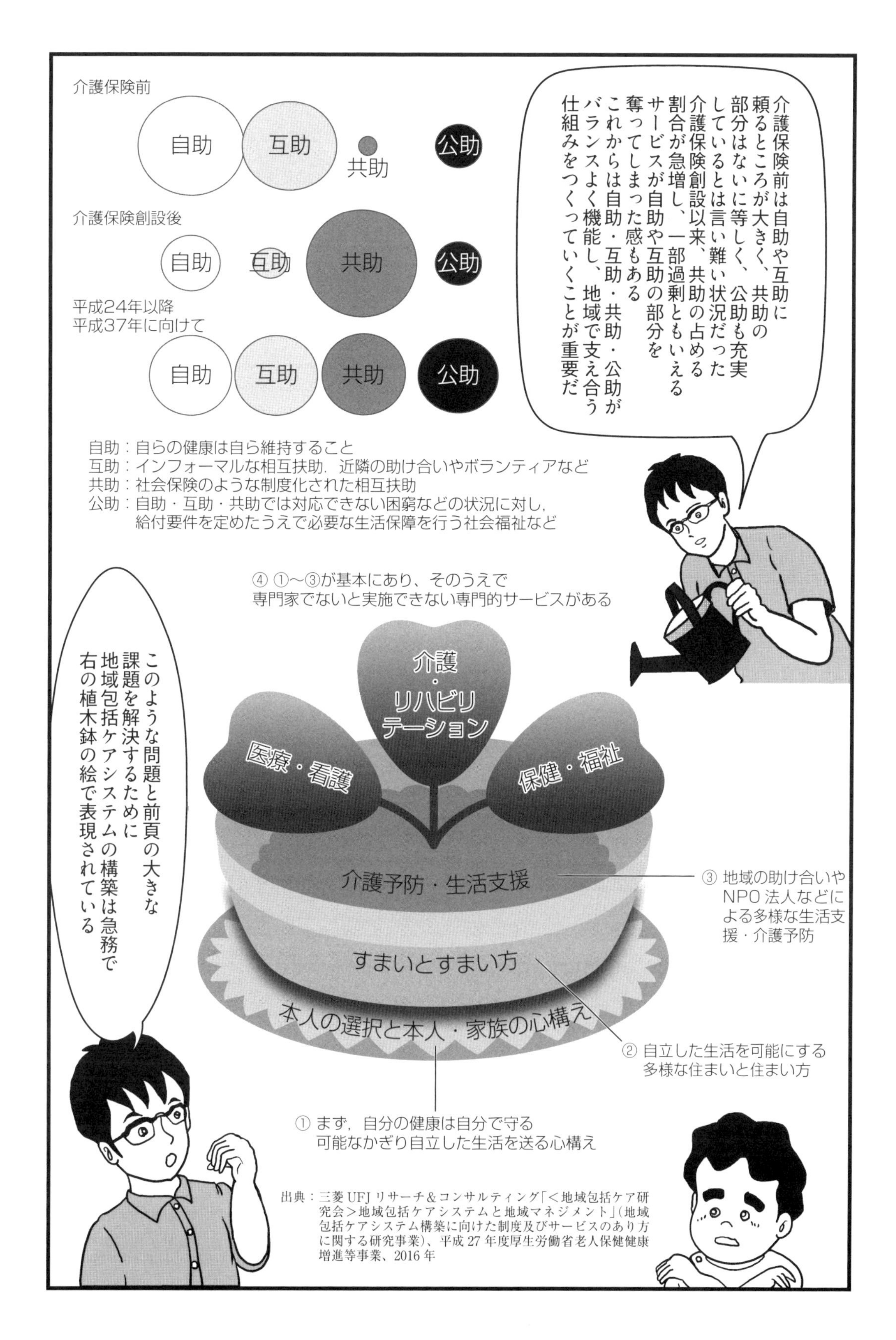

出典：三菱 UFJ リサーチ＆コンサルティング「<地域包括ケア研究会>地域包括ケアシステムと地域マネジメント」（地域包括ケアシステム構築に向けた制度及びサービスのあり方に関する研究事業）、平成 27 年度厚生労働省老人保健健康増進等事業、2016 年

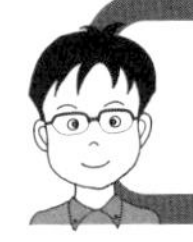

第3話　生活期リハビリの視点-ICFの視点

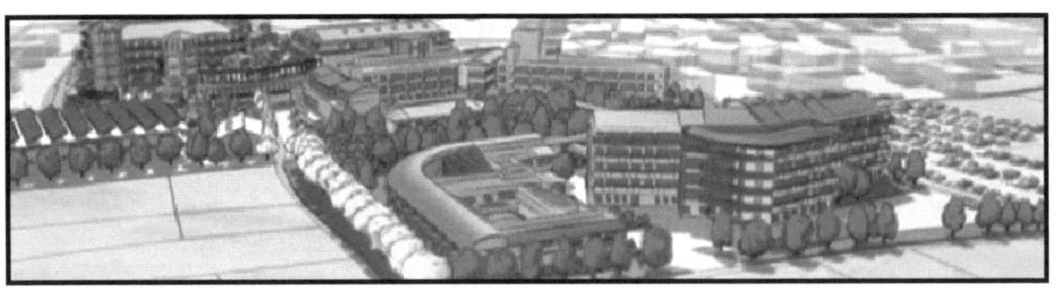

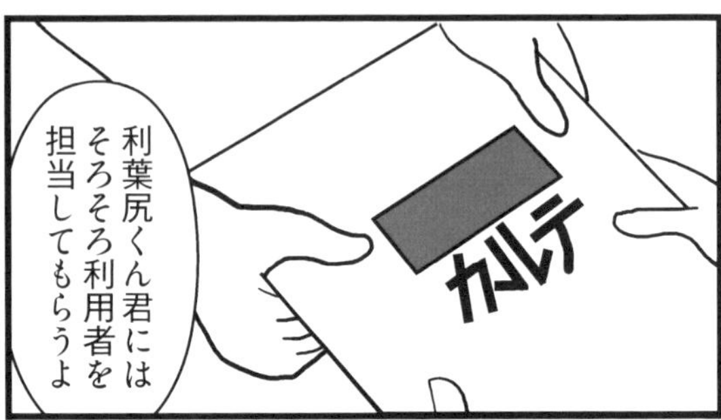

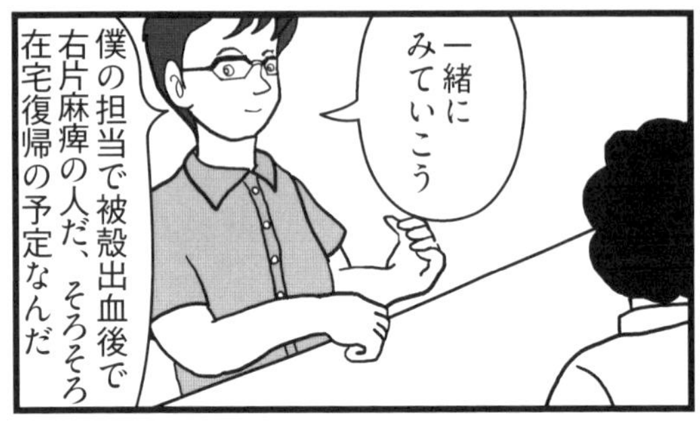

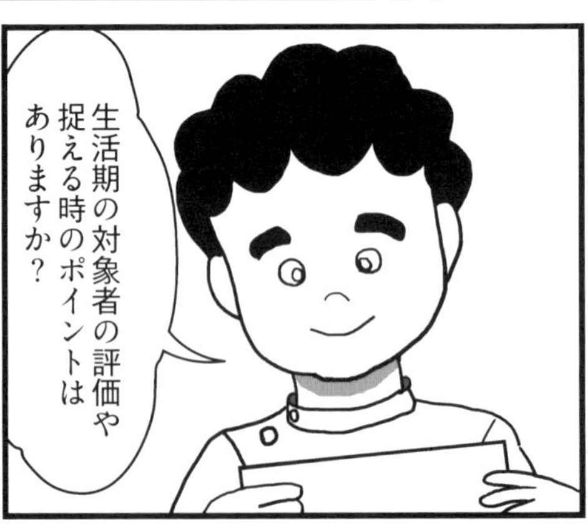

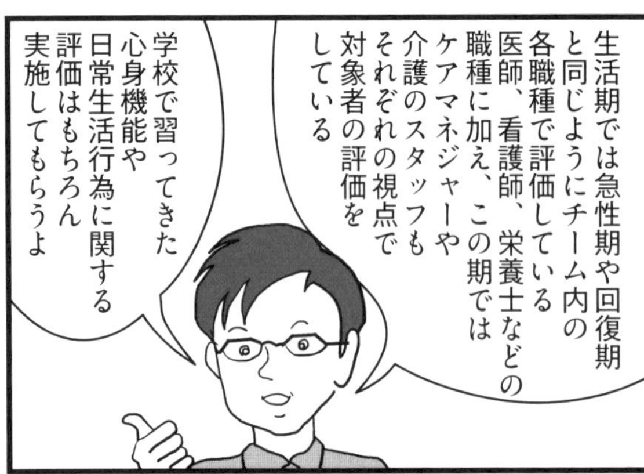

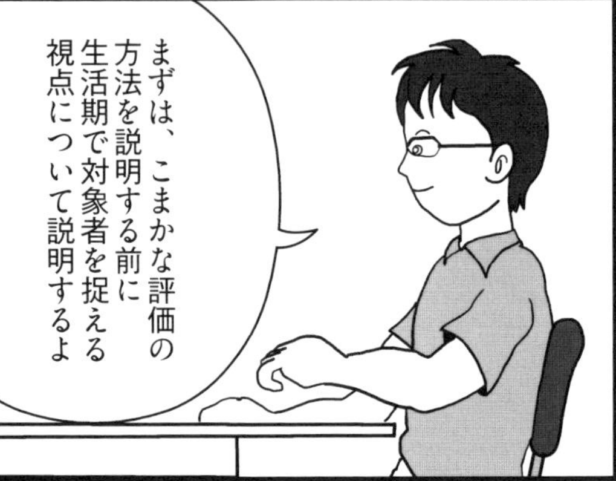

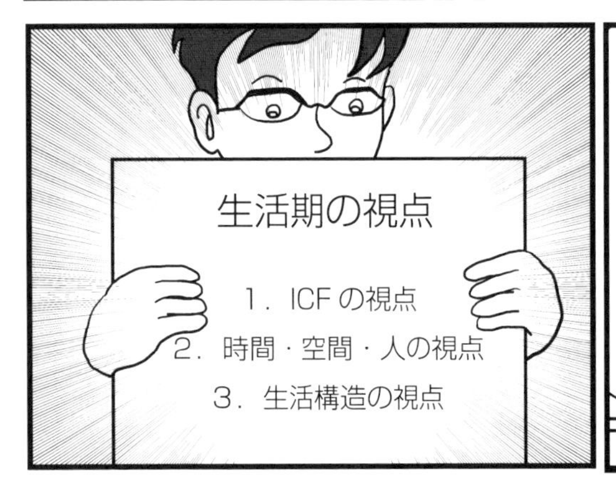

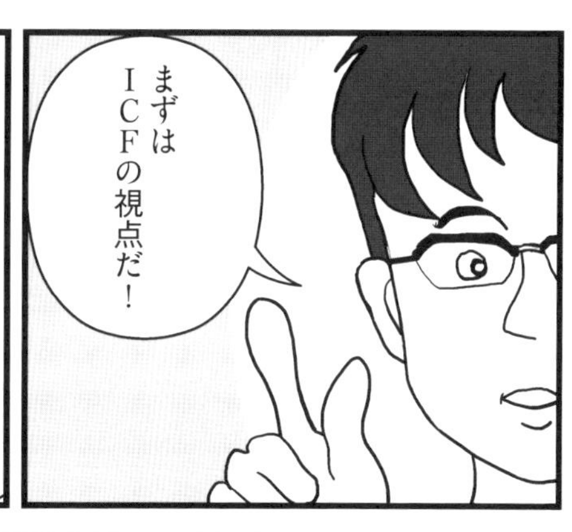
まずはＩＣＦの視点だ！

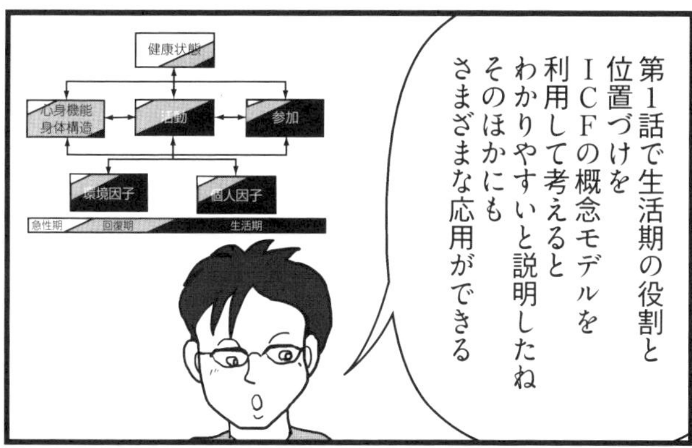
健康状態
心身機能
身体構造
活動
参加
環境因子
個人因子
急性期
回復期
生活期
第１話で生活期の役割と位置づけをＩＣＦの概念モデルを利用して考えるとわかりやすいと説明したね
そのほかにもさまざまな応用ができる

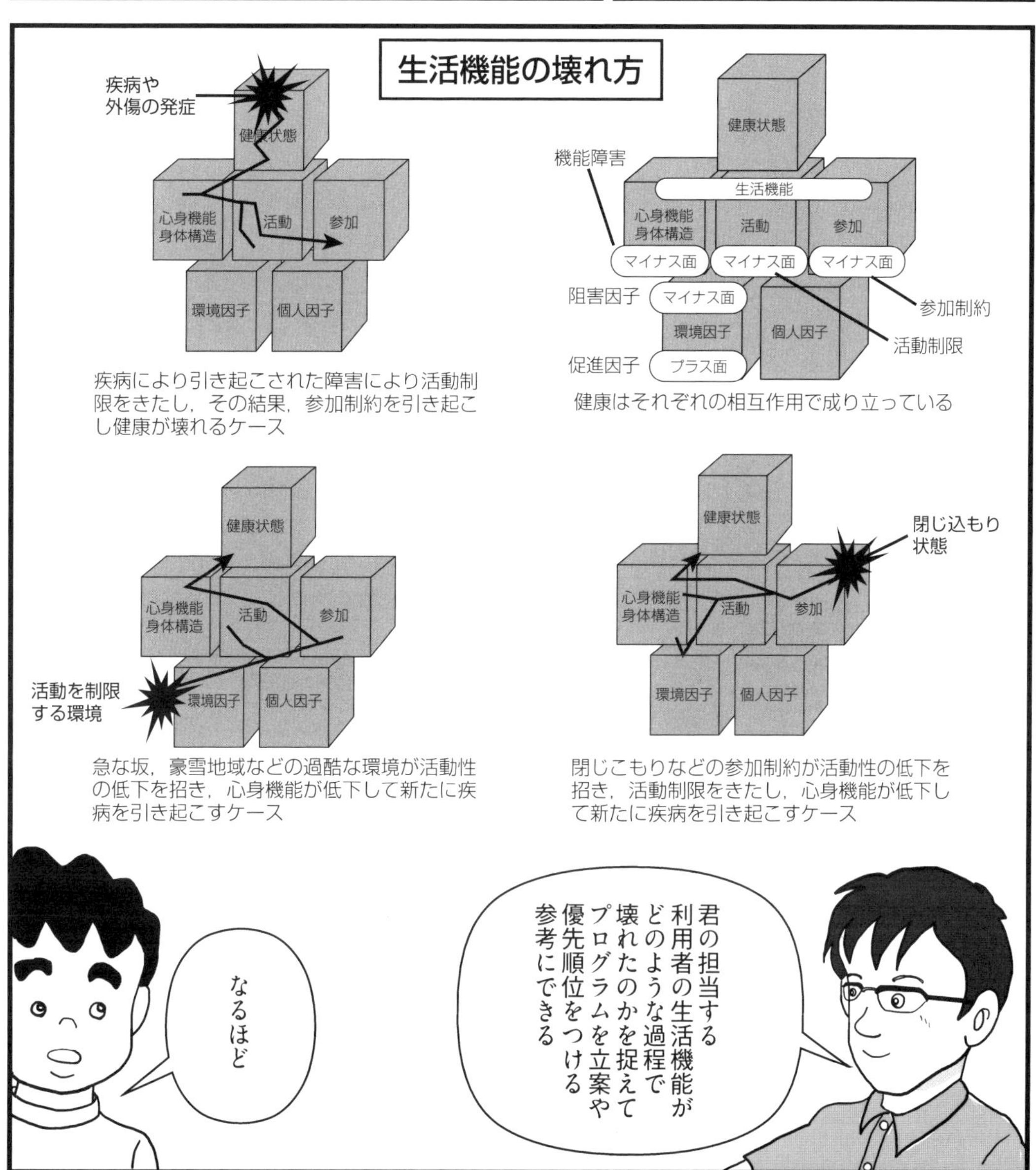
生活機能の壊れ方
疾病や
外傷の発症
健康状態
心身機能
身体構造
活動
参加
環境因子
個人因子
疾病により引き起こされた障害により活動制限をきたし，その結果，参加制約を引き起こし健康が壊れるケース
健康状態
機能障害
生活機能
心身機能
身体構造
活動
参加
マイナス面
マイナス面
マイナス面
阻害因子
マイナス面
参加制約
環境因子
個人因子
活動制限
促進因子
プラス面
健康はそれぞれの相互作用で成り立っている
健康状態
心身機能
身体構造
活動
参加
活動を制限
する環境
環境因子
個人因子
急な坂，豪雪地域などの過酷な環境が活動性の低下を招き，心身機能が低下して新たに疾病を引き起こすケース
健康状態
閉じ込もり
状態
心身機能
身体構造
活動
参加
環境因子
個人因子
閉じこもりなどの参加制約が活動性の低下を招き，活動制限をきたし，心身機能が低下して新たに疾病を引き起こすケース
君の担当する利用者の生活機能がどのような過程で壊れたのかを捉えてプログラムを立案や優先順位をつける参考にできる
なるほど

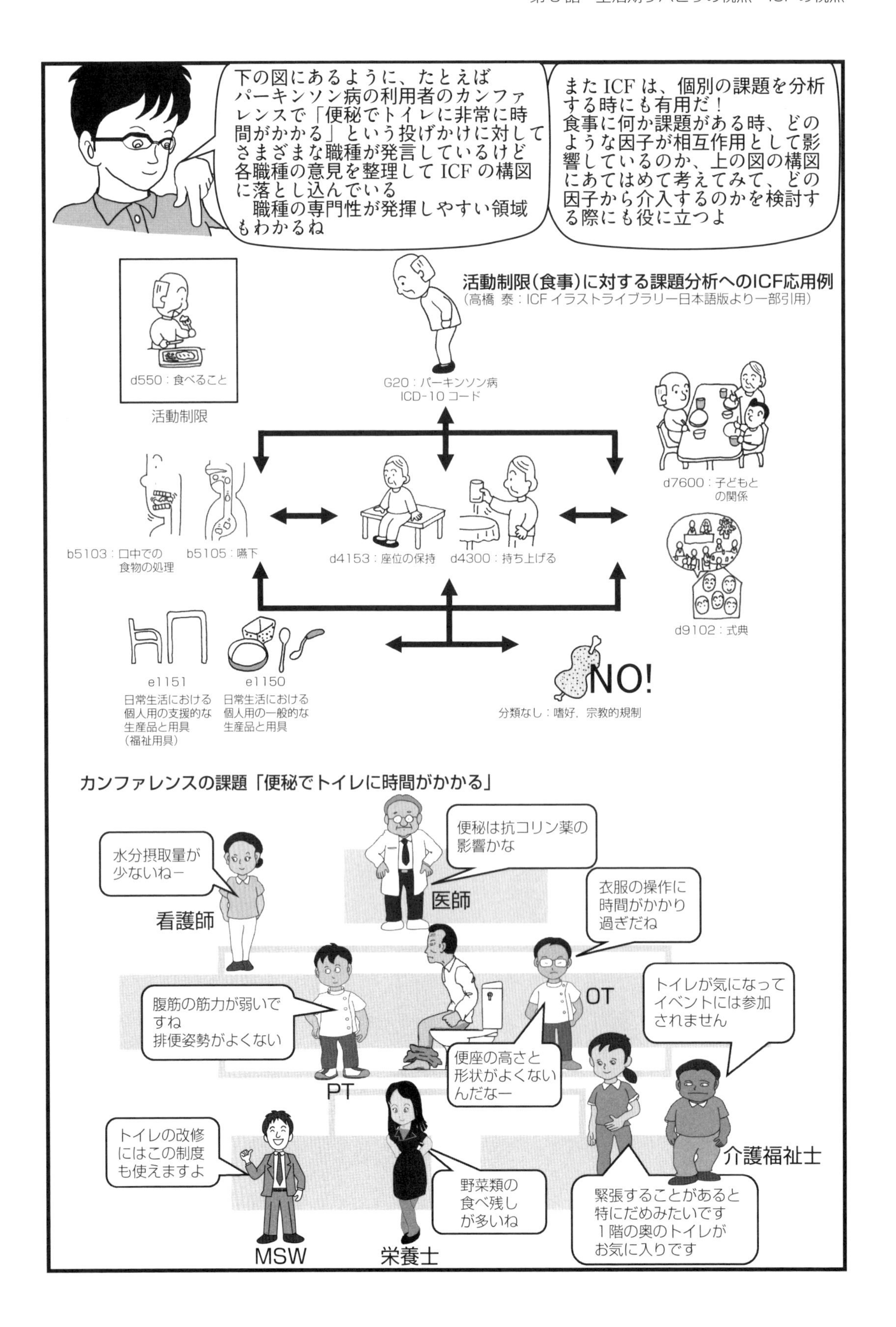
下の図にあるように、たとえばパーキンソン病の利用者のカンファレンスで「便秘でトイレに非常に時間がかかる」という投げかけに対してさまざまな職種が発言しているけど各職種の意見を整理して ICF の構図に落とし込んでいる
職種の専門性が発揮しやすい領域もわかるね
また ICF は、個別の課題を分析する時にも有用だ！
食事に何か課題がある時、どのような因子が相互作用として影響しているのか、上の図の構図にあてはめて考えてみて、どの因子から介入するのかを検討する際にも役に立つよ
活動制限（食事）に対する課題分析への ICF 応用例
（高橋 泰：ICF イラストライブラリー日本語版より一部引用）
d550：食べること
活動制限
G20：パーキンソン病
ICD-10 コード
d7600：子どもとの関係
b5103：口中での食物の処理
b5105：嚥下
d4153：座位の保持
d4300：持ち上げる
d9102：式典
e1151
日常生活における個人用の支援的な生産品と用具（福祉用具）
e1150
日常生活における個人用の一般的な生産品と用具
NO!
分類なし：嗜好，宗教的規制
カンファレンスの課題「便秘でトイレに時間がかかる」
水分摂取量が少ないねー
看護師
便秘は抗コリン薬の影響かな
医師
衣服の操作に時間がかかり過ぎだね
OT
腹筋の筋力が弱いですね
排便姿勢がよくない
PT
便座の高さと形状がよくないんだなー
トイレが気になってイベントには参加されません
トイレの改修にはこの制度も使えますよ
MSW
野菜類の食べ残しが多いね
栄養士
介護福祉士
緊張することがあると特にだめみたいです
１階の奥のトイレがお気に入りです

ここまではICFの概念モデルの活用だね 次は分類の活用だ
ICF
君が回復期で使用していたリハビリテーション総合実施計画書もICFの分類が活用されている

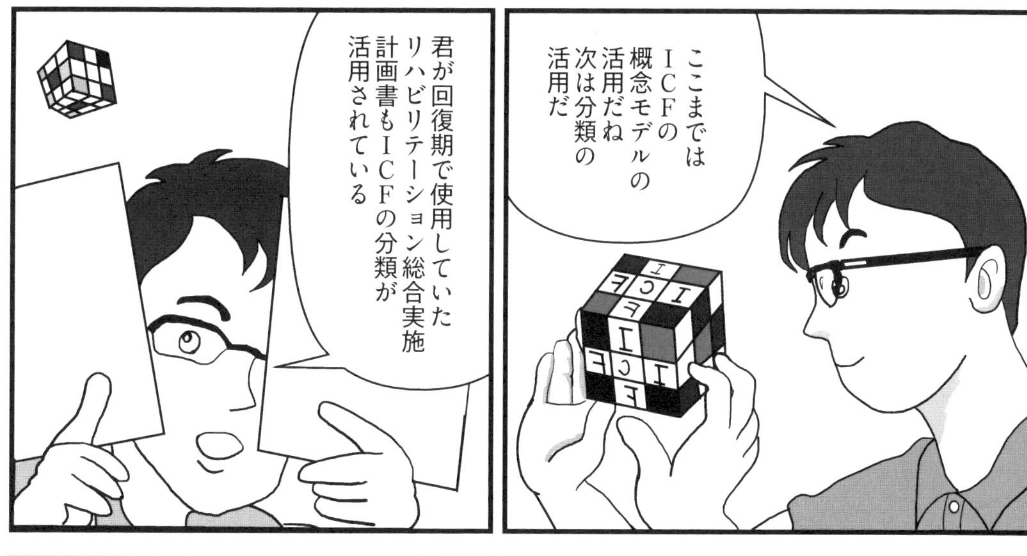

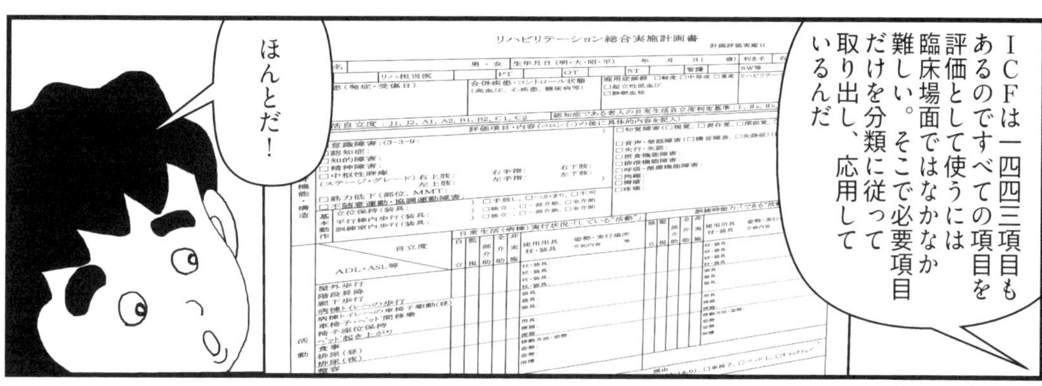

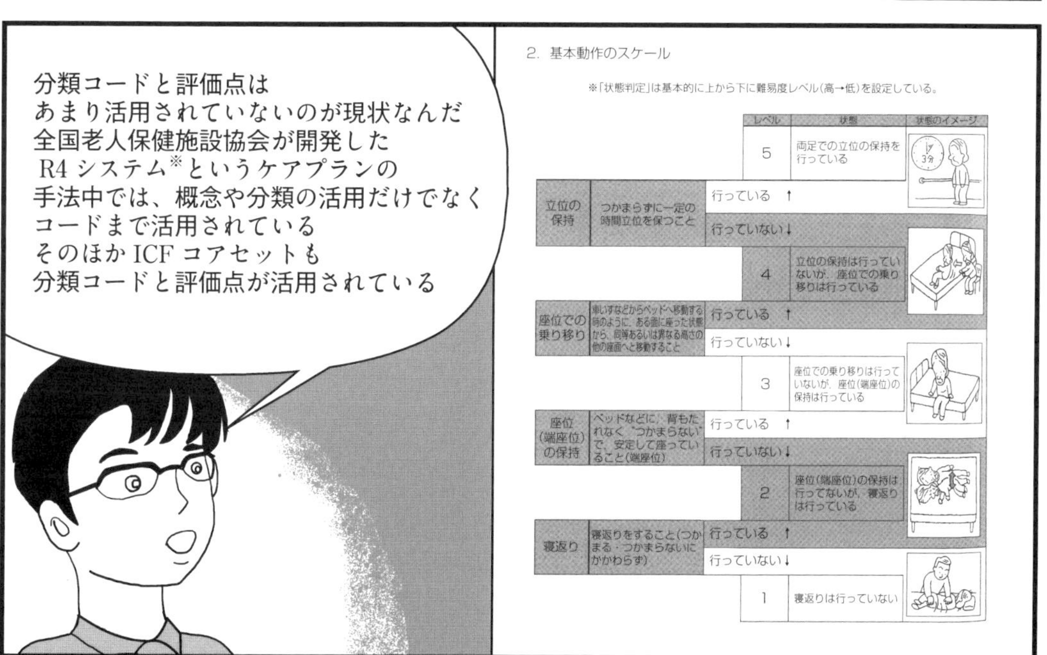

2. 基本動作のスケール

※「状態判定」は基本的に上から下に難易度レベル(高→低)を設定している。

			レベル	状態	状態のイメージ
			5	両足での立位の保持を行っている	
立位の保持	つかまらずに一定の時間立位を保つこと	行っている ↑ / 行っていない ↓			
			4	立位の保持は行っていないが、座位での乗り移りは行っている	
座位での乗り移り	車いすなどからベッドへ移動する時のように、ある面に座った状態から、同等あるいは異なる高さの他の座面へと移動すること	行っている ↑ / 行っていない ↓			
			3	座位での乗り移りは行っていないが、座位(端座位)の保持は行っている	
座位(端座位)の保持	ベッドなどに、背もたれなく"つかまらないで"、安定して座っていること(端座位)	行っている ↑ / 行っていない ↓			
			2	座位(端座位)の保持は行っていないが、寝返りは行っている	
寝返り	寝返りをすること(つかまる・つかまらないにかかわらず)	行っている ↑ / 行っていない ↓			
			1	寝返りは行っていない	

※R4 はニーズアセスメント、適正アセスメント、ICF アセスメント、専門職アセスメントの４つで構成される．この中の ICF アセスメントでは項目応答理論（Rasch モデル）の活用により高齢者サービスに適した選択項目で ICF のコード利用が容易となっている

第4話　生活期リハビリの視点-時間・空間・人の視点1

…何か予定があったような

次は時間・空間・人の視点だ

大野さんカンファレンスの時間過ぎてるよ

いけない！忘れてた！
利葉尻くんも一緒に行くよ！

は、はい！

氏名　山田太郎　年齢83歳
診断名:左大腿骨頸部骨折
山田さん、83歳の男性です　診断名は左大腿骨頸部骨折術後です。屋内歩行は一本杖で可能です　段差は手すりと見守りで3、4段程度なら可能です　妻と二人暮らしで、妻も要支援１の認定を受けています
自宅の状況はスライドのようになってます　玄関までに15段の段差を上がる必要があります　手すりは片側に設置されています　ほかに玄関の高さまで上がるルートはありません

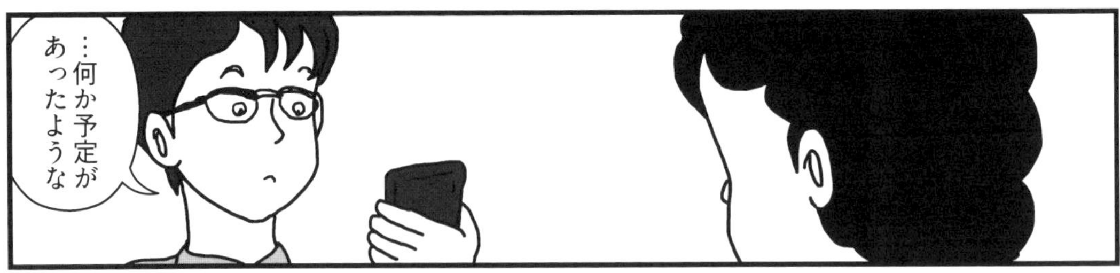

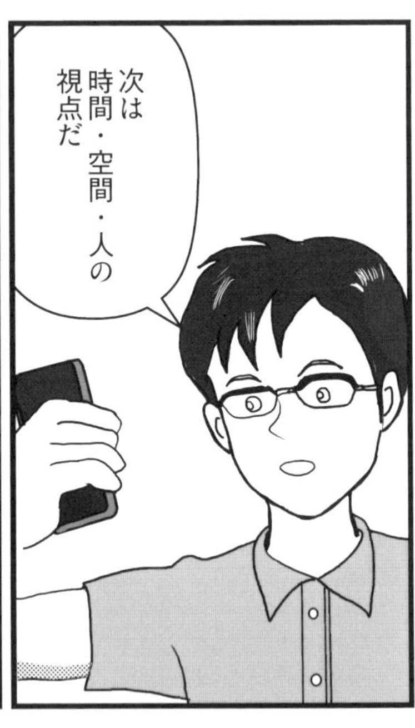

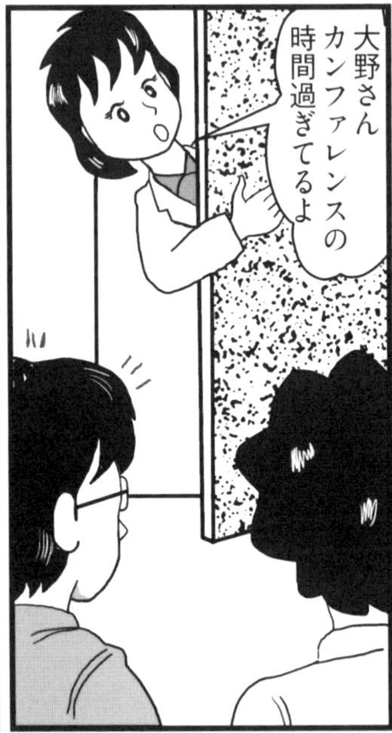

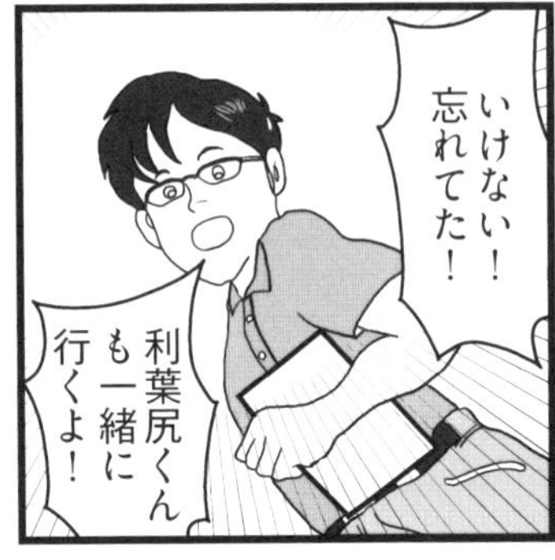

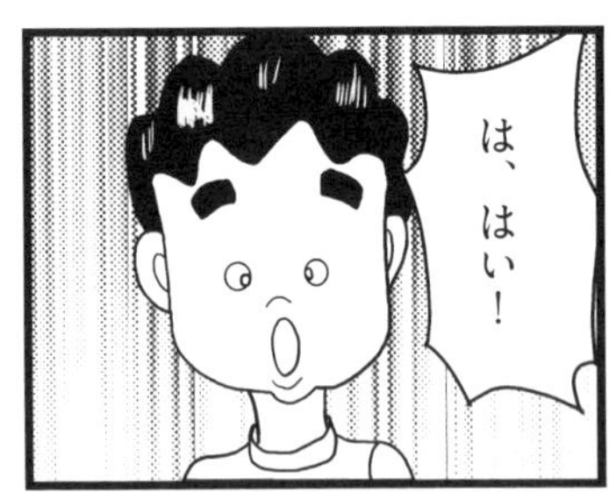

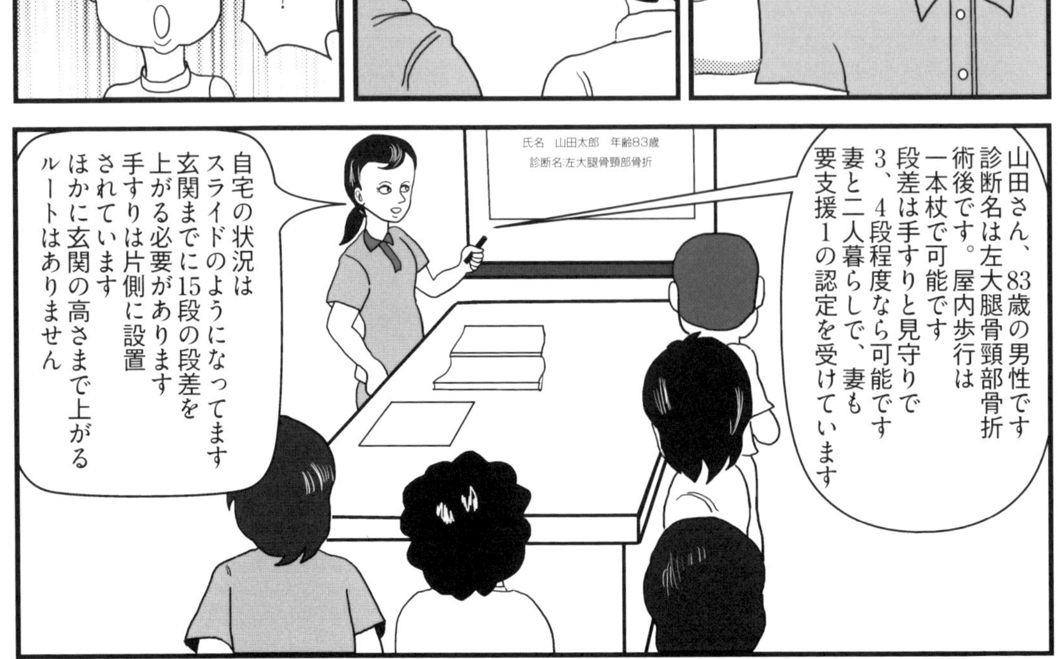

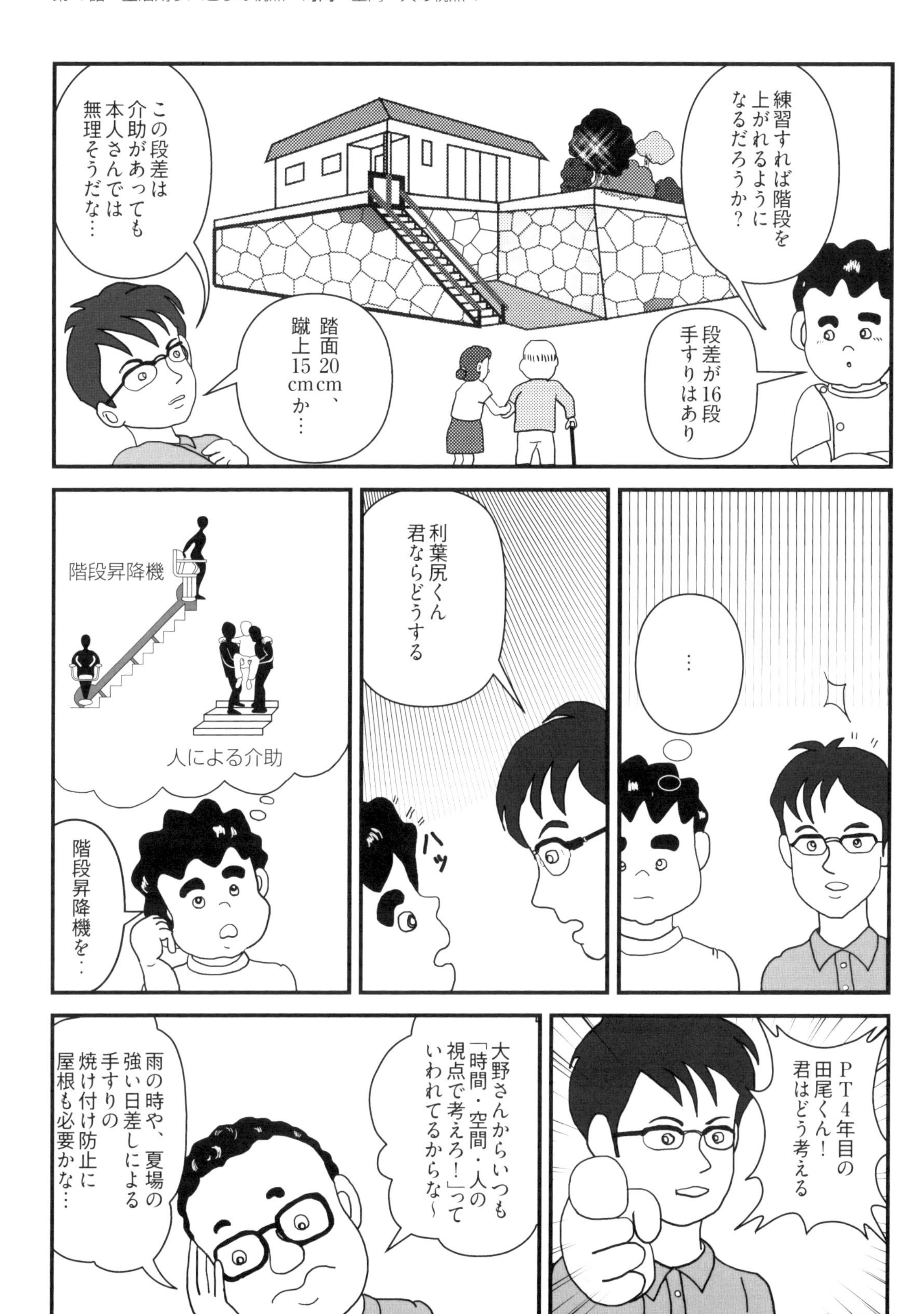
練習すれば階段を上がれるようになるだろうか？
段差が16段手すりはあり
この段差は介助があっても本人さんでは無理そうだな…
踏面20cm、蹴上15cmか…
…
利葉尻くん君ならどうする
ハッ
階段昇降機
人による介助
階段昇降機を…
ＰＴ４年目の田尾くん！君はどう考える
大野さんからいつも「時間・空間・人の視点で考えろ！」っていわれてるからな〜
雨の時や、夏場の強い日差しによる手すりの焼け付け防止に屋根も必要かな…

そうだね。訪問してみてきた時間帯、天気、季節以外の状況を考えることはとても大切なことだ

なるほど

※SWの河田さん、山田さんはこの家にどれくらい暮らしていらっしゃるの？

そ、それが…

訪問してみると居室はこんな感じで…
ちらかっていますねそれで転倒したんだ

ちらかっているんじゃないねまだ引っ越してきたばかりなんだ

そうすると住み替えも選択肢の一つだね！

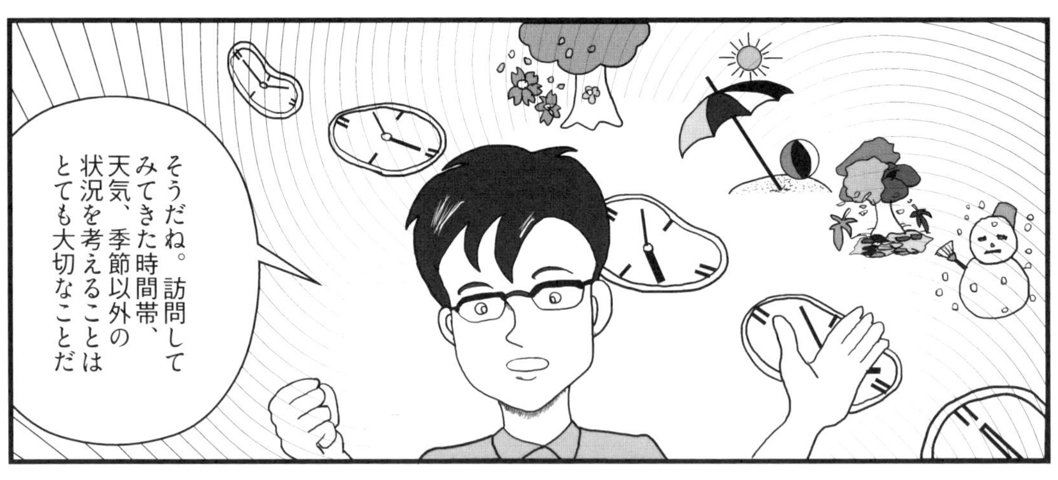

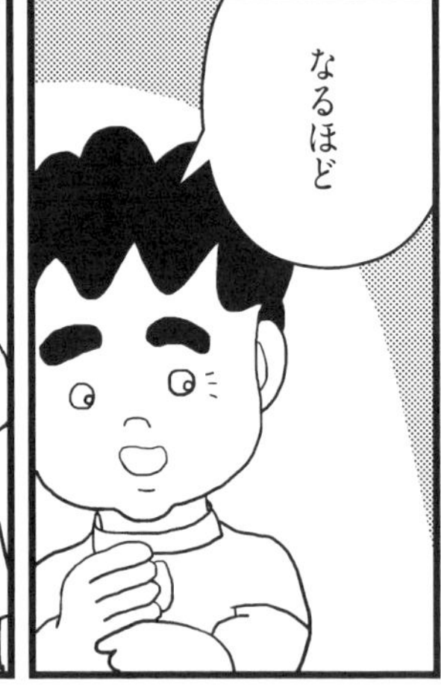

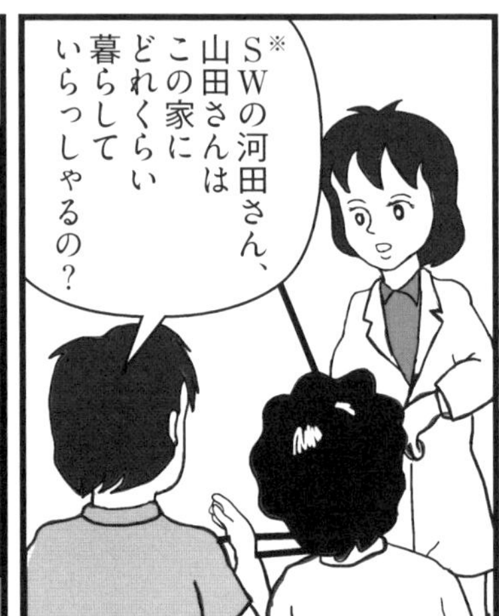

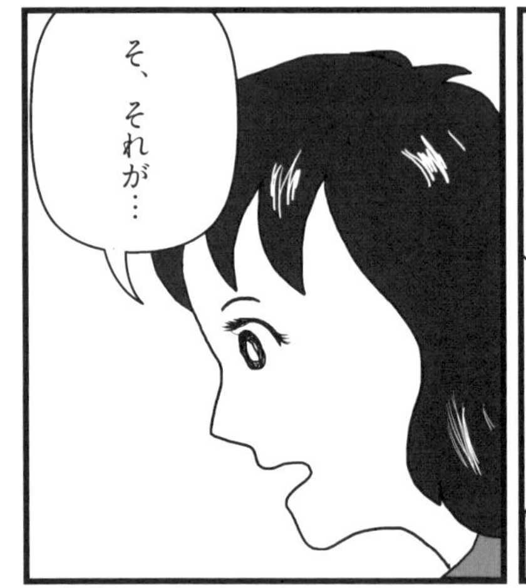

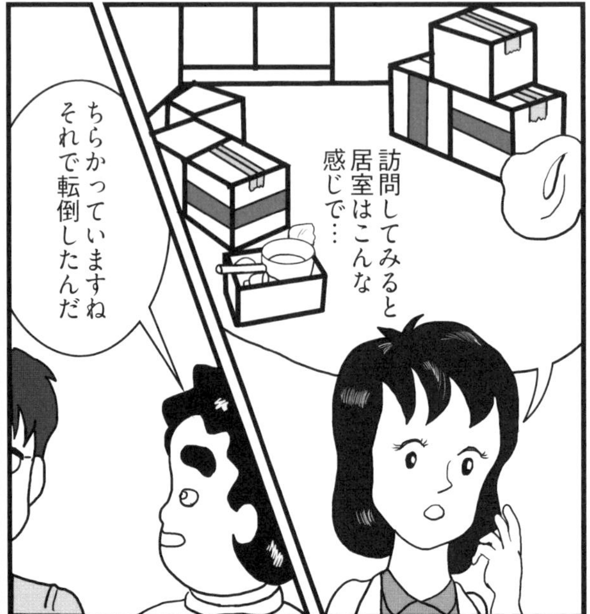

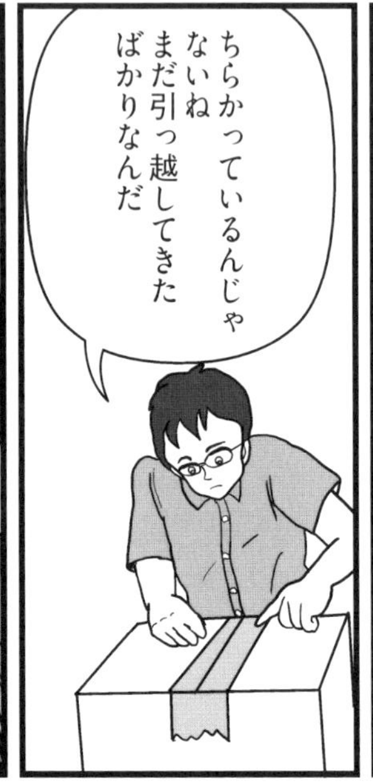

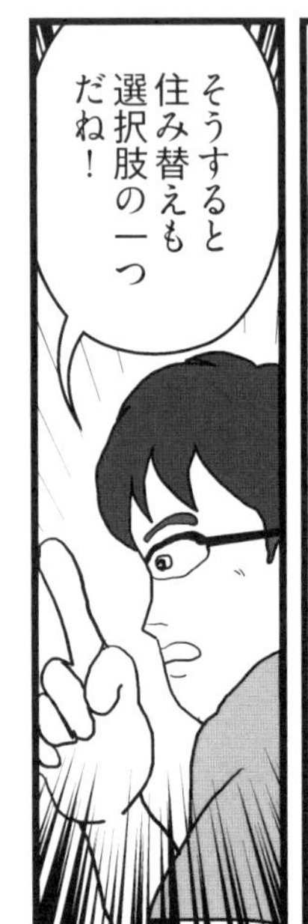

※SW：ソーシャルワーカー

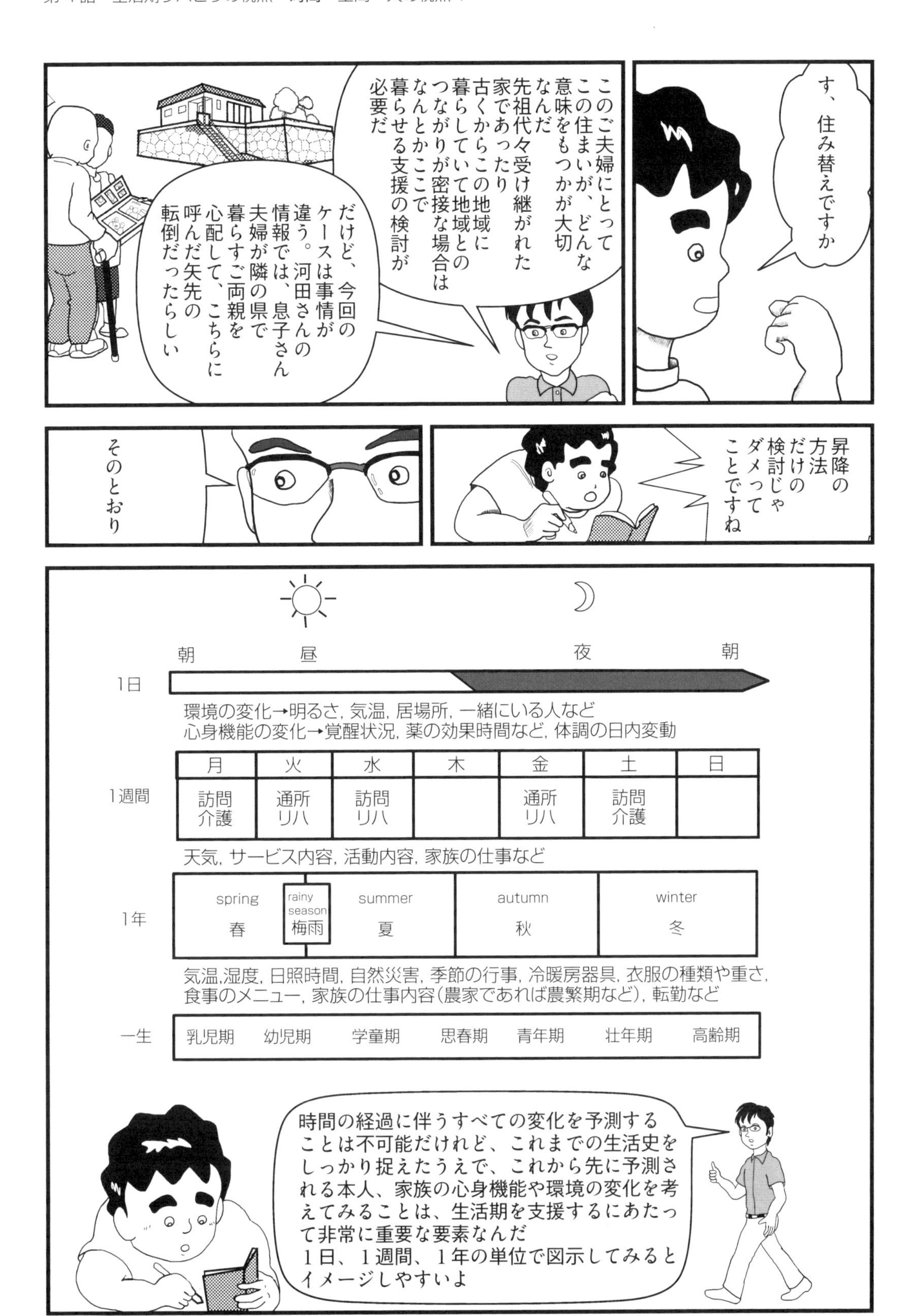
す、住み替えですか
このご夫婦にとってこの住まいが、どんな意味をもつかが大切なんだ
先祖代々受け継がれた家であったり
古くからこの地域に暮らしていて地域とのつながりが密接な場合はなんとかここで暮らせる支援の検討が必要だ
だけど、今回のケースは事情が違う。河田さんの情報では、息子さん夫婦が隣の県で暮らすご両親を心配して、こちらに呼んだ矢先の転倒だったらしい
昇降の方法だけの検討じゃダメってことですね
そのとおり
朝
昼
夜
朝
1日
環境の変化→明るさ，気温，居場所，一緒にいる人など
心身機能の変化→覚醒状況，薬の効果時間など，体調の日内変動
1週間
月
火
水
木
金
土
日
訪問介護
通所リハ
訪問リハ
通所リハ
訪問介護
天気，サービス内容，活動内容，家族の仕事など
1年
spring 春
rainy season 梅雨
summer 夏
autumn 秋
winter 冬
気温,湿度，日照時間，自然災害，季節の行事，冷暖房器具，衣服の種類や重さ，食事のメニュー，家族の仕事内容（農家であれば農繁期など），転勤など
一生
乳児期
幼児期
学童期
思春期
青年期
壮年期
高齢期
時間の経過に伴うすべての変化を予測することは不可能だけれど、これまでの生活史をしっかり捉えたうえで、これから先に予測される本人、家族の心身機能や環境の変化を考えてみることは、生活期を支援するにあたって非常に重要な要素なんだ
１日、１週間、１年の単位で図示してみるとイメージしやすいよ

第５話　生活期リハビリの視点−時間・空間・人の視点２

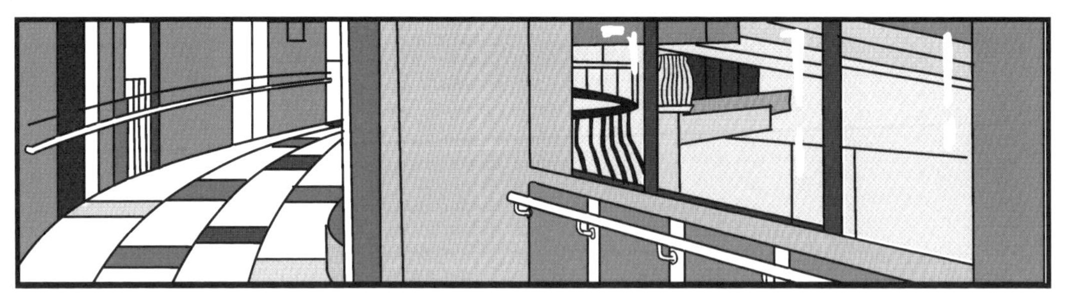

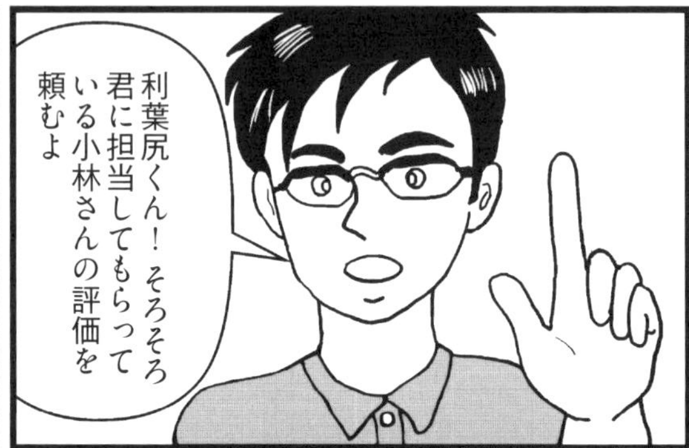

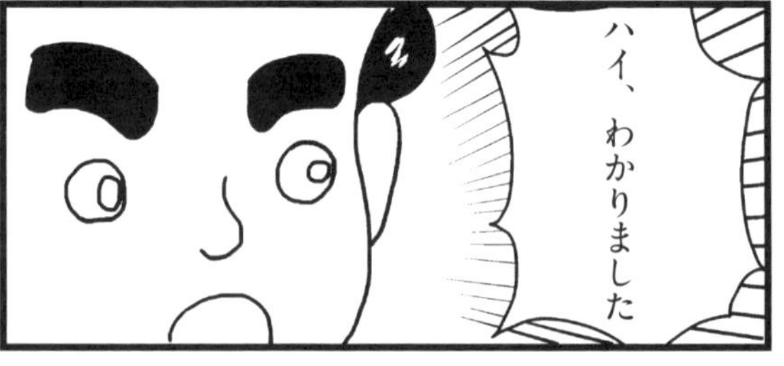

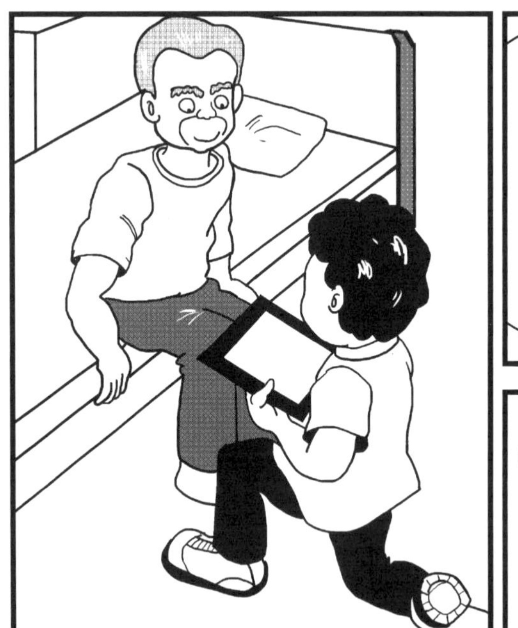

小林さん、ここでのお風呂は浴槽への出入りと風呂上がりの着替えを整える部分を少し手伝ってもらっていますよねあとちょっと練習すればできそうですね「来週あたり自宅へ訪問して浴室を確認させていただこうかなー」と大野課長がいっていましたよ

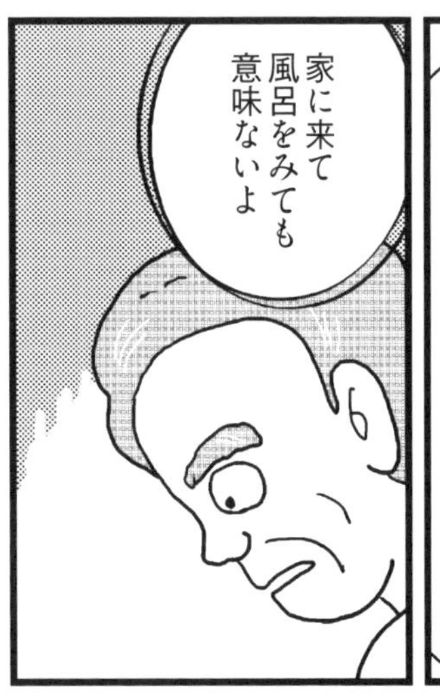

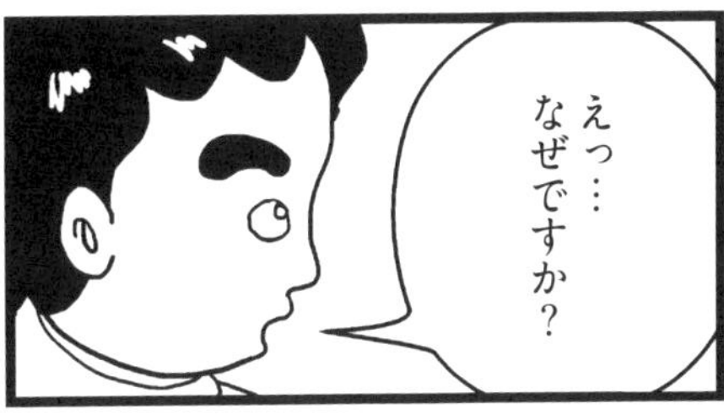
えっ…
なぜですか?

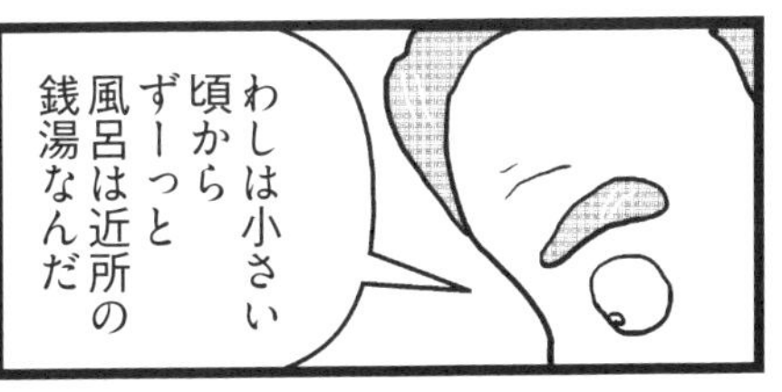
わしは小さい
頃から
ずーっと
風呂は近所の
銭湯なんだ

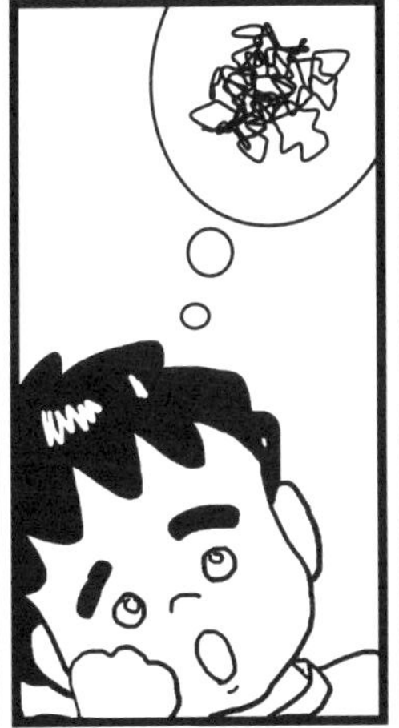

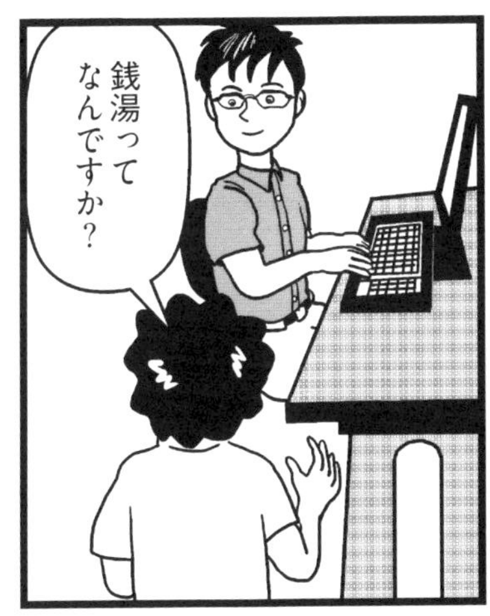
銭湯って
なんですか?

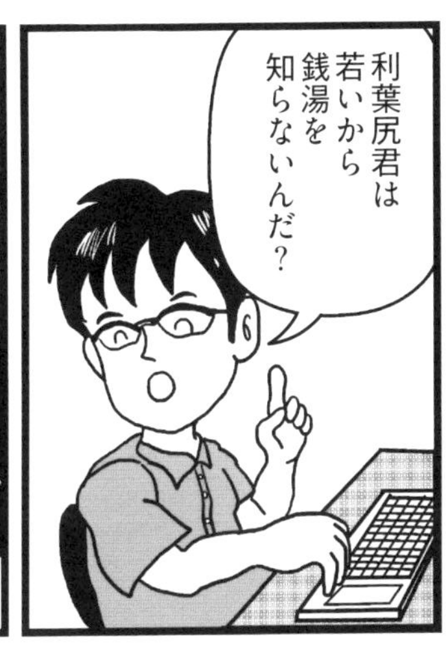
利葉尻君は
若いから
銭湯を
知らないいんだ?

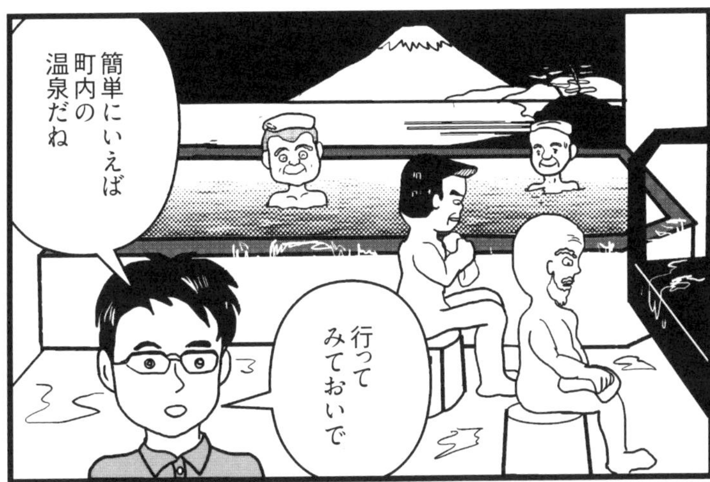
簡単にいえば
町内の
温泉だね
行って
みておいで

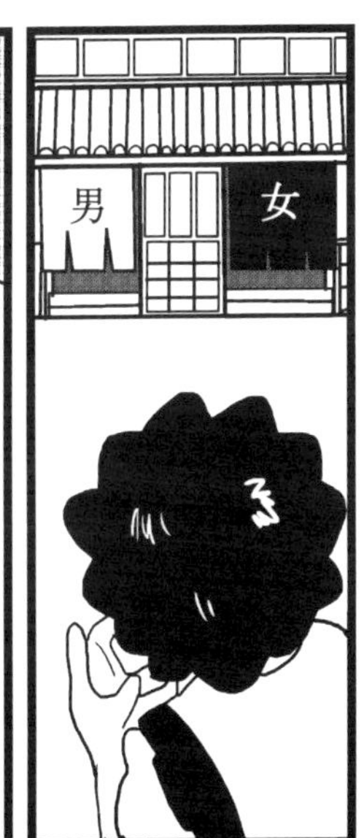
男
女

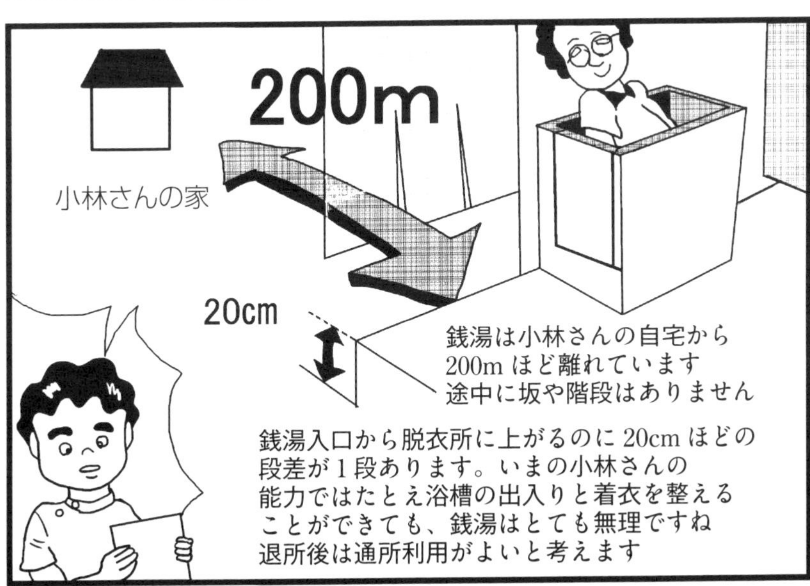
200m
小林さんの家
20cm
銭湯は小林さんの自宅から
200m ほど離れています
途中に坂や階段はありません
銭湯入口から脱衣所に上がるのに 20cm ほどの
段差が１段あります。いまの小林さんの
能力ではたとえ浴槽の出入りと着衣を整える
ことができても、銭湯はとても無理ですね
退所後は通所利用がよいと考えます

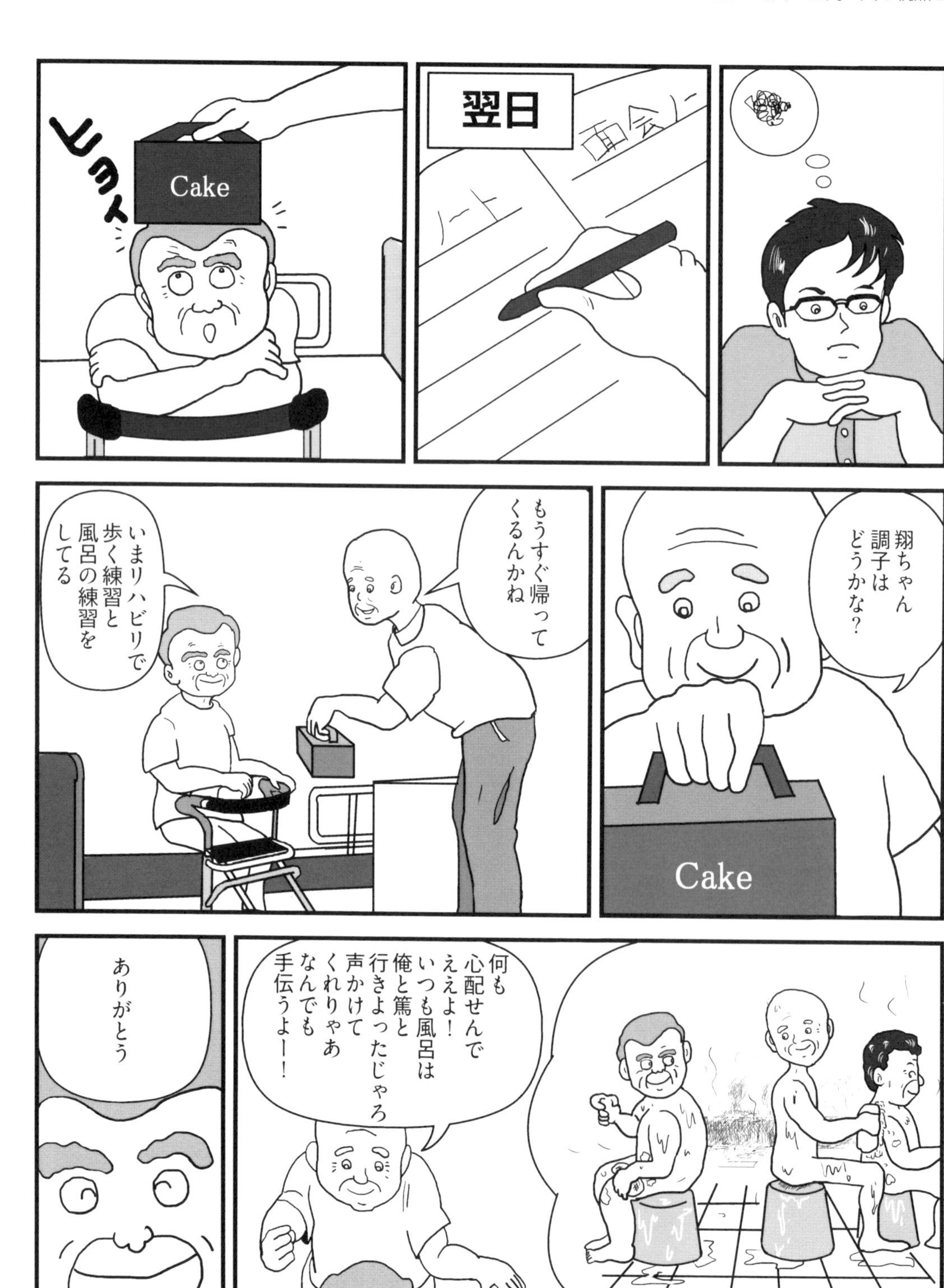
ヒョイ
Cake
翌日
面会ノート
ノート
翔ちゃん調子はどうかな？
もうすぐ帰ってくるんかね
いまリハビリで歩く練習と風呂の練習をしてる
Cake
何も心配せんでええよ！いつも風呂は俺と篤と行きよったじゃろ声かけてくれりゃあなんでも手伝うよー！
ありがとう

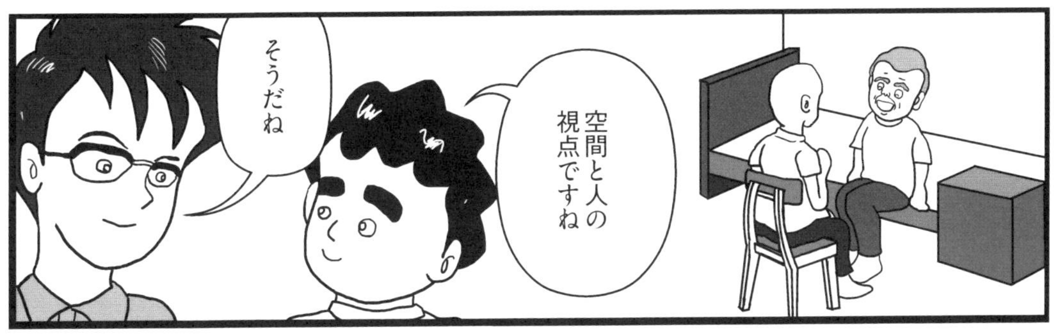
空間と人の視点ですね
そうだね

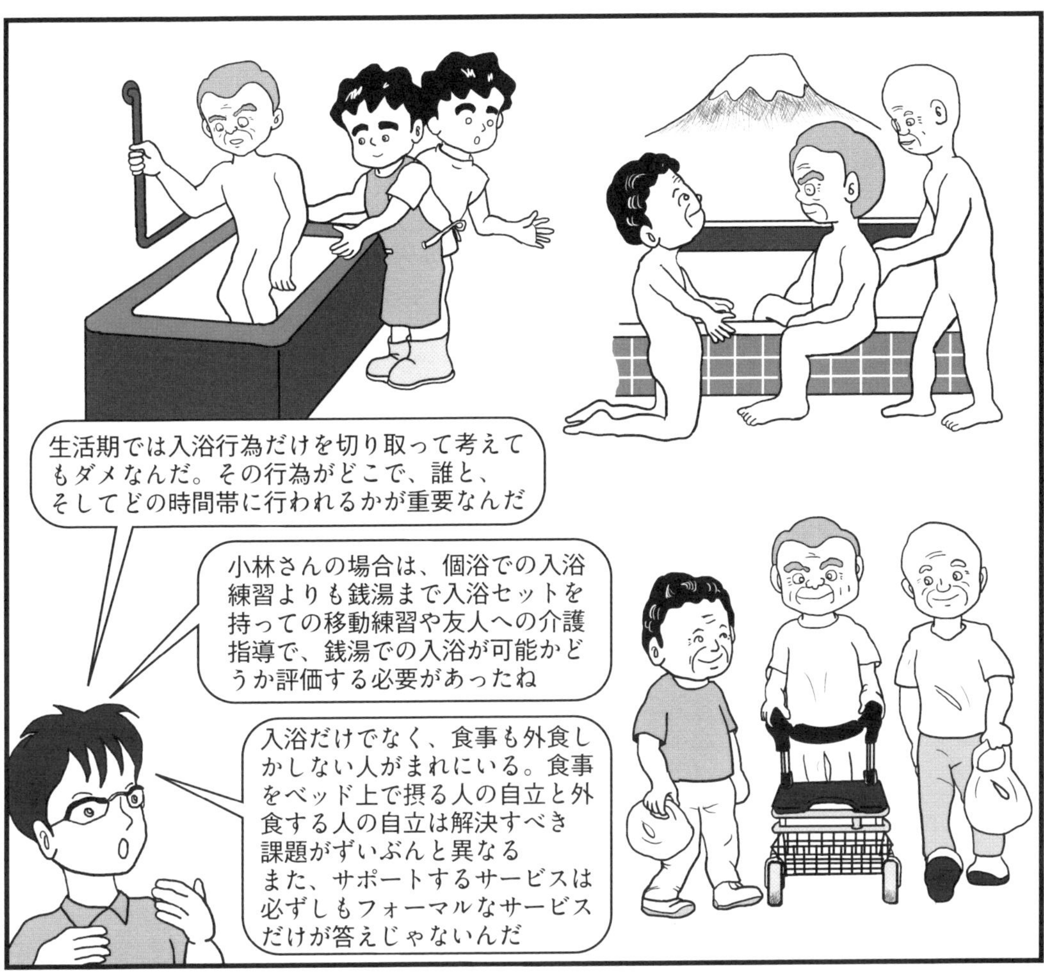
生活期では入浴行為だけを切り取って考えてもダメなんだ。その行為がどこで、誰と、そしてどの時間帯に行われるかが重要なんだ
小林さんの場合は、個浴での入浴練習よりも銭湯まで入浴セットを持っての移動練習や友人への介護指導で、銭湯での入浴が可能かどうか評価する必要があったね
入浴だけでなく、食事も外食しかしない人がまれにいる。食事をベッド上で摂る人の自立と外食する人の自立は解決すべき課題がずいぶんと異なる
また、サポートするサービスは必ずしもフォーマルなサービスだけが答えじゃないんだ

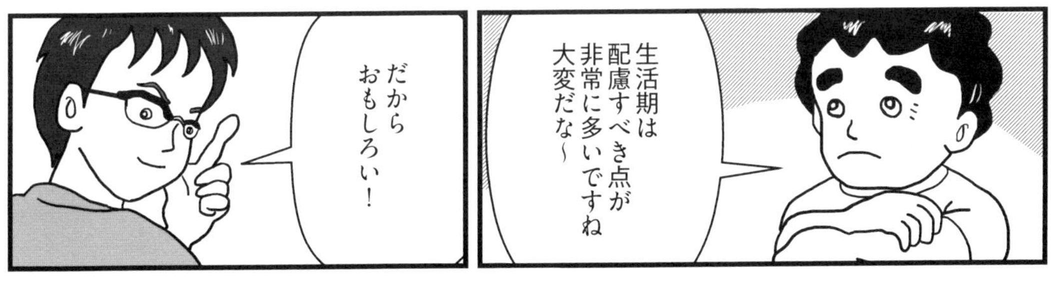
生活期は配慮すべき点が非常に多いですね大変だな～
だからおもしろい！

第6話　生活期リハビリの視点-生活構造の視点

これが山田さんの評価表結果とリハビリの実施計画書です

明日のカンファレンスでケアプランとの整合性をとろうね

わかりました

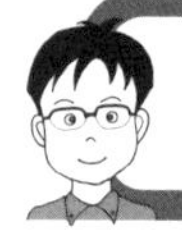

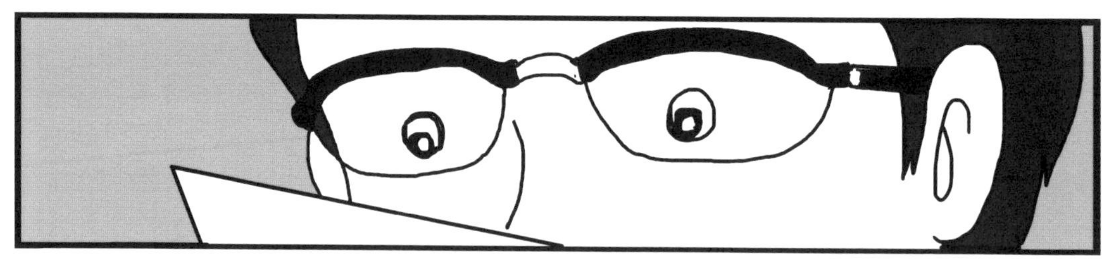

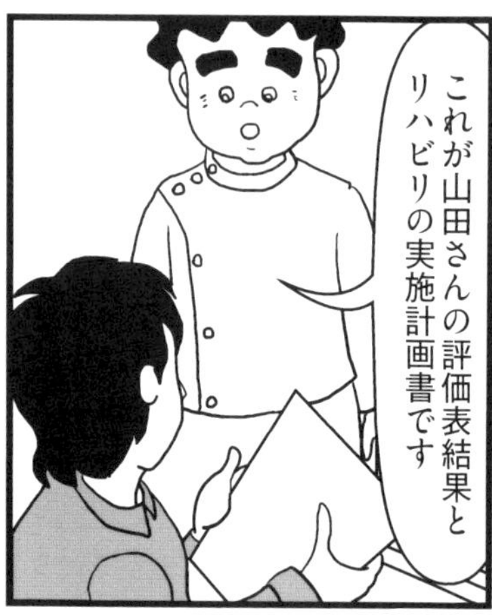

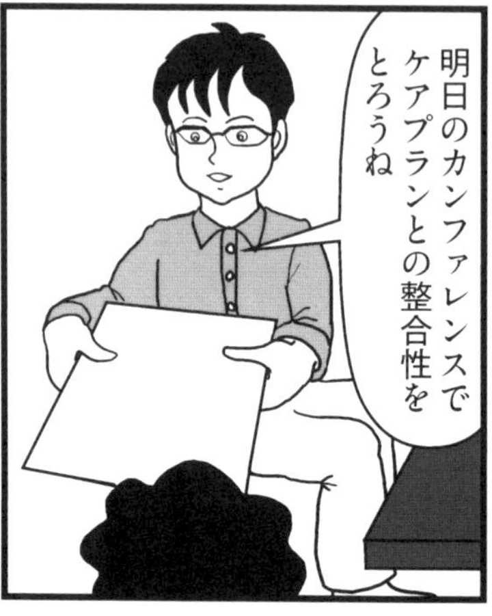

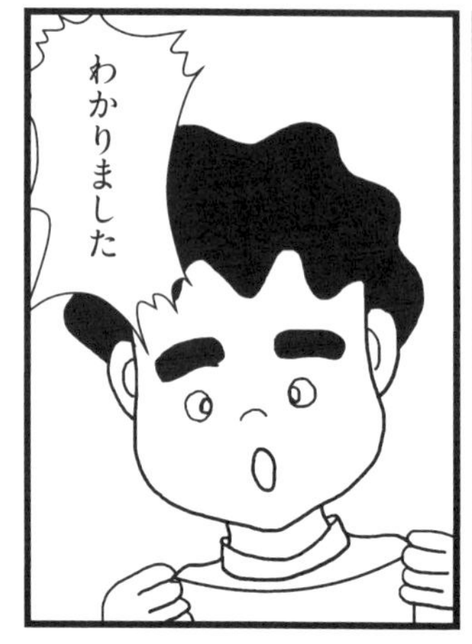

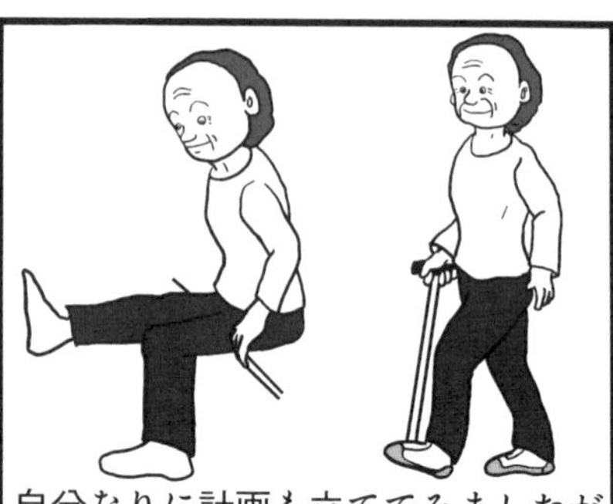

実習開始の時に君に伝えたように、生活期は急性期、回復期でつくられた生活のパーツを組み立てるあるいは在宅生活の中で壊れたパーツを修復し再び生活を立て直す作業なんだ

この先のイメージをつかむためにも生活構造をみる視点が重要になる

ＩＣＦの視点時間・空間・人の視点に次ぐ３番目の生活構造の視点ですね
そうだよ！

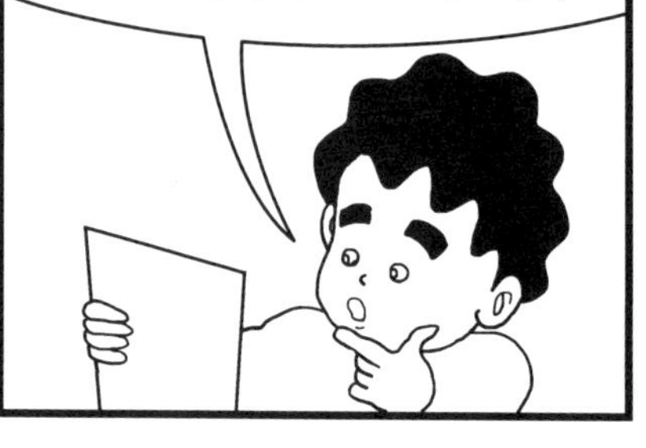

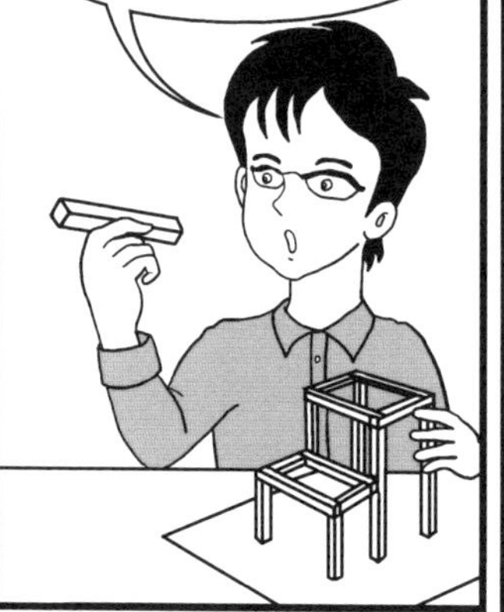

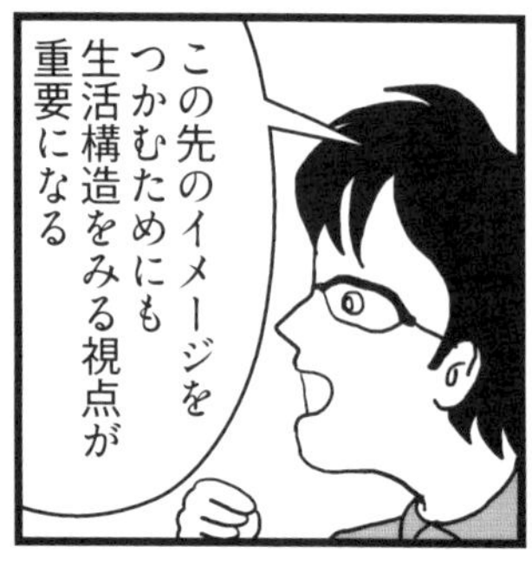

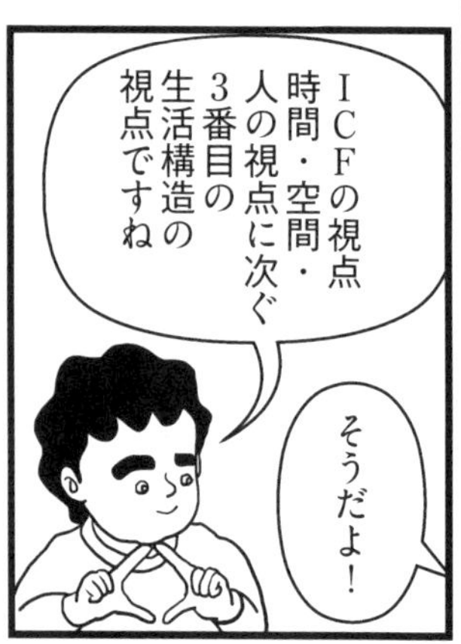

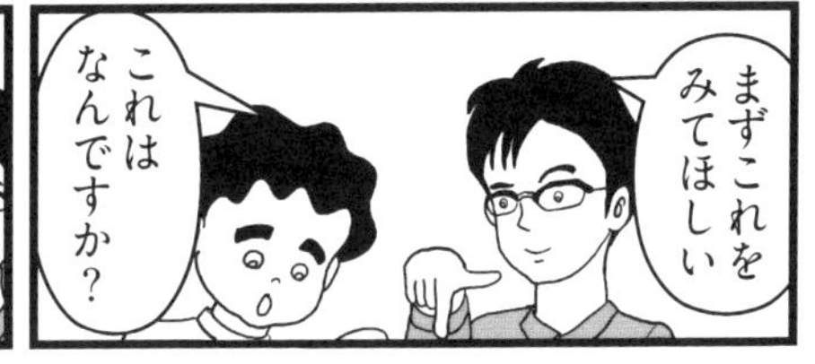

生活活動度計（A-MES）という測定機器で利用者の日常生活の一部をみたものだよ
この機械は三軸の加速度センサーで日常の動作状態を記録するものだ。歩いている、立っている座っている、車椅子をこいでいる、寝ているといった動作状態が24時間記録される

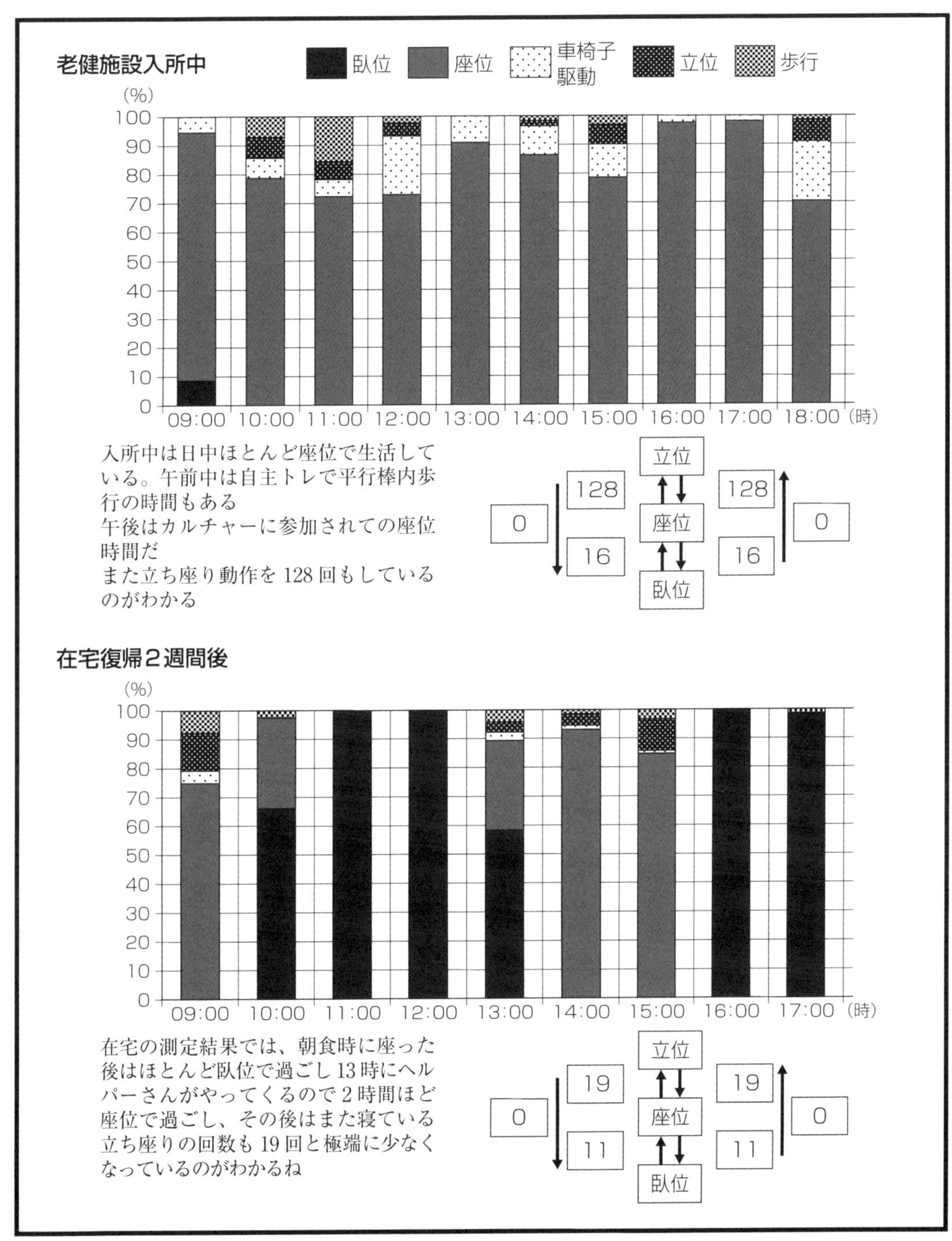

入所中は日中ほとんど座位で生活している。午前中は自主トレで平行棒内歩行の時間もある
午後はカルチャーに参加されての座位時間だ
また立ち座り動作を128回もしているのがわかる

在宅の測定結果では、朝食時に座った後はほとんど臥位で過ごし13時にヘルパーさんがやってくるので2時間ほど座位で過ごし、その後はまた寝ている
立ち座りの回数も19回と極端に少なくなっているのがわかるね

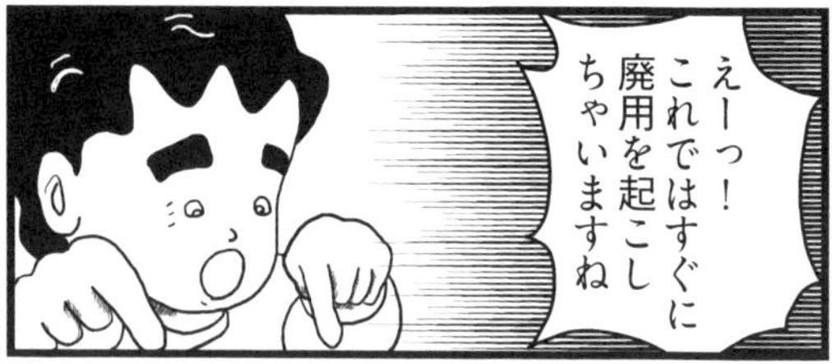
えーっ！
これではすぐに
廃用を起こし
ちゃいますね

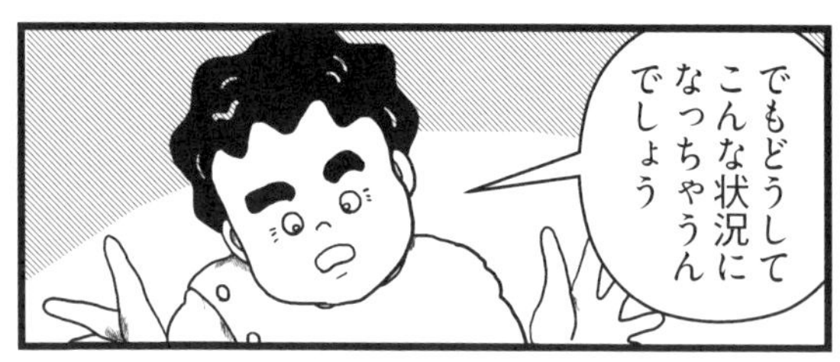
でもどうして
こんな状況に
なっちゃうん
でしょう

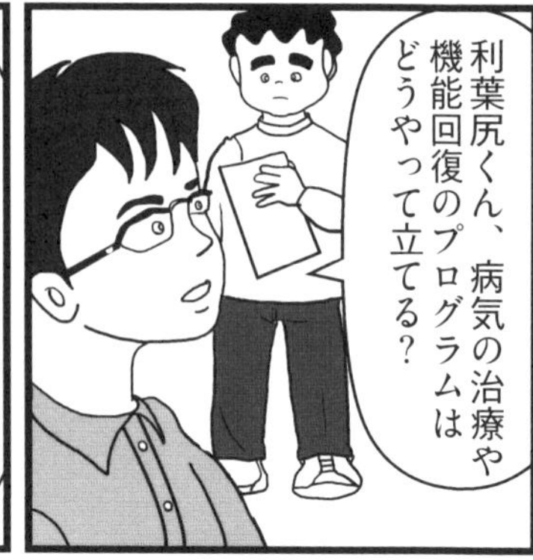
利葉尻くん、病気の治療や
機能回復のプログラムは
どうやって立てる？

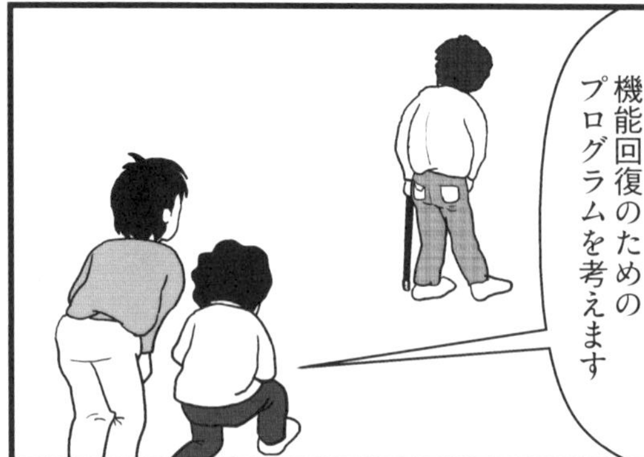
えーと
治療はさまざまな検査
機能回復は評価を
しっかりやって
異常や障害部位を探し
課題を整理して治療や
機能回復のための
プログラムを考えます

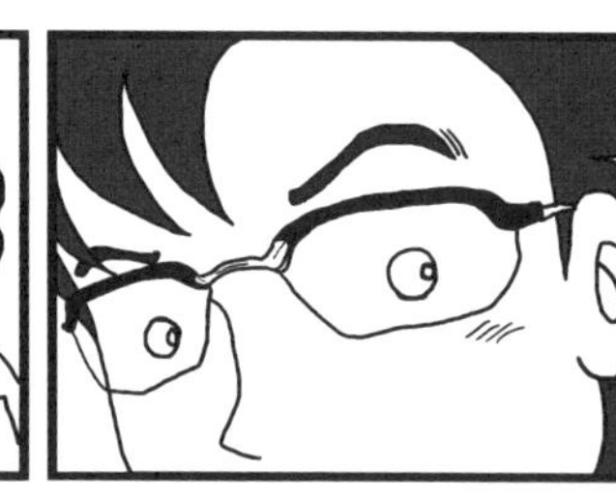
そうだね
では異常や障害は
どうやって
みつける？
検査の異常値や
異常画像
異常姿勢や
異常パターンの
動作などを
みます

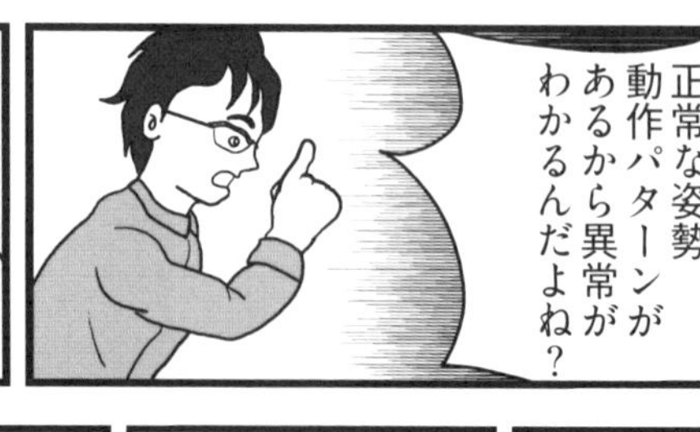
それは
正常値や
正常な姿勢
動作パターンが
あるから異常が
わかるんだよね？

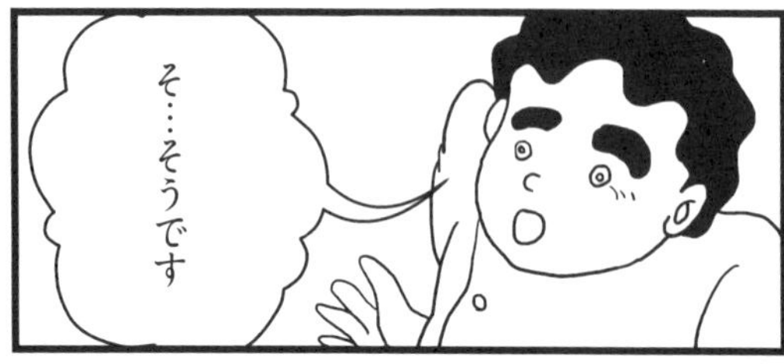
そ…そうです

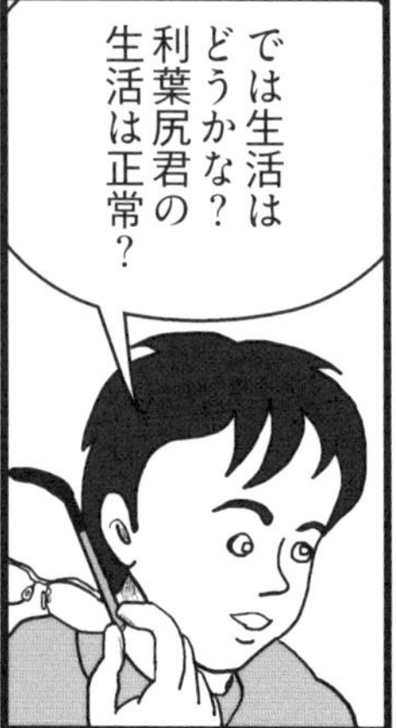
では生活は
どうかな？
利葉尻君の
生活は正常？

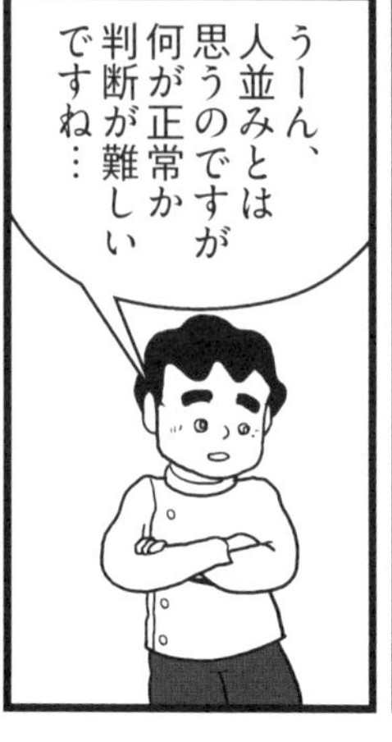
うーん、
人並みとは
思うのですが
何が正常か
判断が難しい
ですね…

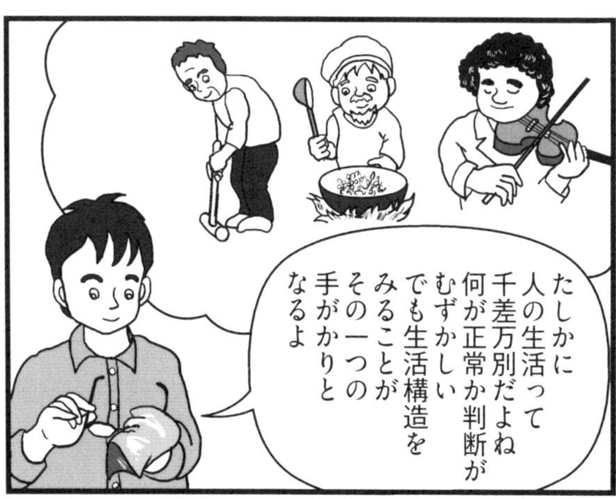
たしかに
人の生活って
千差万別だよね
何が正常か判断が
むずかしい
でも生活構造を
みることが
その一つの
手がかりと
なるよ

一日どんな活動をしていて、それにどれくらい時間をかけているかだ

生活構造とは…？

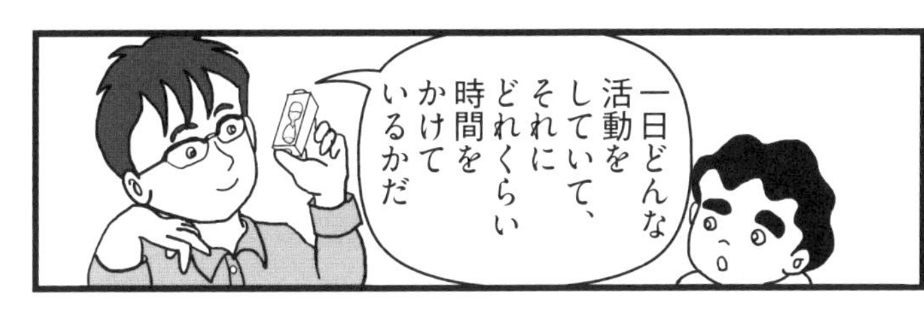

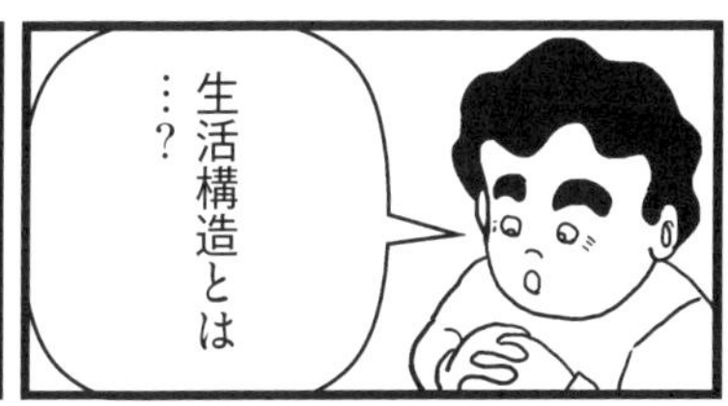

総務省の社会生活基本調査(以下、基本調査)では、全国の10～80歳代までの国民(約20万人)を対象に、１日どのような活動にどれくらいの時間をかけているのかを調査している

活動を１次活動(睡眠とセルフケア)２次活動(仕事・家事など)、3次活動(余暇時間の自由な活動)に大きく分類している

基本調査の結果から、１次活動(睡眠時間を除いたもの)、２次活動、３次活動にかける時間を算出し100％領域グラフで示したものがこの **図1** だ

図１　各活動時間の割合の年齢推移(１次活動から睡眠時間を除く)

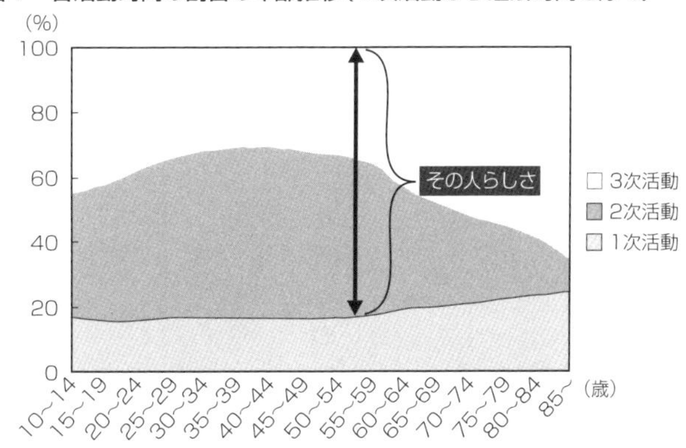

セルフケアに費やす時間は一生を通じてほぼ一定で20％前後であることがわかる
その上部にある２次活動、３次活動は就労や定年といったライフイベントに応じて割合が変化する
この部分がいわゆる「その人らしさ」ともいえる部分だ。内容は個別性が高く十人十色だけど
使っている時間はそう変わらない

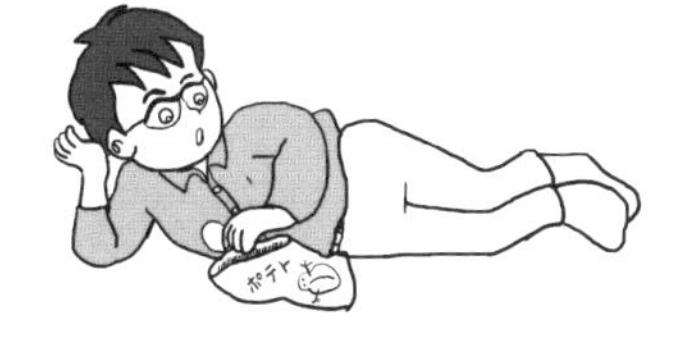

図1 を健常な方の生活構造とすると **図2** は在宅の脳卒中患者を同じように調べたものだ

健常者と大きく異なるところは２次活動すなわち、役割にかかわる活動が消失しているのがすぐわかるね
そして余暇時間に相当する３次活動はすごく増えている。活動の内容をうかがってみると、テレビや「何もせずゴロゴロしています」といった回答が多く活動性の低い状況にあることがわかる

図２　在宅脳卒中患者の活動時間の割合(１次活動から睡眠時間を除く)

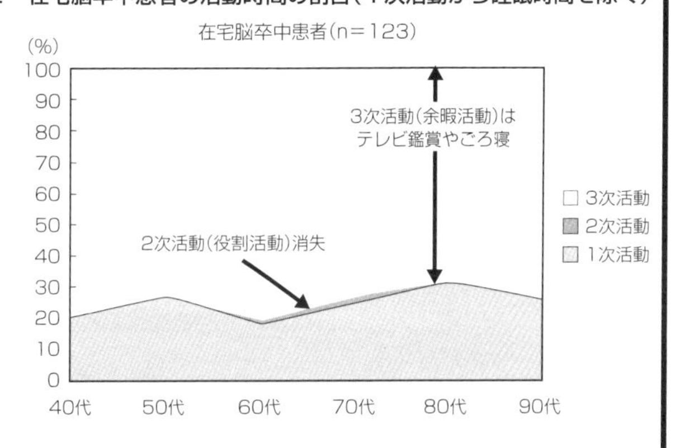

脳卒中以外の調査でもほぼ同じパターンになることがわかっている

そっかそれでさっきのA-MESで測定した人は寝てばかりの生活になってたんですね
役割が消失しがちで活動性の低い余暇活動になりやすいのが在宅の障害者高齢者の特徴だ
そこに介入するのは生活期の重要なポイントなんだ

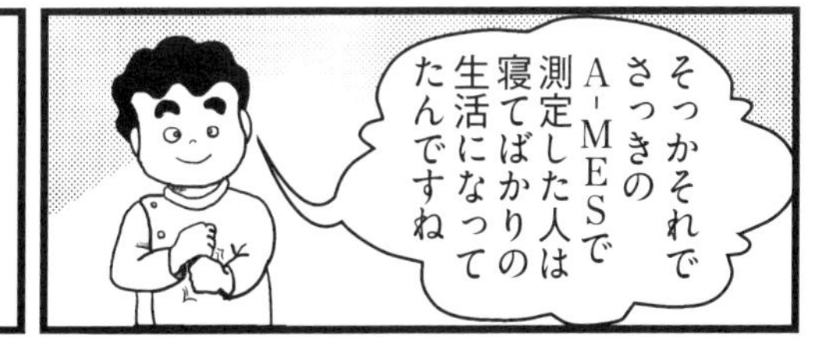

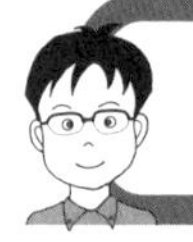

第7話　施設リハビリ-①環境へのアプローチ

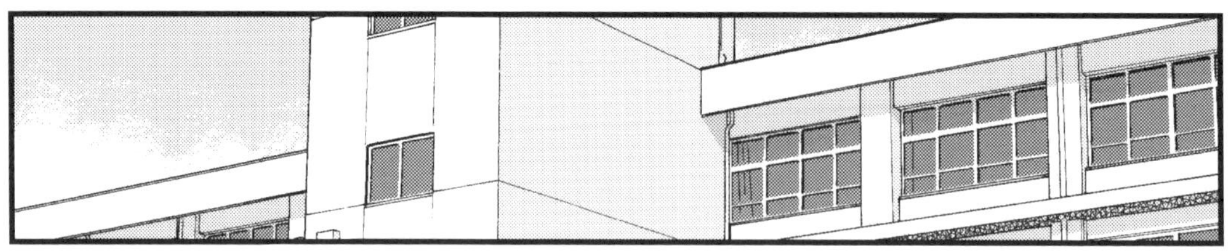

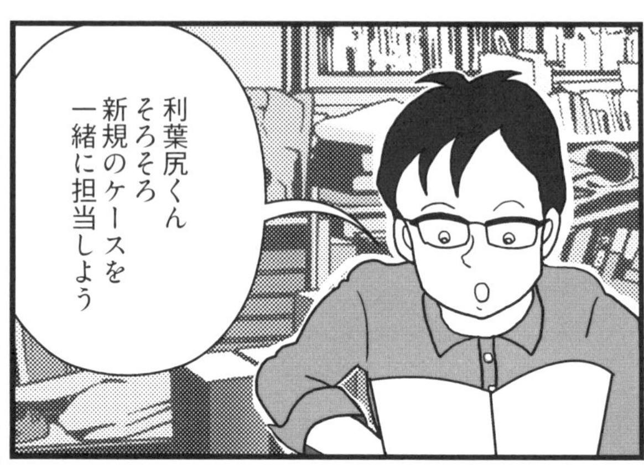

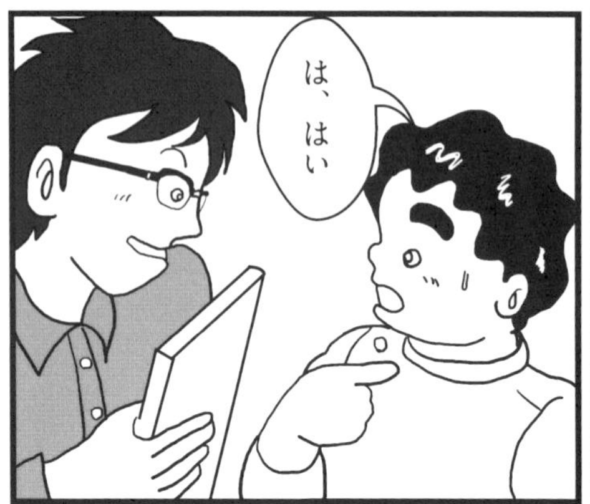

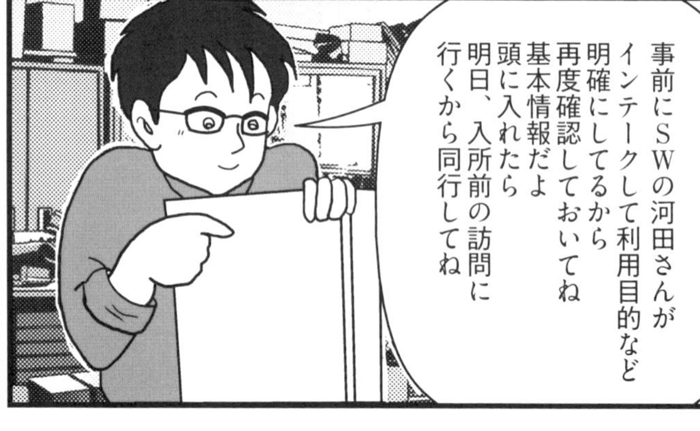

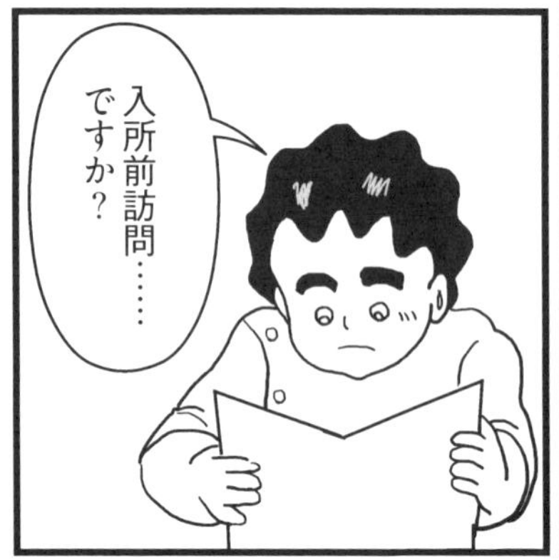

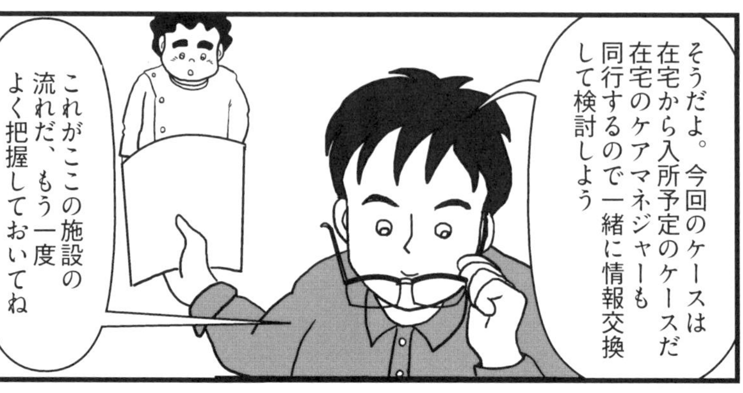

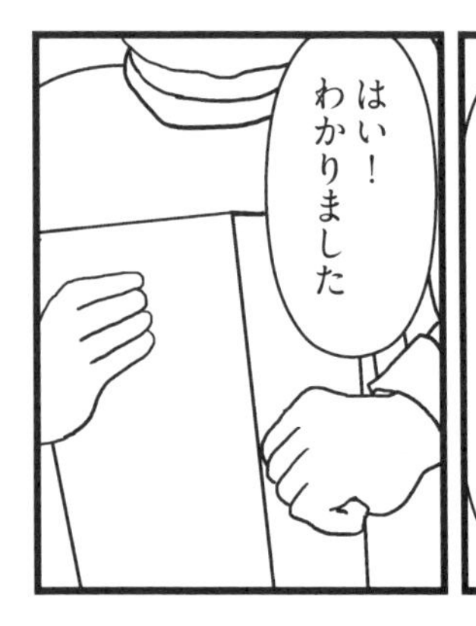

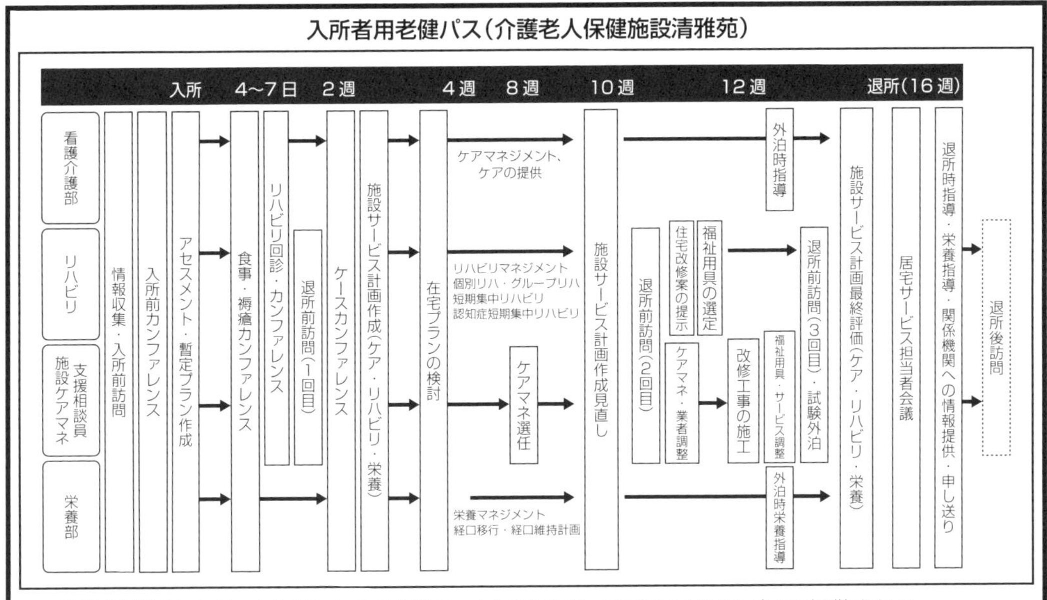

介護保険制度のサービスはすべて介護サービス計画（ケアプラン）に基づいて提供される．老健では，ケアプランによるケアマネジメントシステムを主軸とし，栄養計画による栄養マネジメントとリハビリ実施計画書に沿ったリハビリマネジメントの３つがカンファレンスにより整合性を図りながら実施される．リハビリマネジメントシステムとは PDCA（plan-do-check-act）サイクルによるリハビリサービスの品質管理システムである．すなわち作成したりリハビリ実施計画の実行状況や目的達成状況を定期的に確認し，新たな計画や介入方法の見直しなどを実施する．確認する内容はリハビリスタッフが直接実施する練習だけでなく，他職種や本人，家族に依頼した内容についても評価し，次の計画に反映させる．

筆者の施設では３つのマネジメントシステムがうまく機能するように老健パスを作成している．これに基づき在宅復帰までのプロセスを各職種と連携して進めている．

入所前訪問

入所者が病院退院後の場合の情報収集は，入院中に病院を訪問しての情報取集や，退院時のカンファレンスに参加することが必要となる．

在宅の場合は家族やかかりつけ医，在宅の介護支援専門員，サービス提供者などから医療情報，在宅での生活状況や住環境，リスクなどについての情報を詳細に収集する．いずれの場合も入所前に在宅訪問して，生活状況や住環境の調査を実施し，ケアプランやリハビリ実施計画に反映させる．

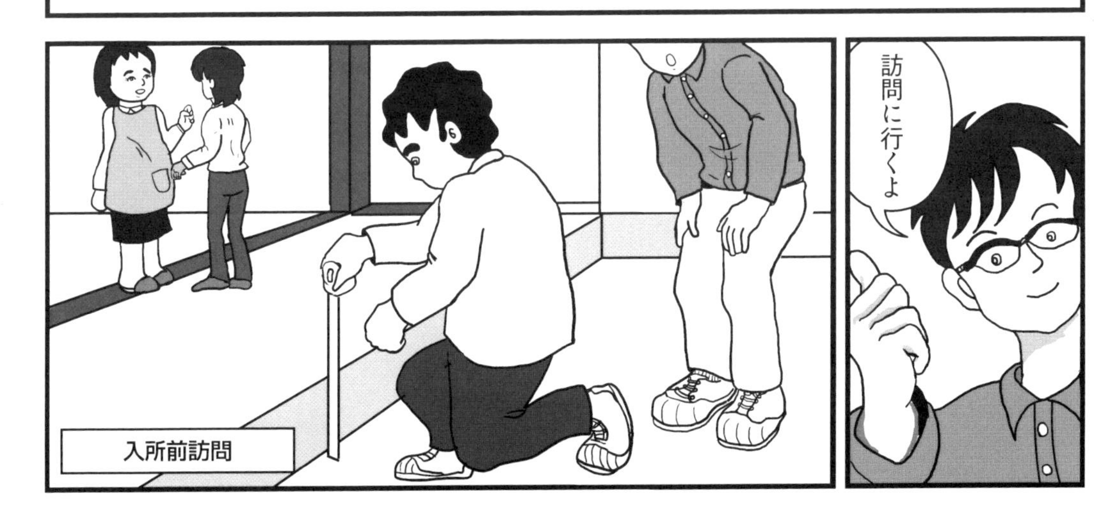

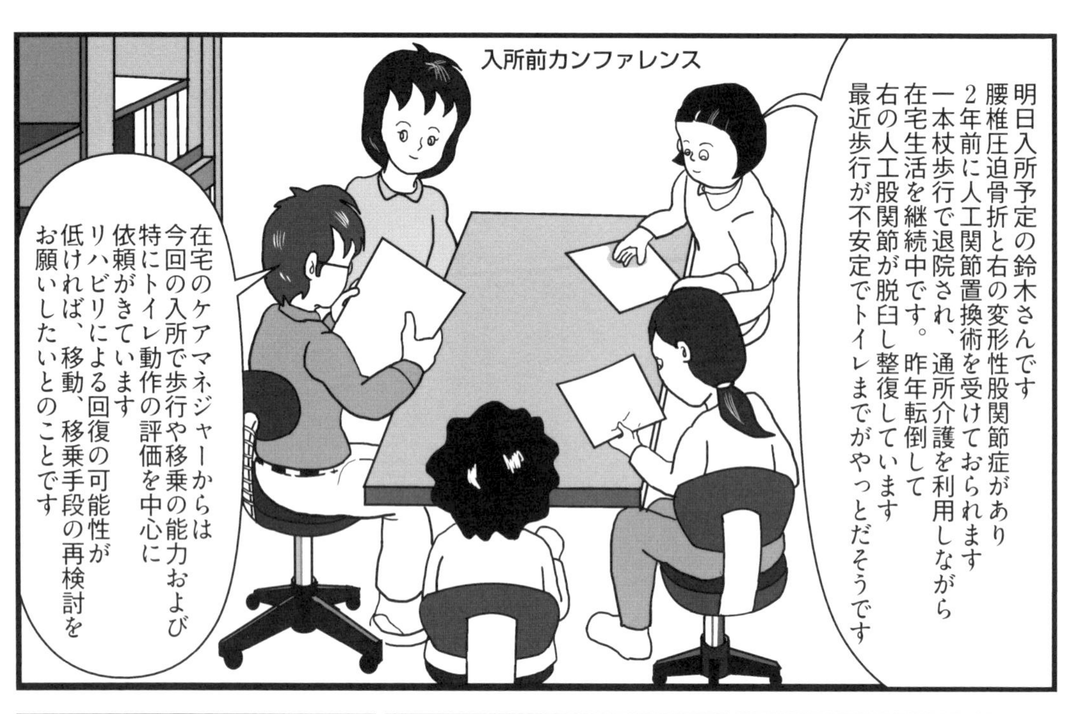
入所前カンファレンス
明日入所予定の鈴木さんです
腰椎圧迫骨折と右の変形性股関節症があり
2年前に人工関節置換術を受けておられます
一本杖歩行で退院され、通所介護を利用しながら
在宅生活を継続中です。昨年転倒して
右の人工股関節が脱臼し整復しています
最近歩行が不安定でトイレまでがやっとだそうです
在宅のケアマネジャーからは
今回の入所で歩行や移乗の能力および
特にトイレ動作の評価を中心に
依頼がきています
リハビリによる回復の可能性が
低ければ、移動、移乗手段の再検討を
お願いしたいとのことです

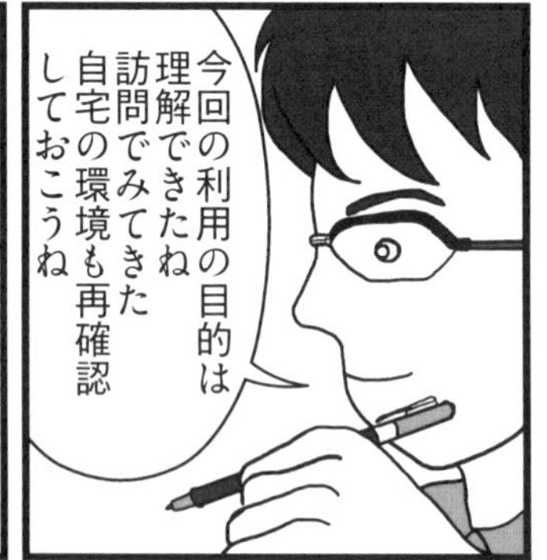
今回の利用の目的は
理解できたね
訪問でみてきた
自宅の環境も再確認
しておこうね

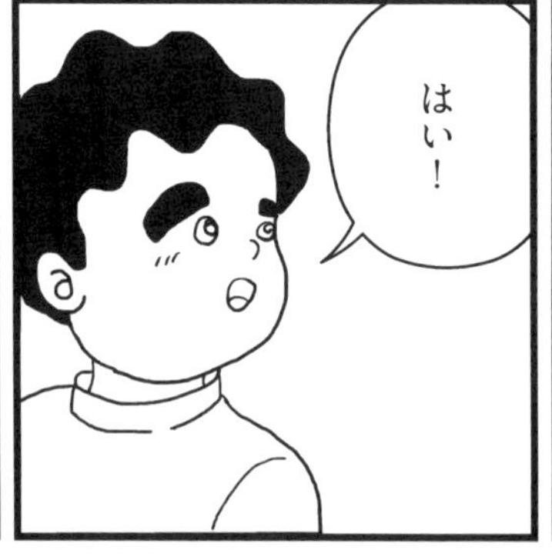
はい！

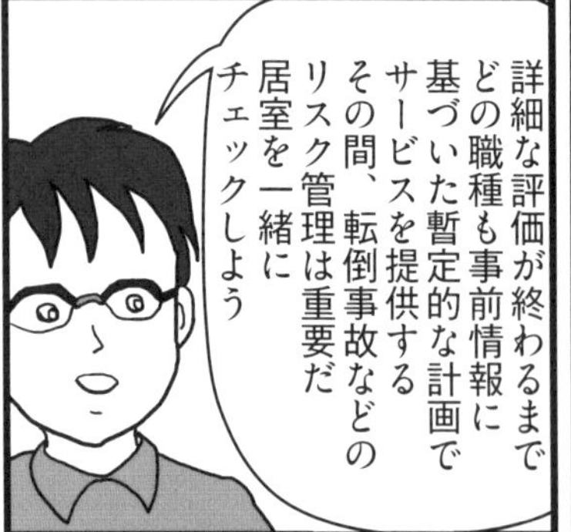
詳細な評価が終わるまで
どの職種も事前情報に
基づいた暫定的な計画で
サービスを提供する
その間、転倒事故などの
リスク管理は重要だ
居室を一緒に
チェックしよう

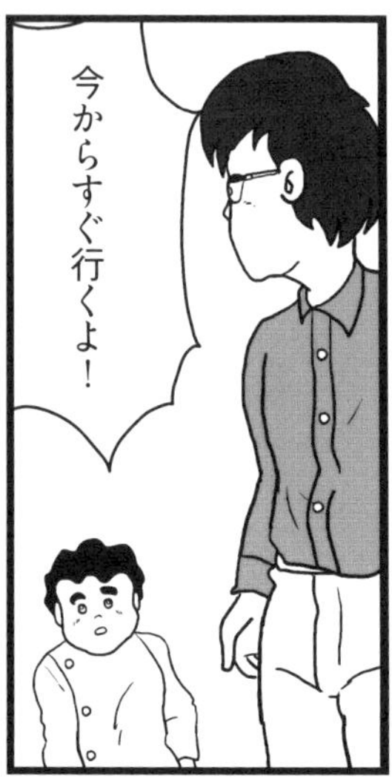
今からすぐ行くよ！

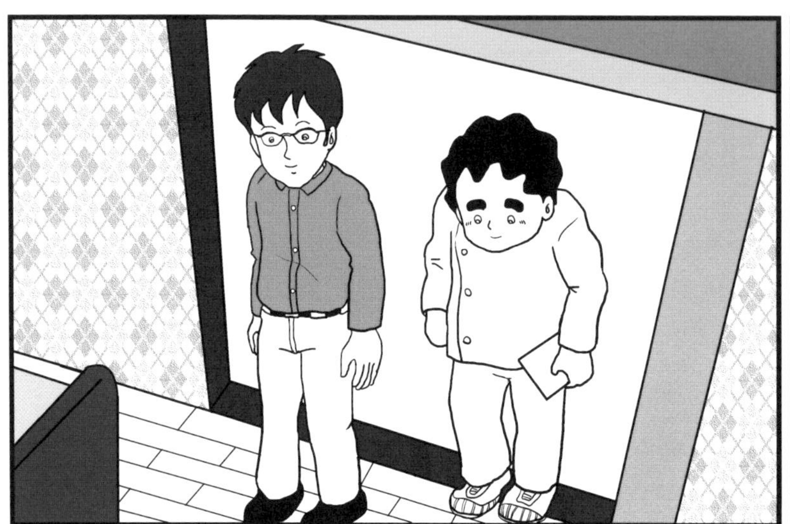

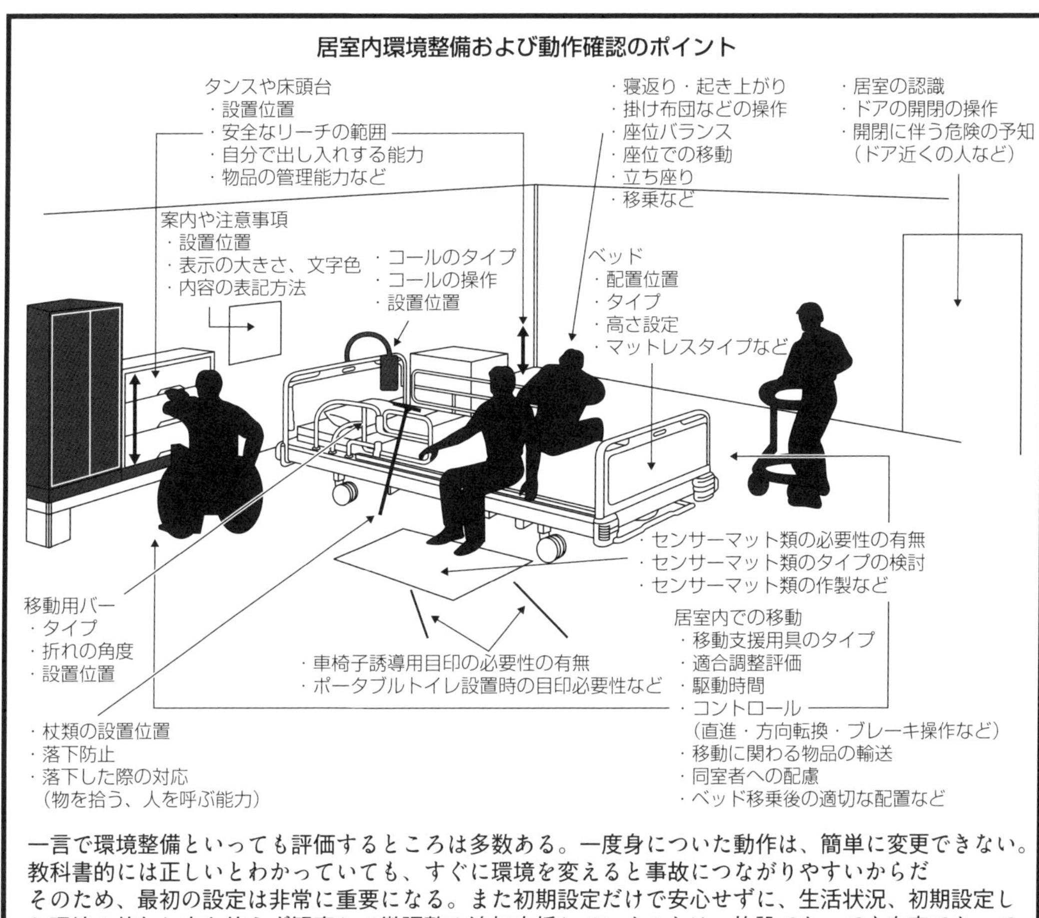

一言で環境整備といっても評価するところは多数ある。一度身についた動作は、簡単に変更できない。教科書的には正しいとわかっていても、すぐに環境を変えると事故につながりやすいからだ
そのため、最初の設定は非常に重要になる。また初期設定だけで安心せずに、生活状況、初期設定した環境の使われ方を絶えず観察して微調整や追加支援していくことは、施設であっても在宅であっても重要である

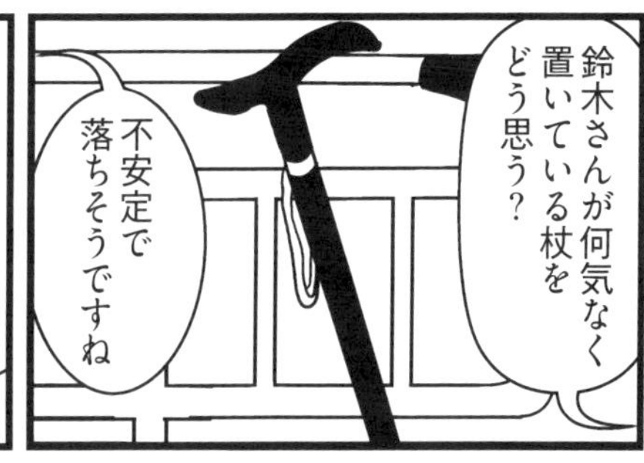

そうだね 落ちたら鈴木さんどうするかな

拾います…アッ

鈴木さんは物を拾おうとして転倒、脱臼したことがありますね

そうだね。だから杖が落ちない工夫を鈴木さんが杖をよく置く場所か、杖にする必要があるね

そのものがそこにある
必然性に目を向ける！
この言葉を覚えておいてね！普段何気なく置かれている物は、その人にとってさまざまな意味がある。「たまたまそこにある」と思わずなぜいつもここに置くのか、その人にとっての意味を考えて、支援策を工夫することが活きた環境整備につながるよ！

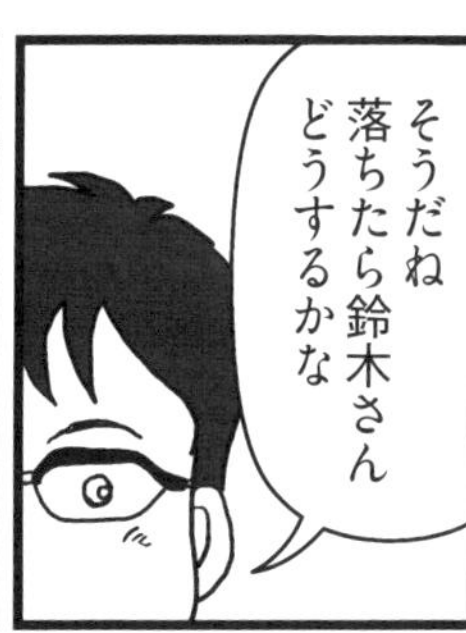

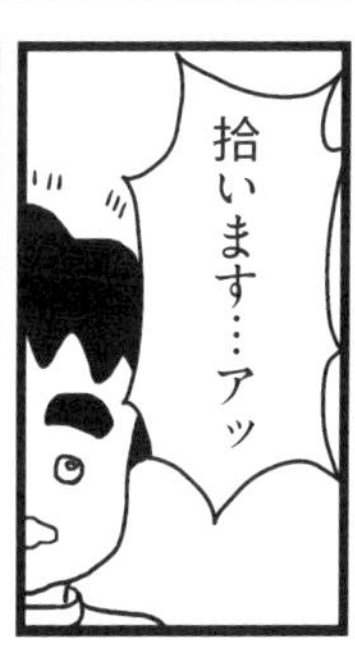

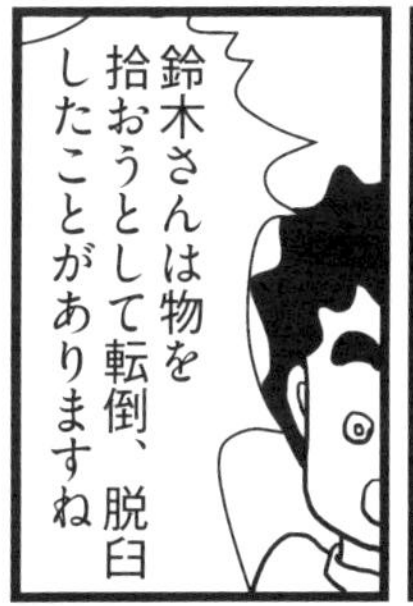

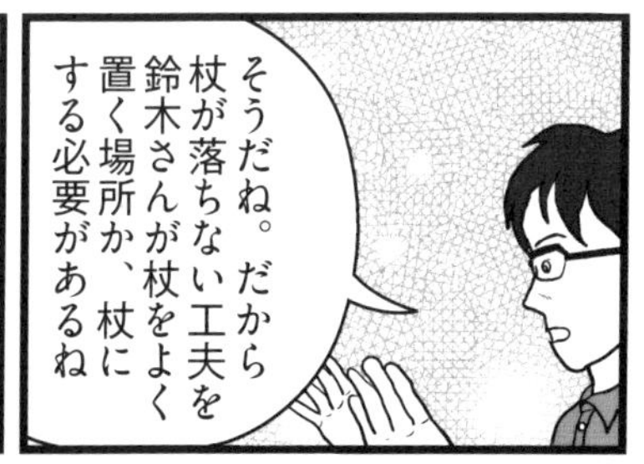

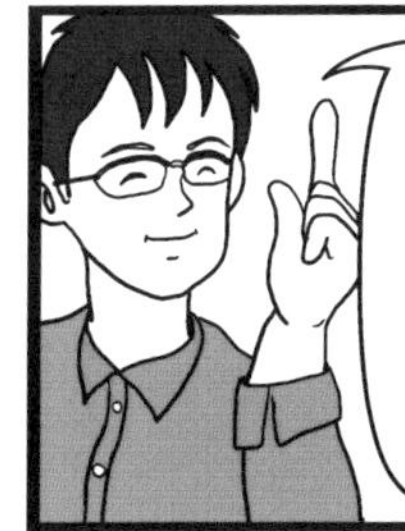

第8話　施設リハビリ-②食事へのアプローチ

あっ、もう昼だ

昼飯だ
利葉尻くん

利用者の食事中は一緒にラウンドして食事姿勢などをチェックするよ

あの人の食事姿勢はどう思う

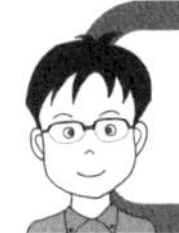

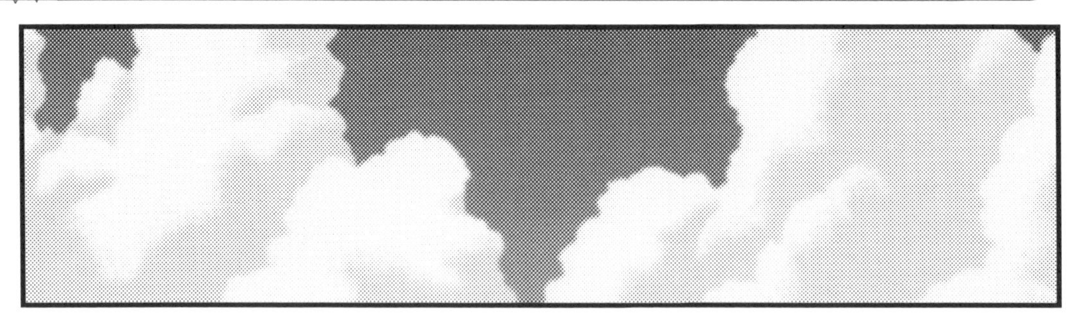

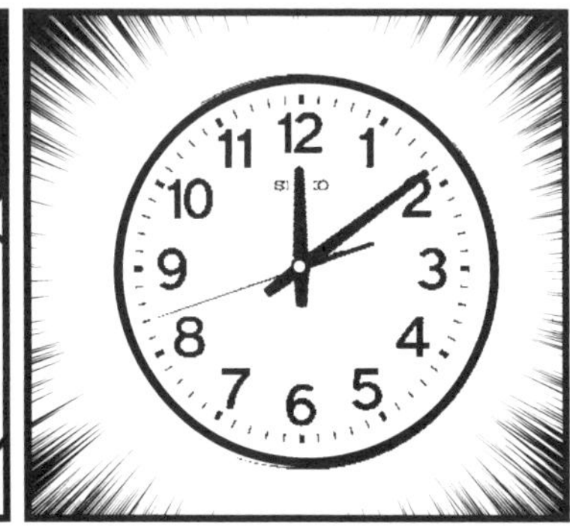

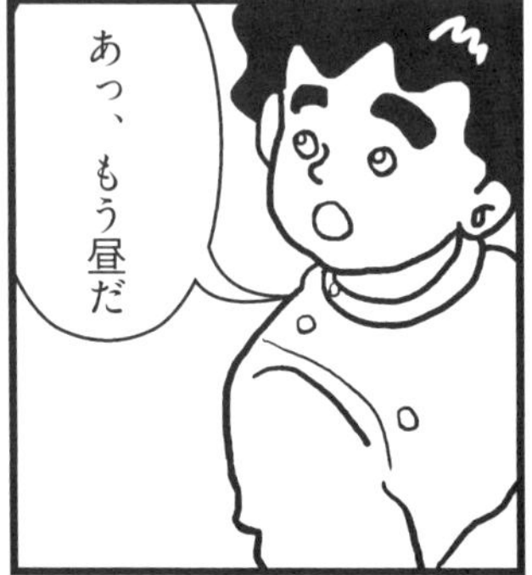

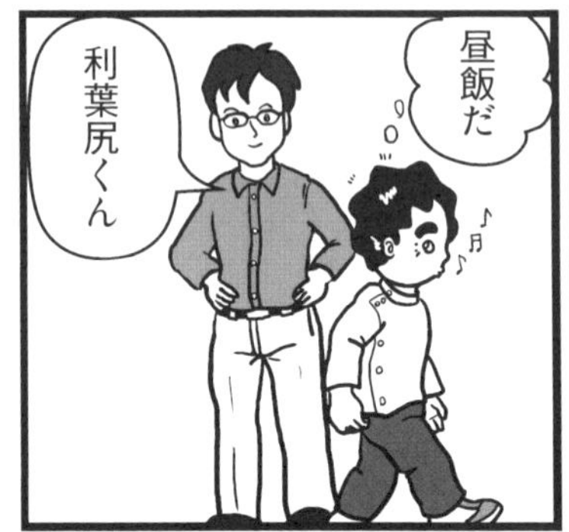

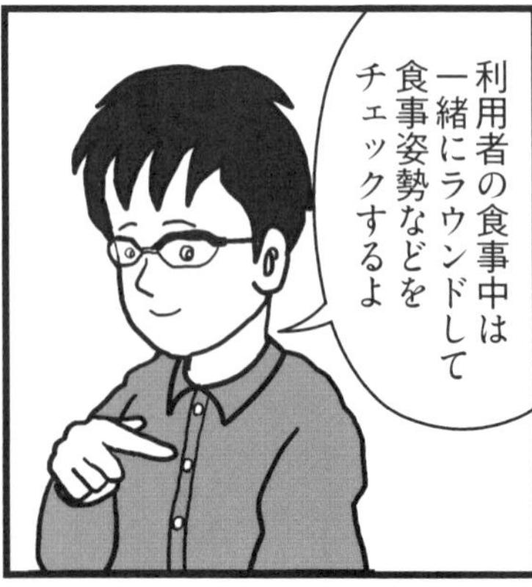

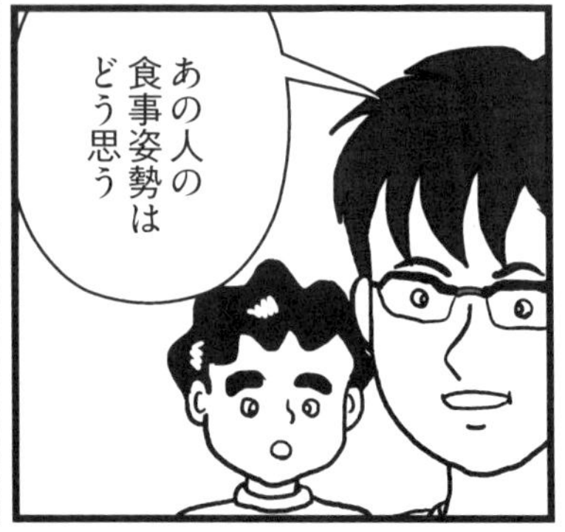

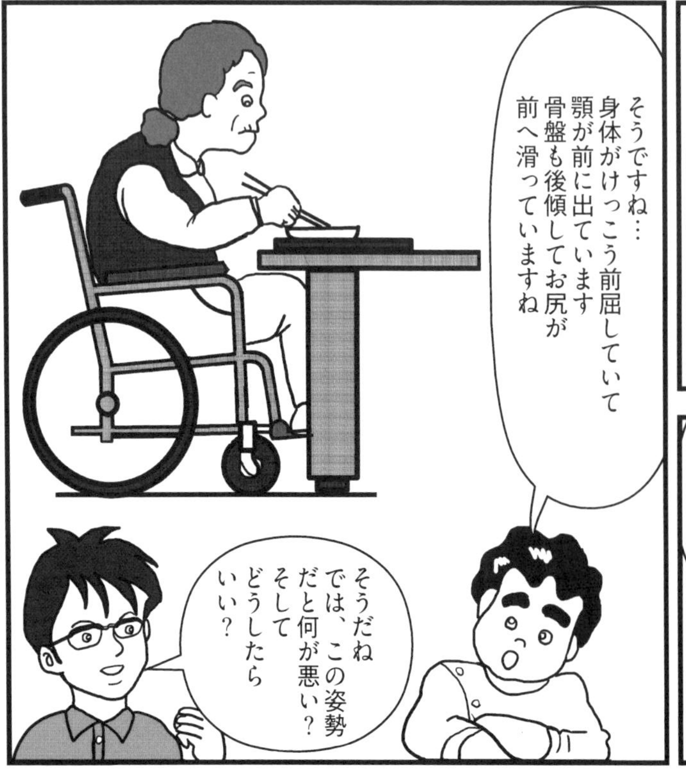

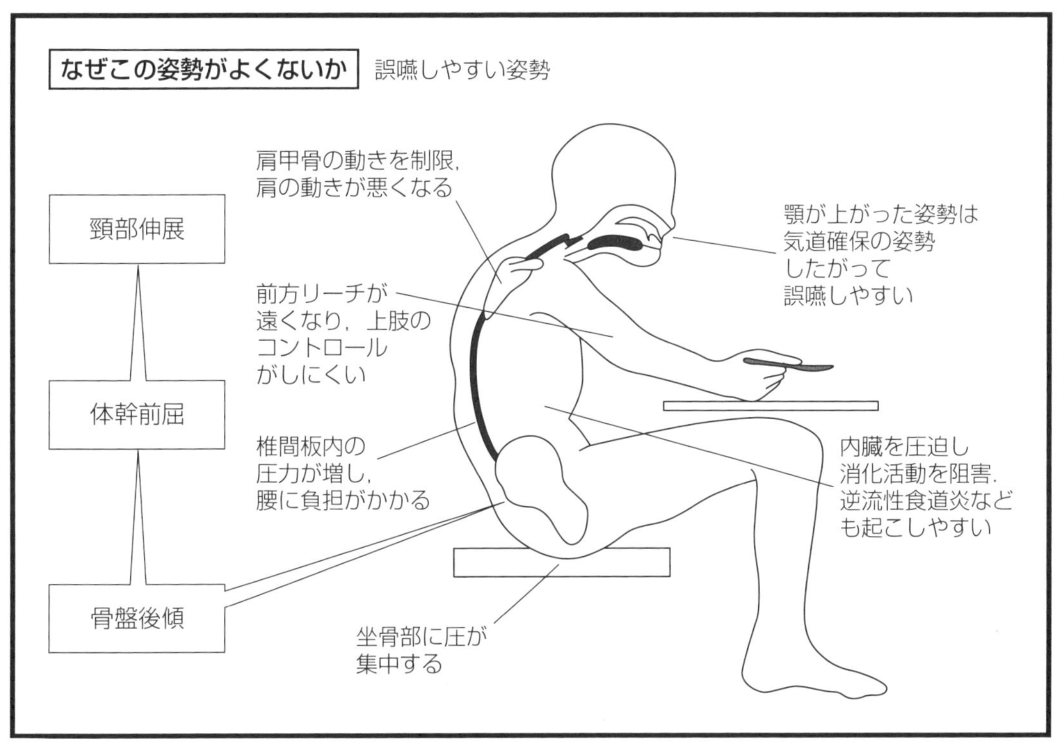
なぜこの姿勢がよくないか
誤嚥しやすい姿勢
頸部伸展
体幹前屈
骨盤後傾
肩甲骨の動きを制限，
肩の動きが悪くなる
前方リーチが
遠くなり，上肢の
コントロール
がしにくい
椎間板内の
圧力が増し，
腰に負担がかかる
坐骨部に圧が
集中する
顎が上がった姿勢は
気道確保の姿勢
したがって
誤嚥しやすい
内臓を圧迫し
消化活動を阻害．
逆流性食道炎など
も起こしやすい

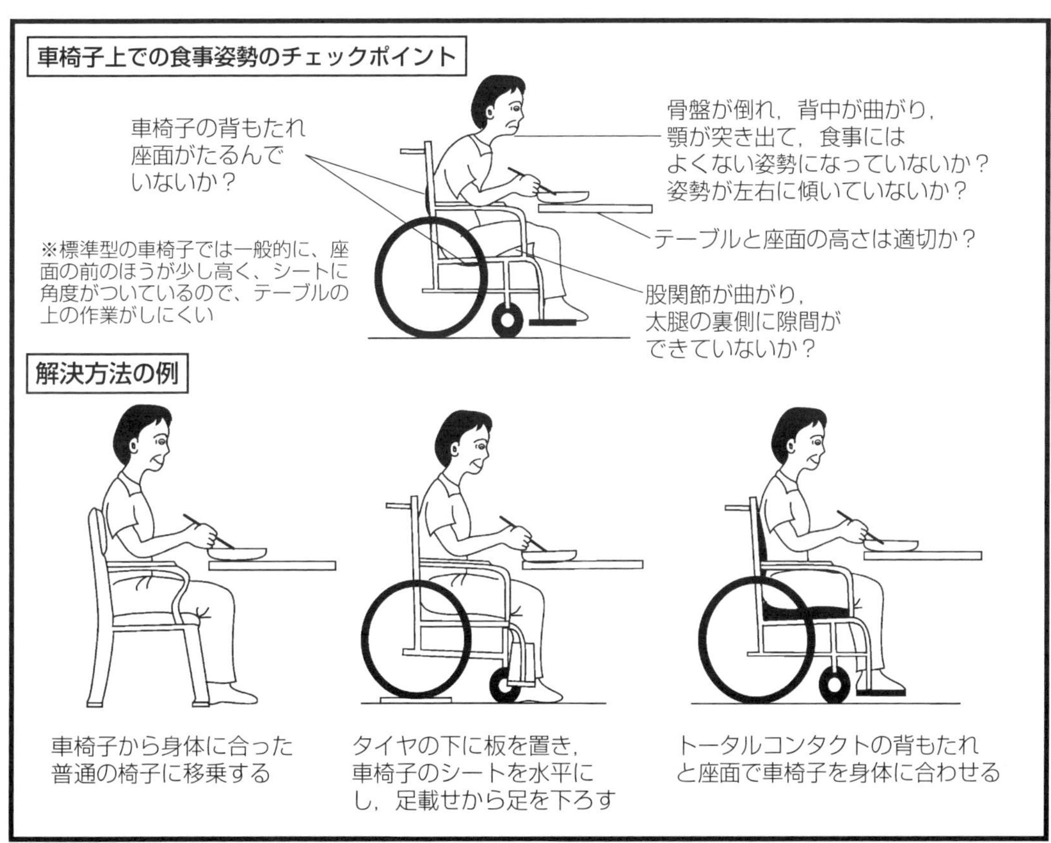
車椅子上での食事姿勢のチェックポイント
車椅子の背もたれ
座面がたるんで
いないか？
※標準型の車椅子では一般的に、座
面の前のほうが少し高く、シートに
角度がついているので、テーブルの
上の作業がしにくい
骨盤が倒れ，背中が曲がり，
顎が突き出て，食事には
よくない姿勢になっていないか？
姿勢が左右に傾いていないか？
テーブルと座面の高さは適切か？
股関節が曲がり，
太腿の裏側に隙間が
できていないか？
解決方法の例
車椅子から身体に合った
普通の椅子に移乗する
タイヤの下に板を置き，
車椅子のシートを水平に
し，足載せから足を下ろす
トータルコンタクトの背もたれ
と座面で車椅子を身体に合わせる

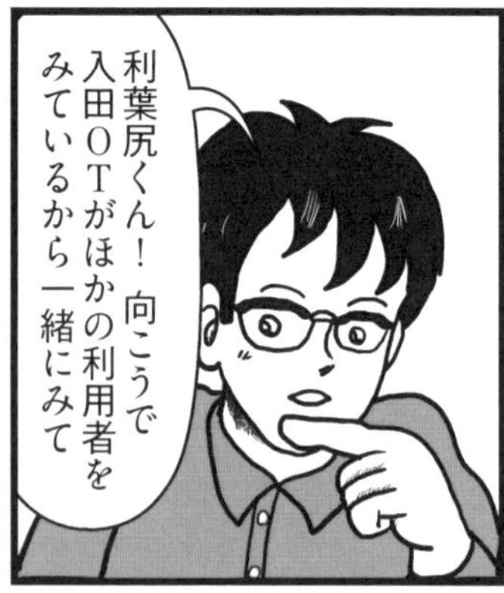
利葉尻くん！向こうで
入田ＯＴがほかの利用者を
みているから一緒にみて

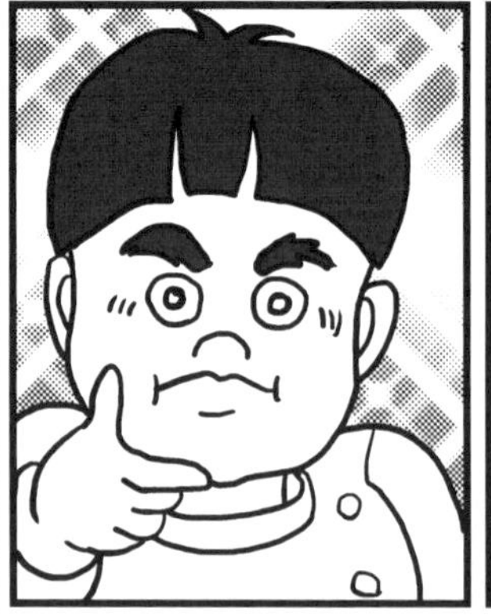

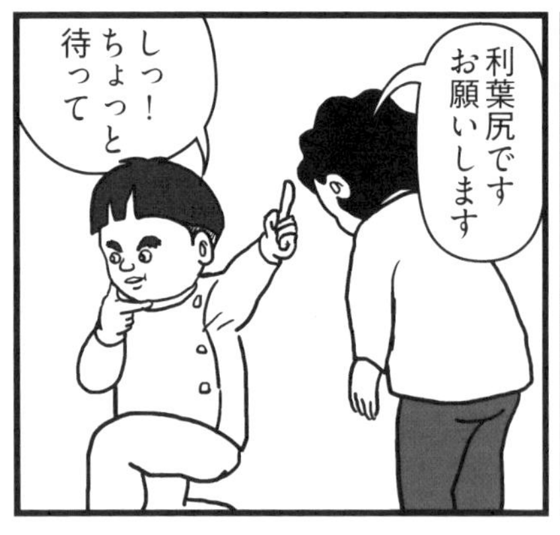
利葉尻です
お願いします
しっ！
ちょっと
待って

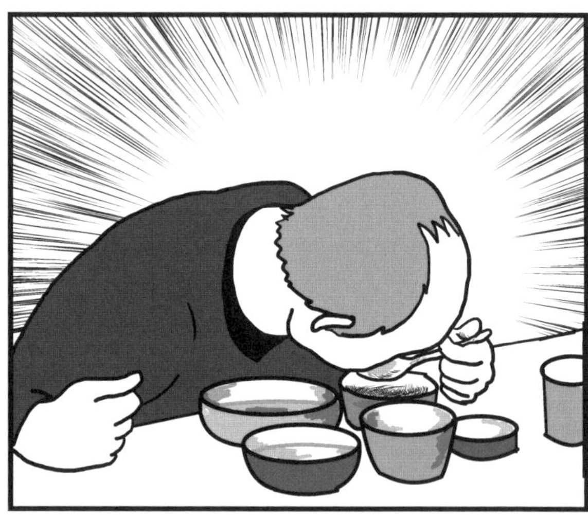

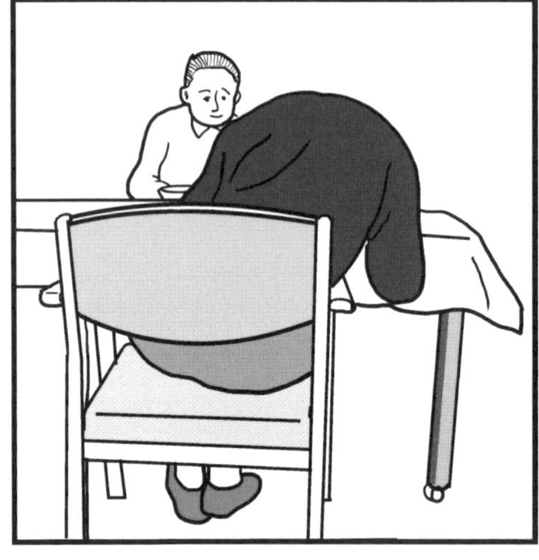

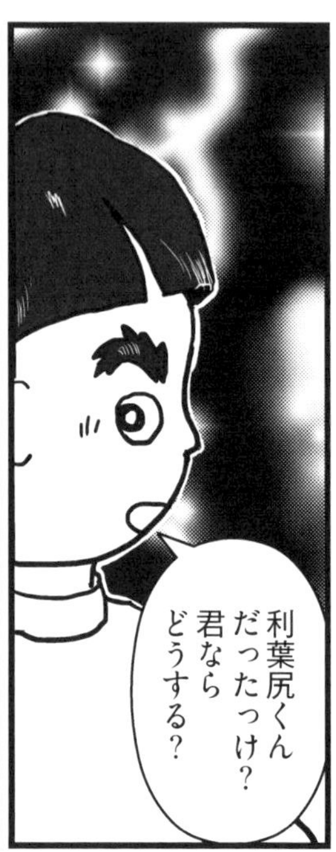
利葉尻くん
だったっけ？
君なら
どうする？

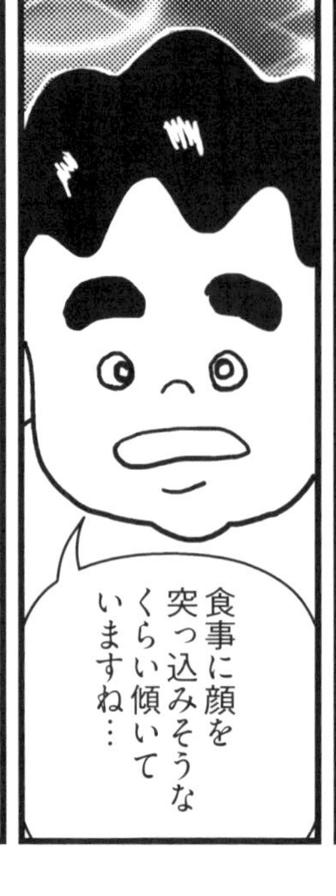
食事に顔を
突っ込みそうな
くらい傾いて
いますね…

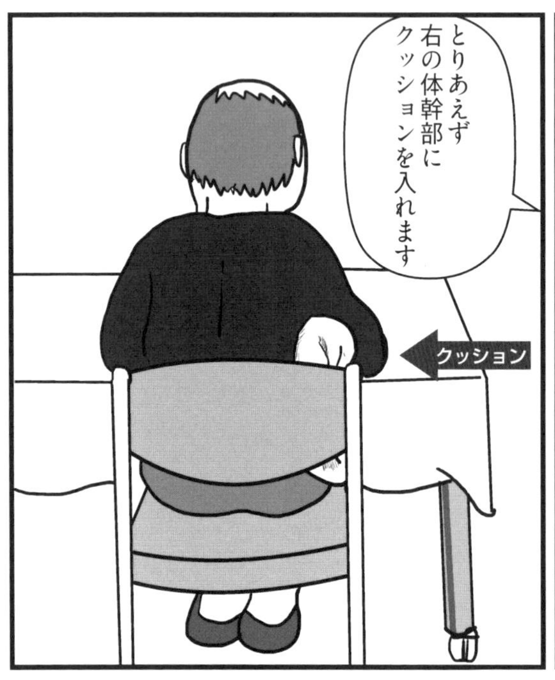
とりあえず
右の体幹部に
クッションを入れます
クッション

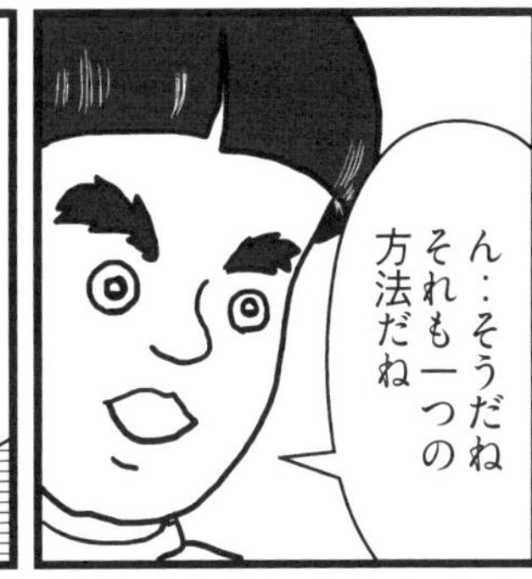
ん…そうだね
それも一つの
方法だね

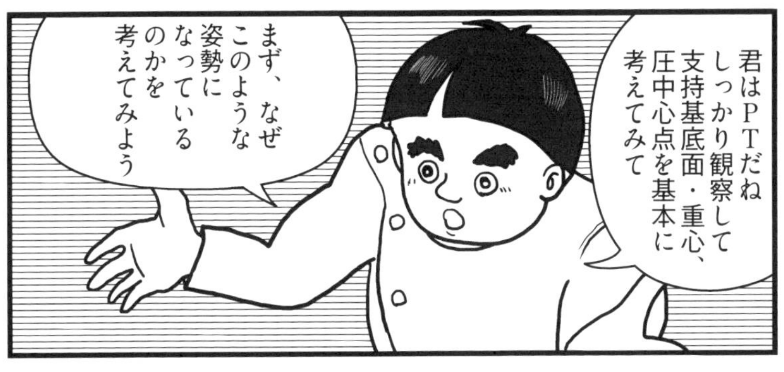
君はＰＴだね
しっかり観察して
支持基底面・重心、
圧中心点を基本に
考えてみて
まず、なぜ
このような
姿勢に
なっている
のかを
考えてみよう

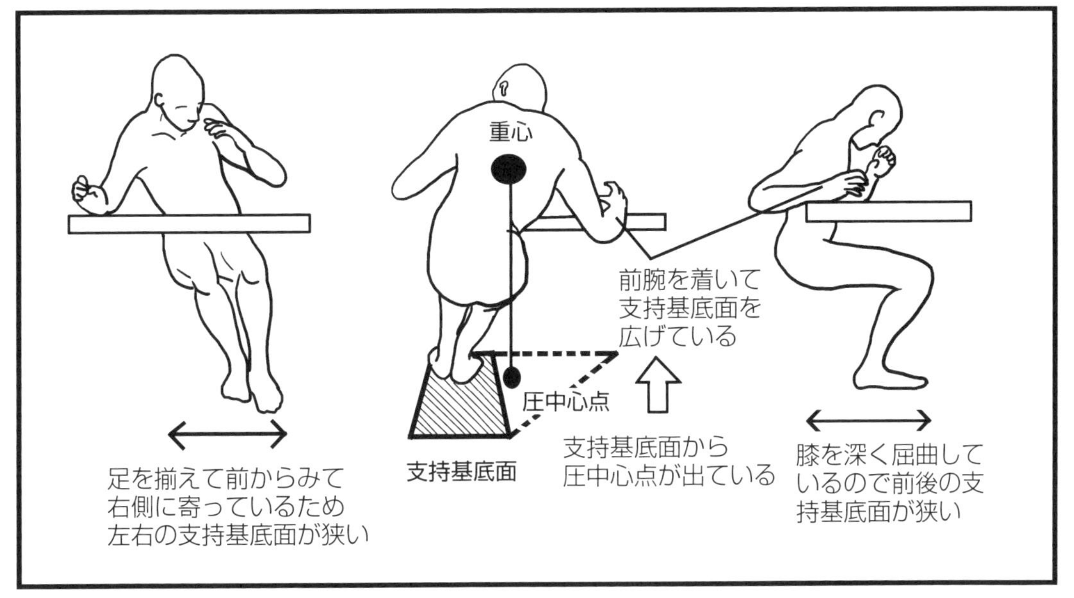
重心
前腕を着いて
支持基底面を
広げている
圧中心点
支持基底面
足を揃えて前からみて
右側に寄っているため
左右の支持基底面が狭い
支持基底面から
圧中心点が出ている
膝を深く屈曲して
いるので前後の支
持基底面が狭い

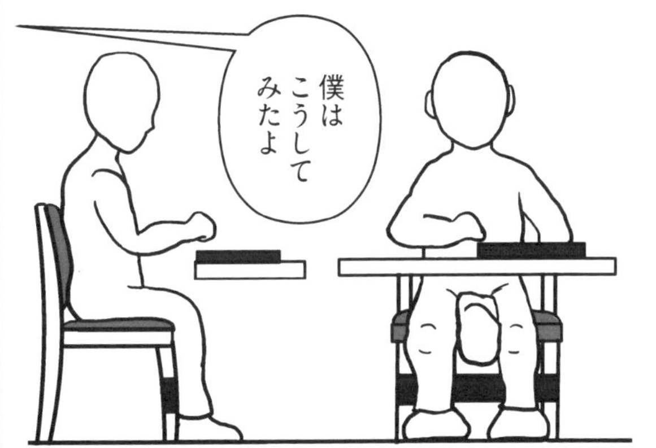
僕は
こうして
みたよ
食事の時だけ椅子に車椅
子のレッグサポートのベ
ルトを取り付け，膝が深
く曲がらないようにして
前後の支持基底面を広げ
る
両大腿の間にクッション
を入れて左右の支持基底
面を広げた
そして，食事のトレイを
本人の左寄りにずらした

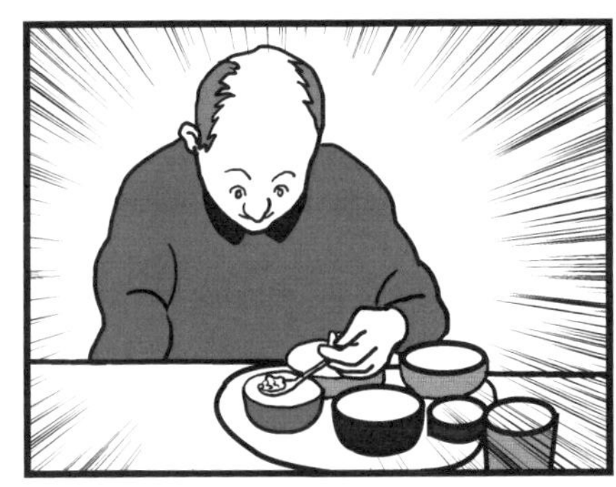

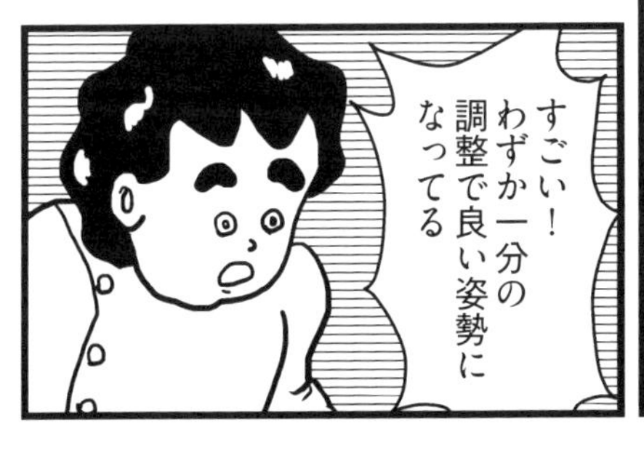
すごい！
わずか一分の
調整で良い姿勢に
なってる

第9話　施設リハビリ-③排泄障害へのアプローチ

利葉尻くん！

は、はい！

105号の山川さんという
パーキンソン病の人は
利葉尻君が今みてるよね？
最近夜間の失禁が
増えたのよね
リハビリのほうでは何か
心当たりある？

ん…今は比較的調子が
良いほうで
すくみ足もリハビリの
時はあまり出ない
ですし…

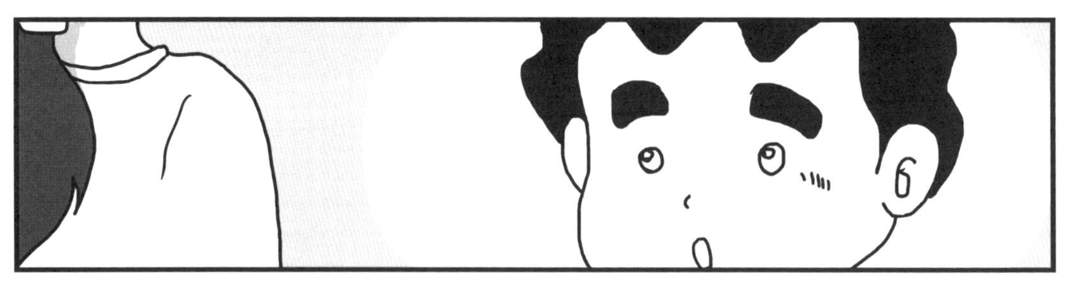

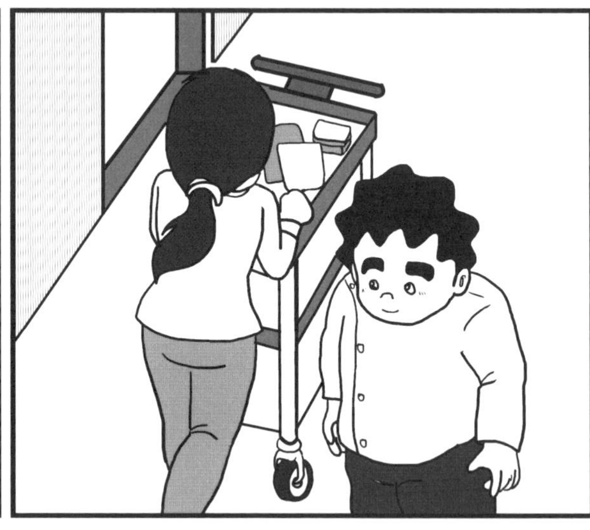

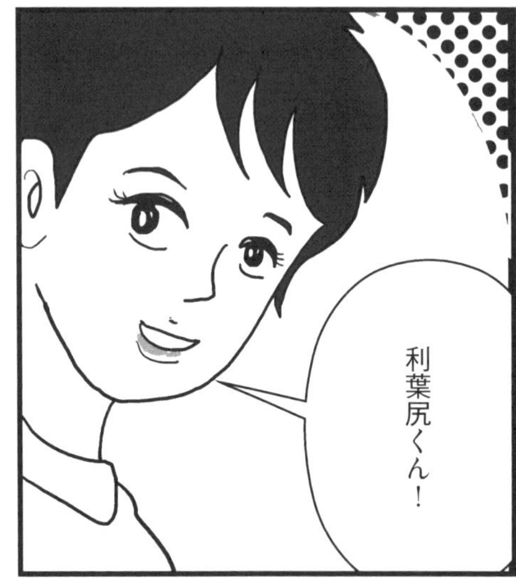

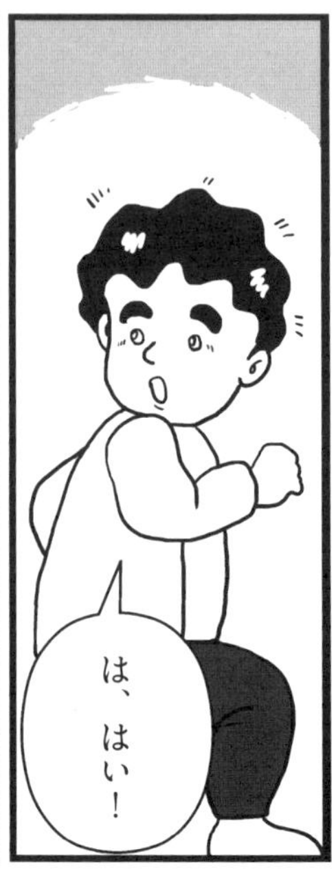

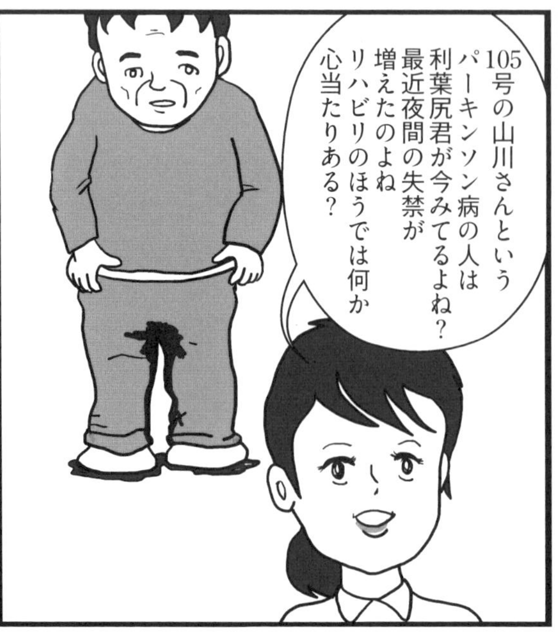

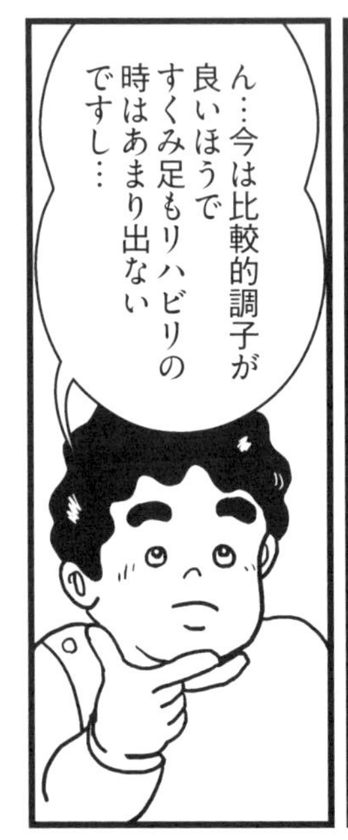

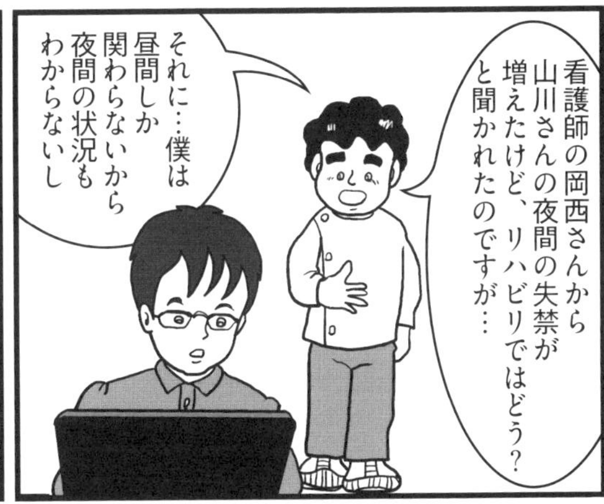
看護師の岡西さんから
山川さんの夜間の失禁が
増えたけど、リハビリではどう？
と聞かれたのですが…
それに…僕は
昼間しか
関わらないから
夜間の状況も
わからないし

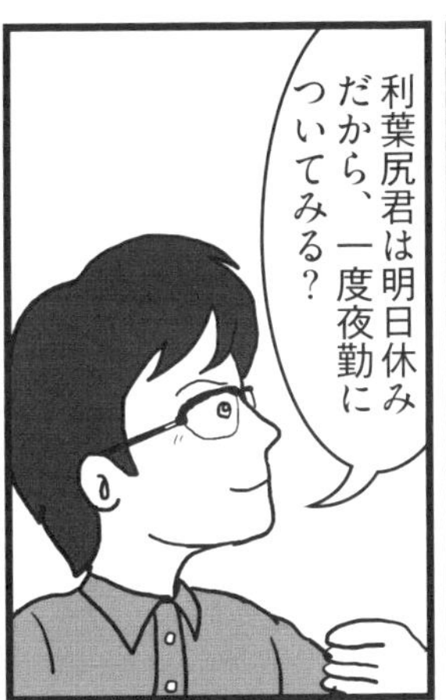
利葉尻君は明日休み
だから、一度夜勤に
ついてみる？

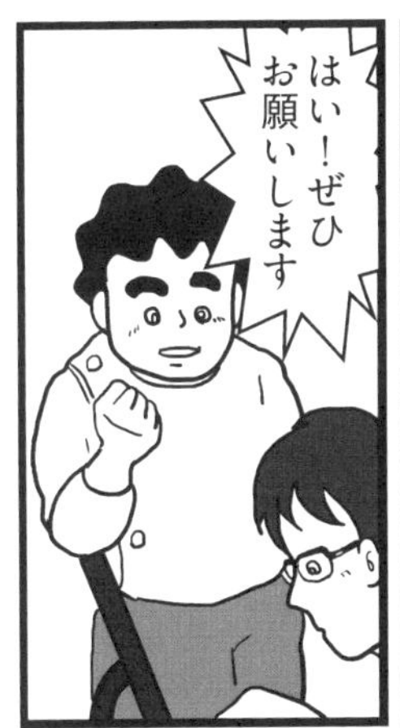
はい！ぜひ
お願いします

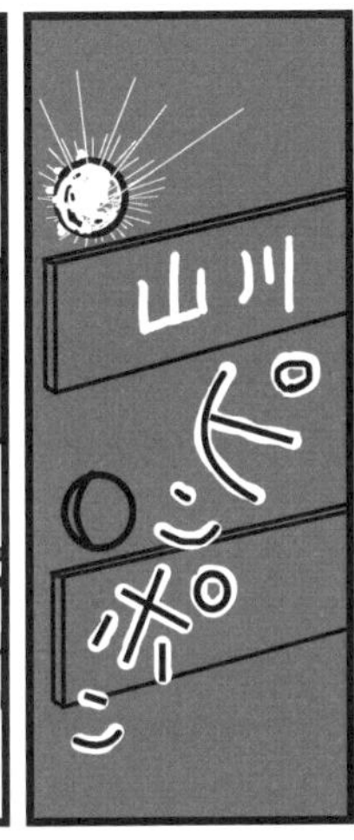
山川
パッ
ポ〜

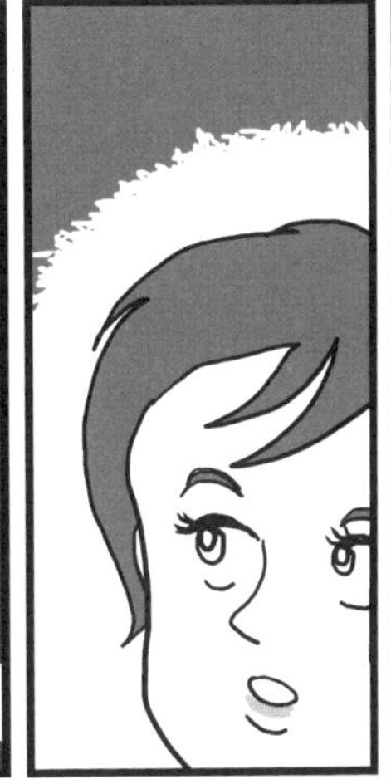

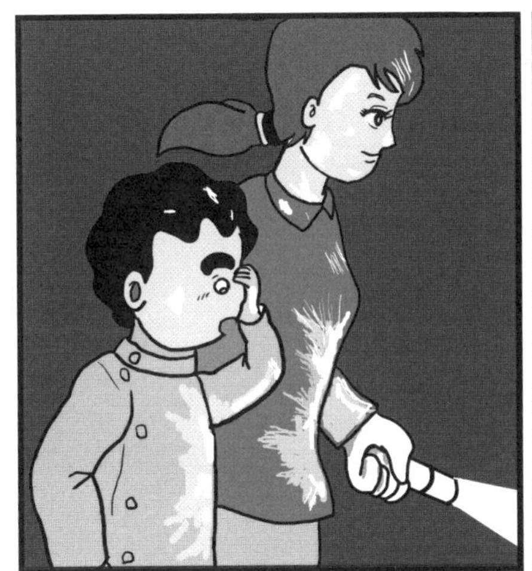

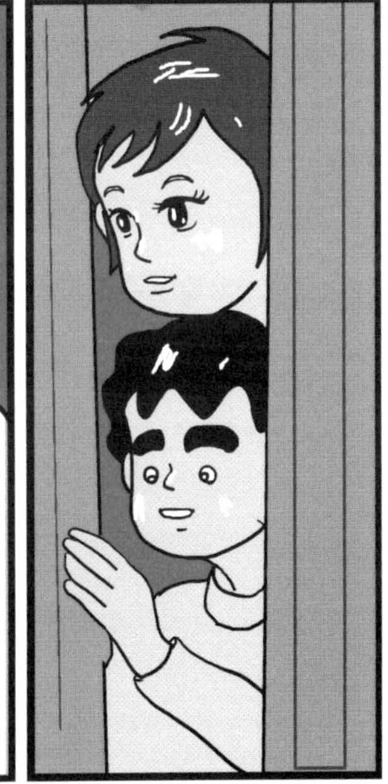

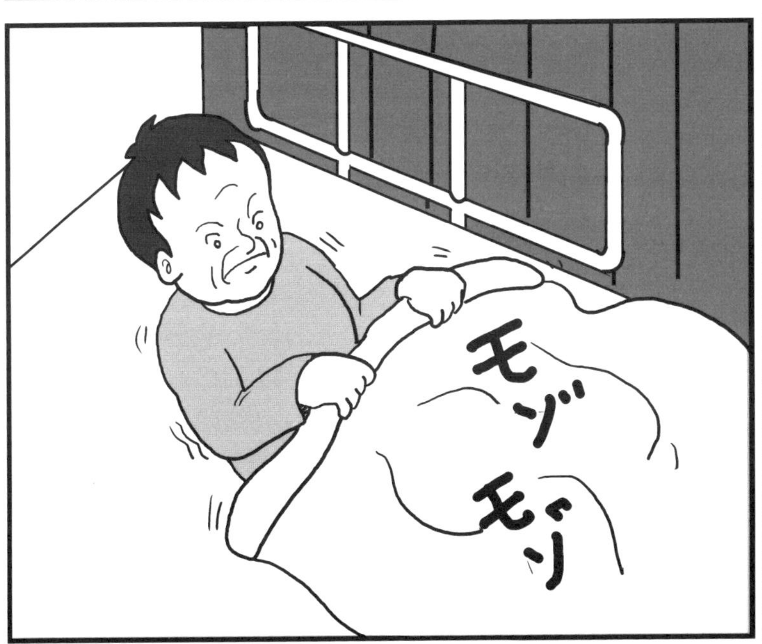
モゾ
モゾ

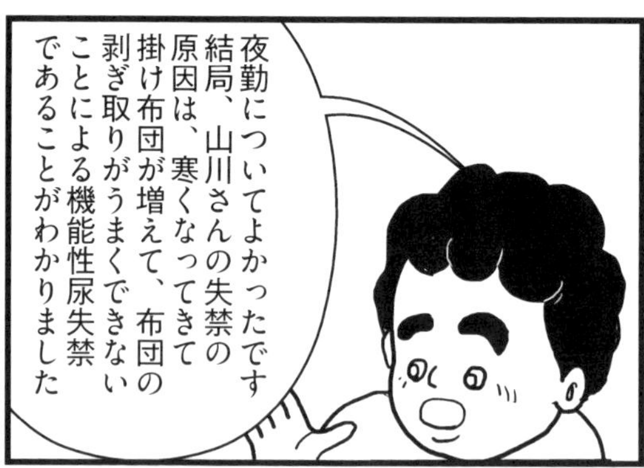
夜勤についてよかったです 結局、山川さんの失禁の原因は、寒くなってきて掛け布団が増えて、布団の剥ぎ取りがうまくできないことによる機能性尿失禁であることがわかりました

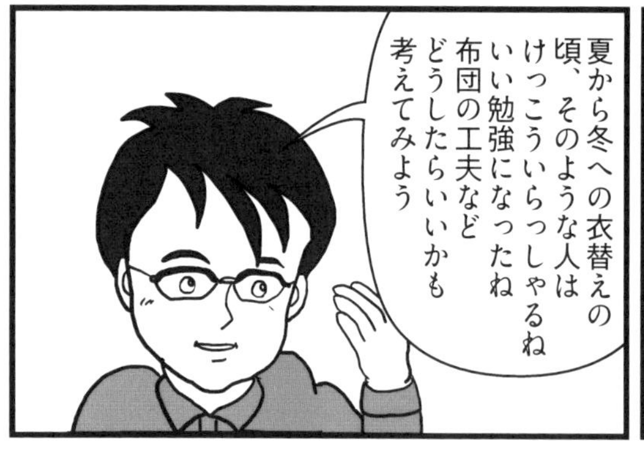
夏から冬への衣替えの頃、そのような人はけっこういらっしゃるね いい勉強になったね 布団の工夫などどうしたらいいかも考えてみよう

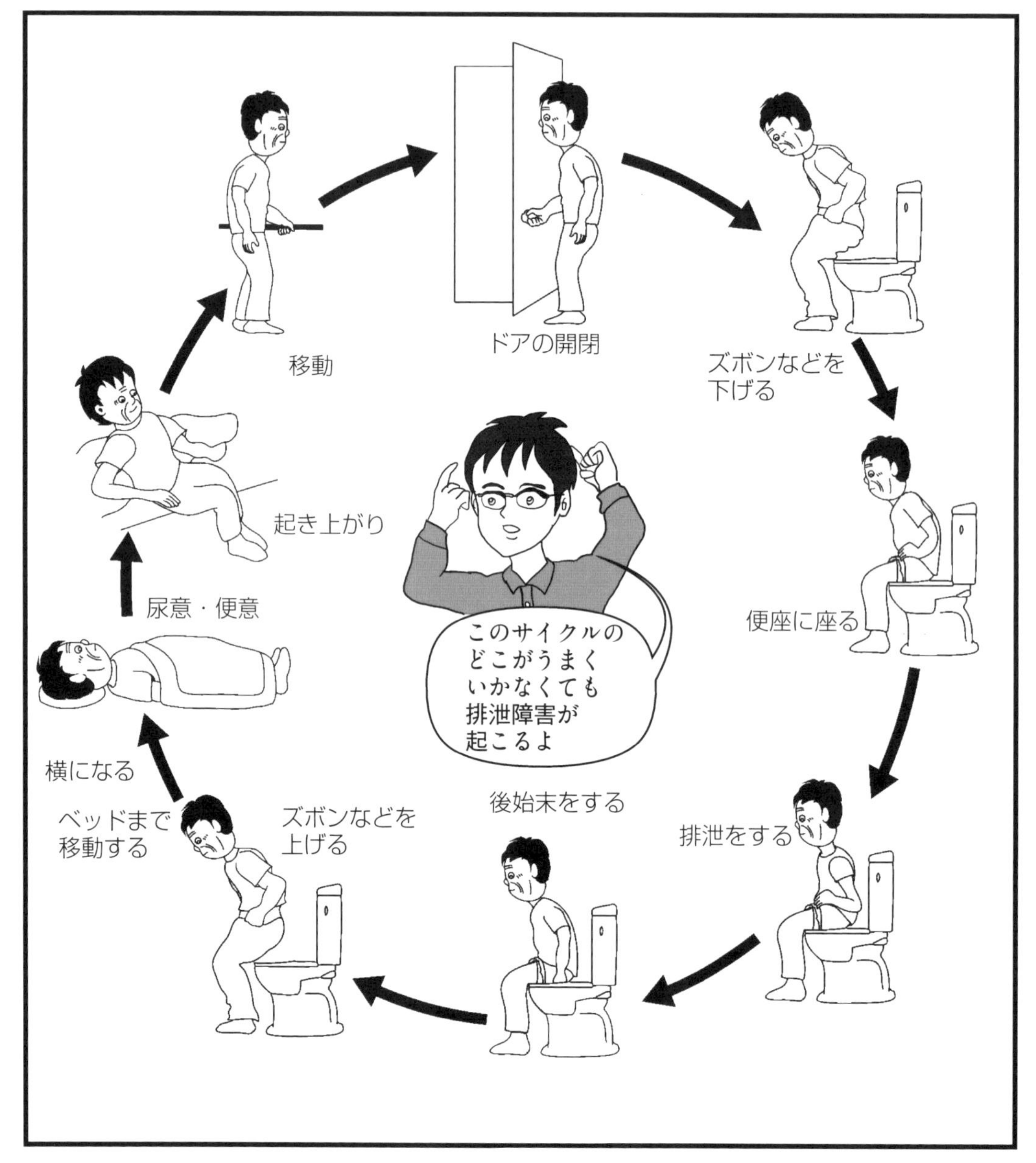
移動
ドアの開閉
ズボンなどを下げる
便座に座る
排泄をする
後始末をする
ズボンなどを上げる
ベッドまで移動する
横になる
尿意・便意
起き上がり
このサイクルのどこがうまくいかなくても排泄障害が起こるよ

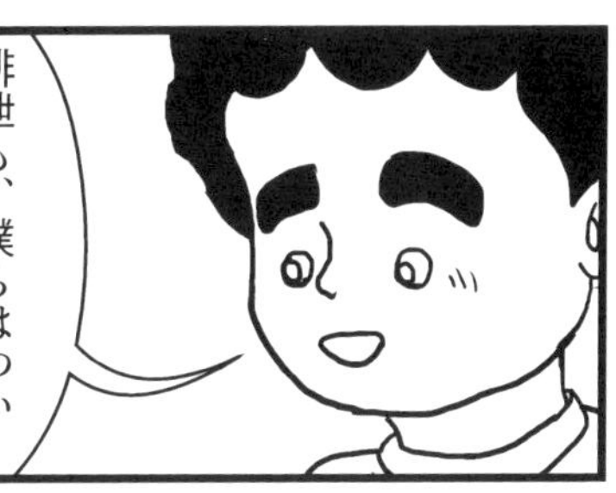
排泄も、僕らはつい移動・移乗、衣服の操作にとらわれがちですが、考えることがたくさんありますね

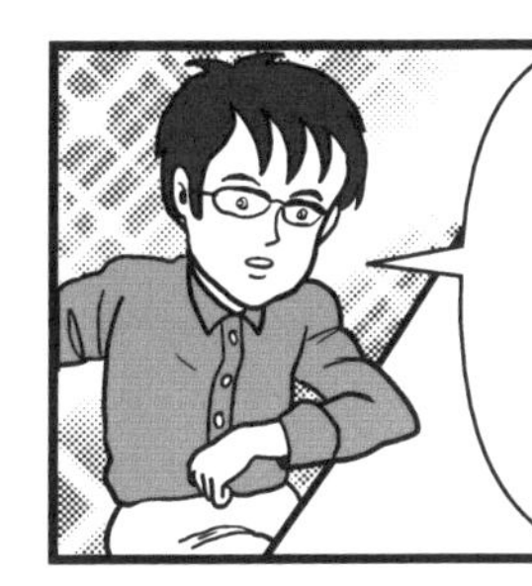
排泄を職種ごとに分割して関わるのではなく、一連の行為を各専門職で捉えてそれぞれに知恵を出し合って、解決策を検討することが重要だ排泄以外も同じだよ多職種協働が原則だ

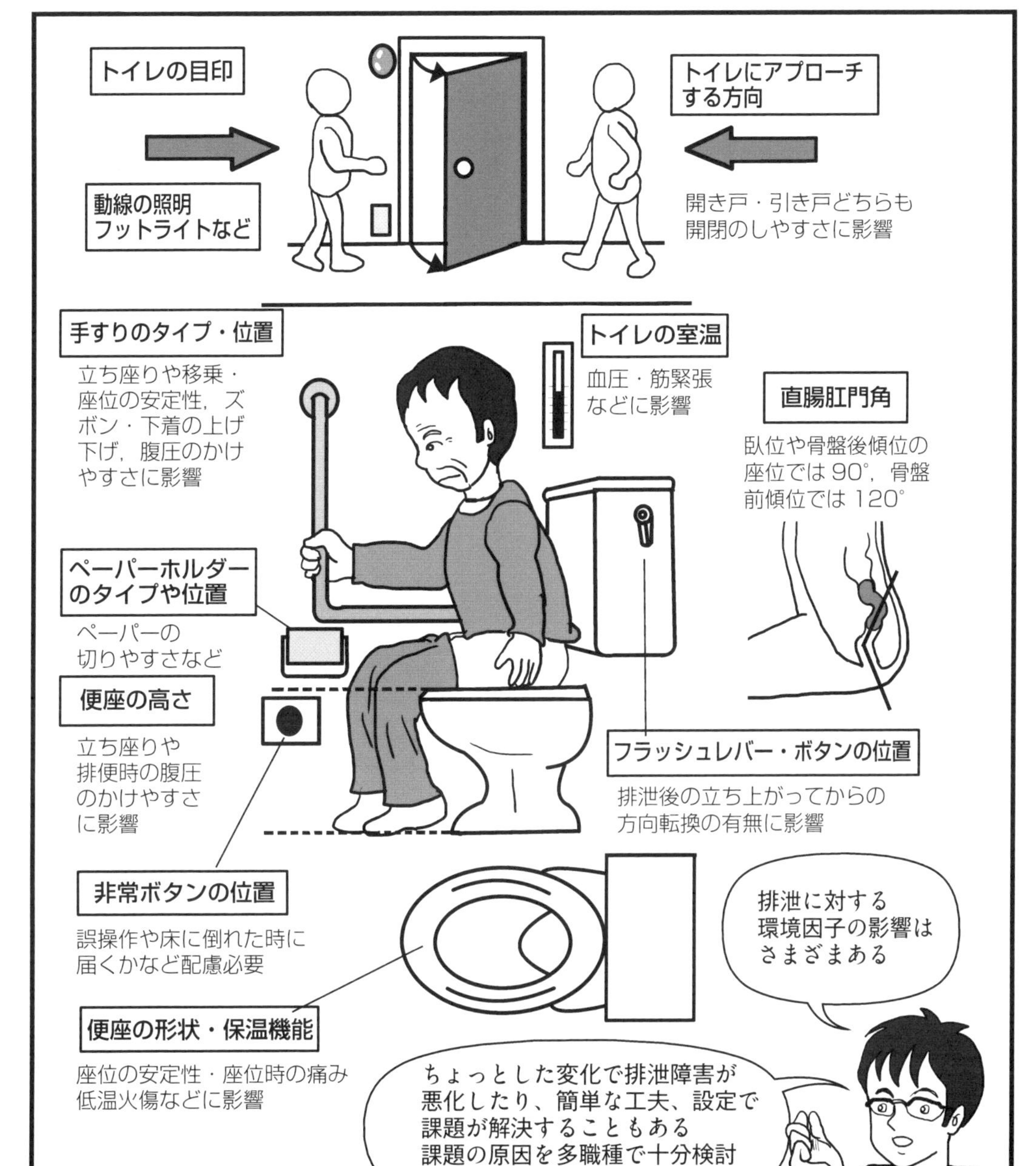
トイレの目印
動線の照明
フットライトなど
トイレにアプローチする方向
開き戸・引き戸どちらも
開閉のしやすさに影響
手すりのタイプ・位置
立ち座りや移乗・
座位の安定性，ズ
ボン・下着の上げ
下げ，腹圧のかけ
やすさに影響
トイレの室温
血圧・筋緊張
などに影響
直腸肛門角
臥位や骨盤後傾位の
座位では 90°，骨盤
前傾位では 120°
ペーパーホルダーのタイプや位置
ペーパーの
切りやすさなど
便座の高さ
立ち座りや
排便時の腹圧
のかけやすさ
に影響
フラッシュレバー・ボタンの位置
排泄後の立ち上がってからの
方向転換の有無に影響
非常ボタンの位置
誤操作や床に倒れた時に
届くかなど配慮必要
便座の形状・保温機能
座位の安定性・座位時の痛み
低温火傷などに影響
排泄に対する
環境因子の影響は
さまざまある
ちょっとした変化で排泄障害が
悪化したり、簡単な工夫、設定で
課題が解決することもある
課題の原因を多職種で十分検討
することが大切なんだ

第10話　施設リハビリ-④睡眠障害の評価とアプローチ

利葉尻くん！

今夜空いてたら私たちと一緒に飲みに行かない？
エッいいんですか？

この間は夜勤お疲れさま
いえ、とても勉強になりましたいろいろなことがあるんですね
療法士は日勤帯の職種だからね

まだ一日でしょ長く夜勤をやってるといろいろなことが起こるわよ

エッ！本当ですかこの間、岡西さんと夜勤した日一日だけでもとてもいろいろなことが起こりましたけど序の口なんですか？

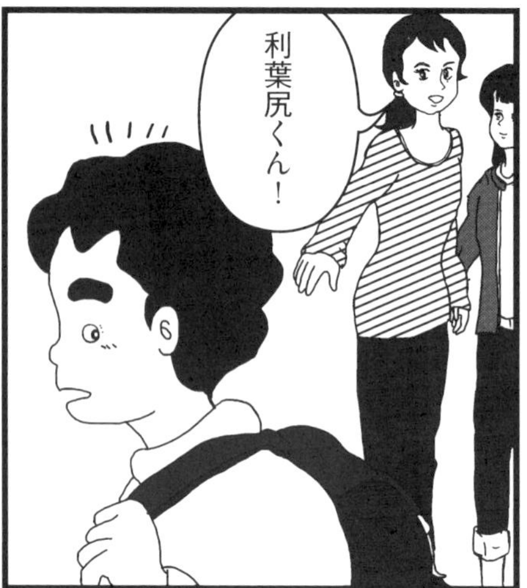

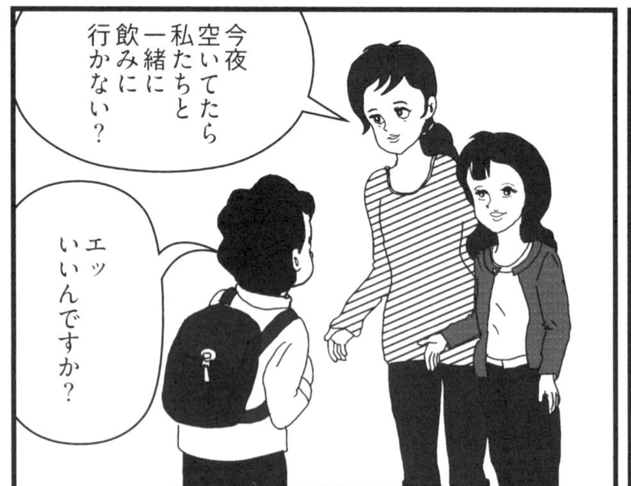

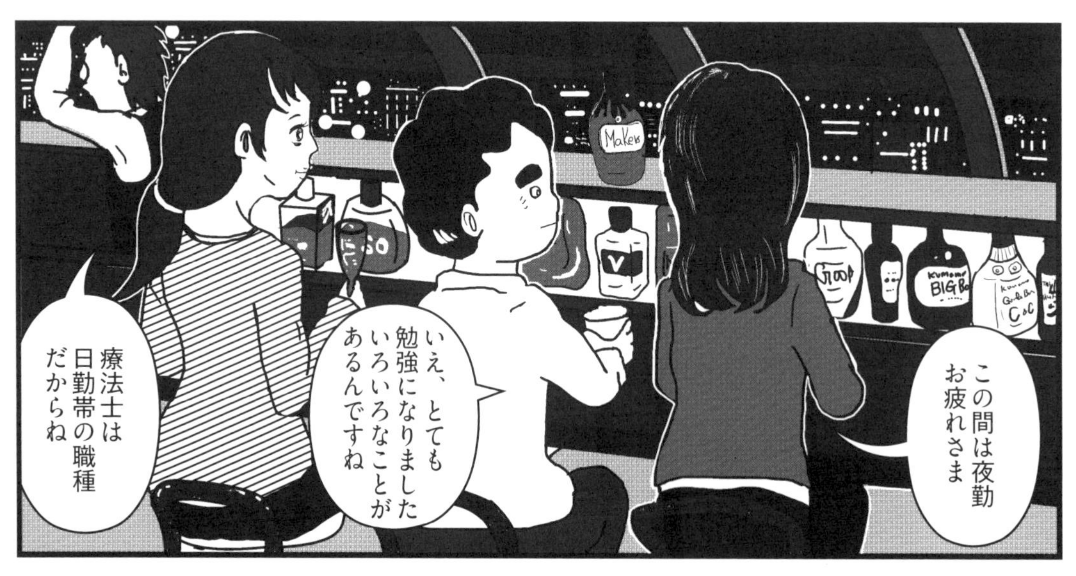

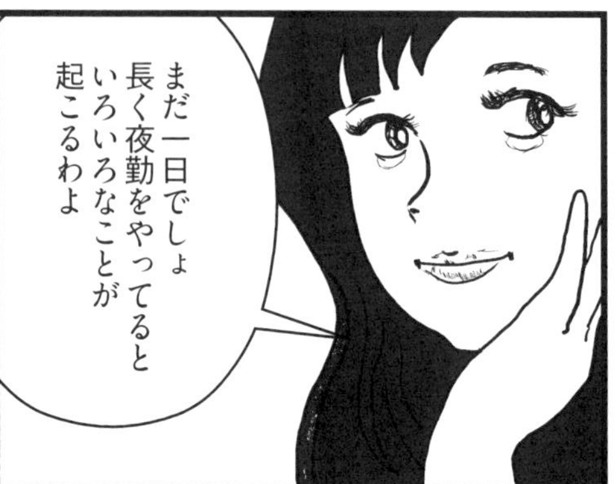

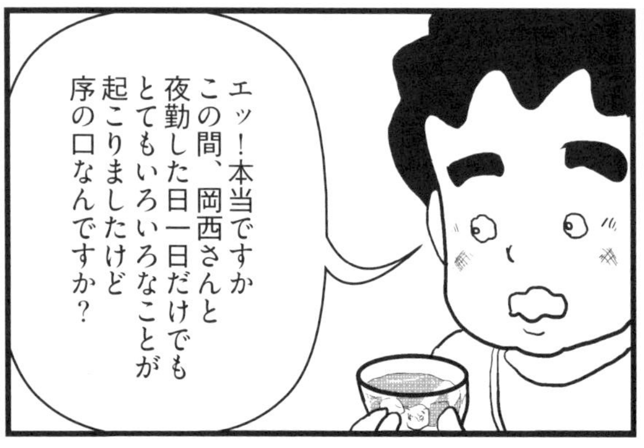

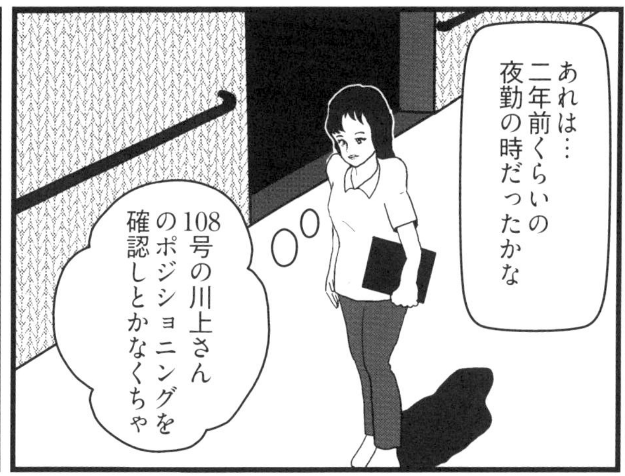
あれは…
二年前くらいの
夜勤の時だったかな
108号の川上さん
のポジショニングを
確認しとかなくちゃ

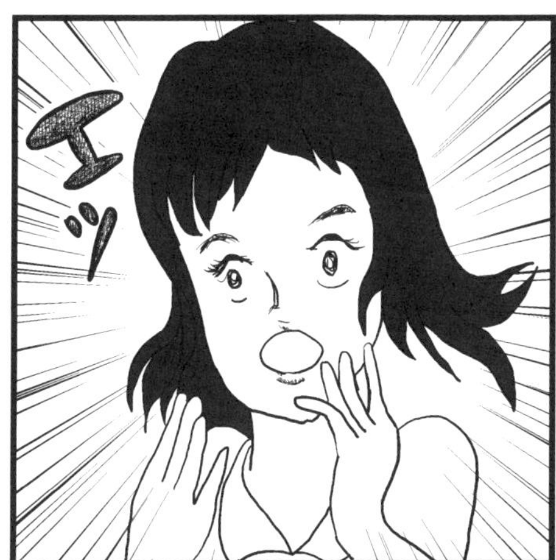
エッ！

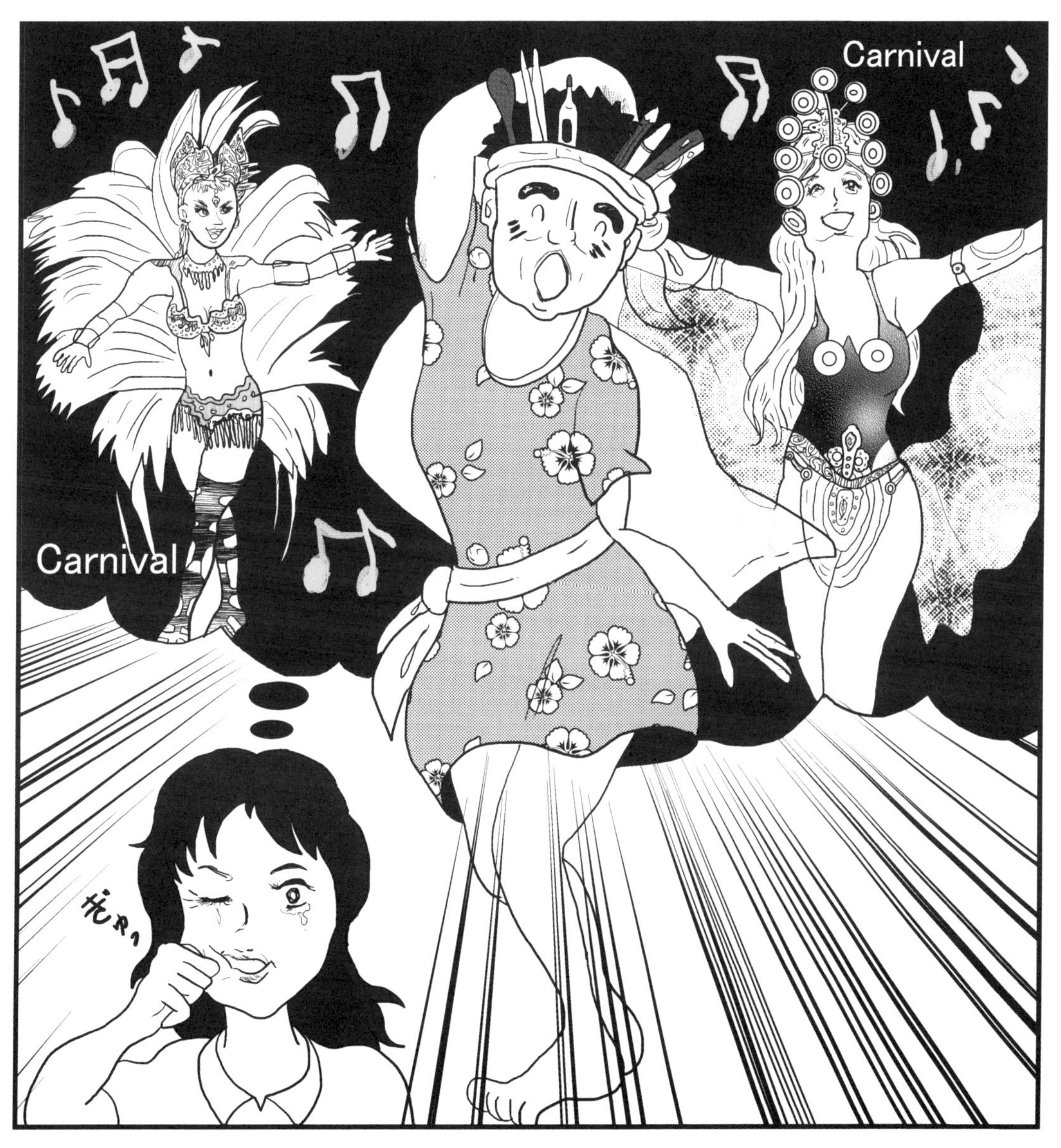
Carnival
Carnival

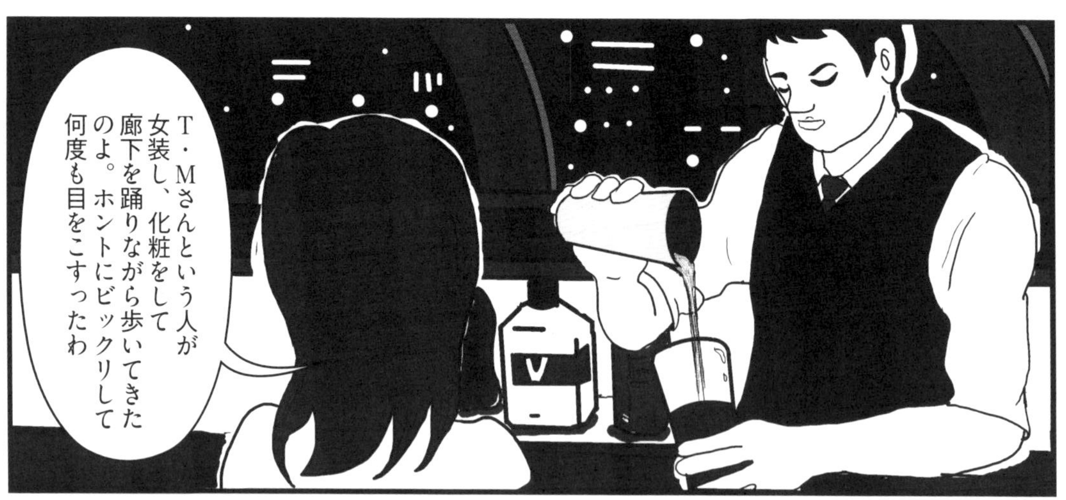
T・Mさんという人が女装し、化粧をして廊下を踊りながら歩いてきたのよ。ホントにビックリして何度も目をこすったわ

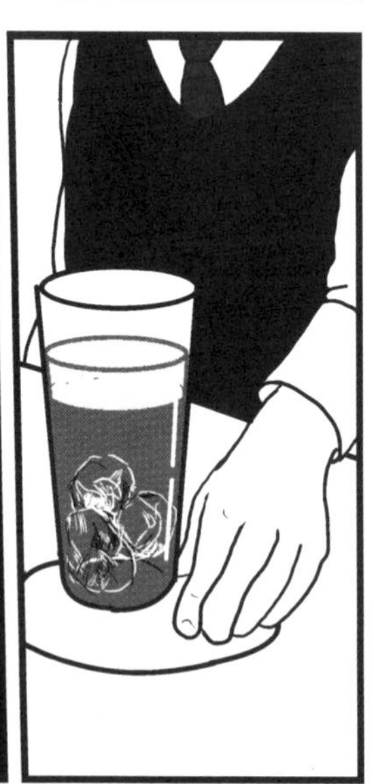

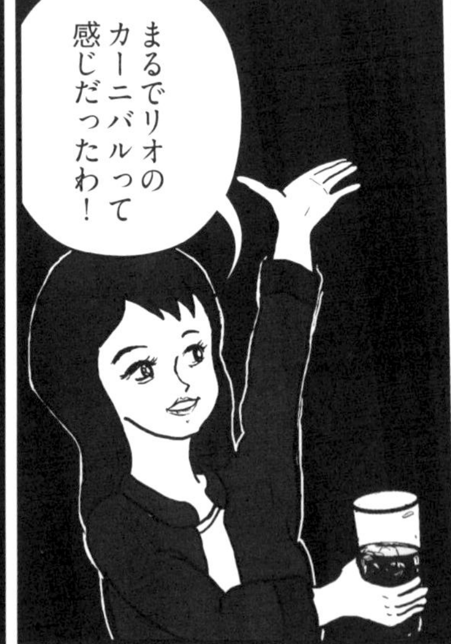
まるでリオのカーニバルって感じだったわ！

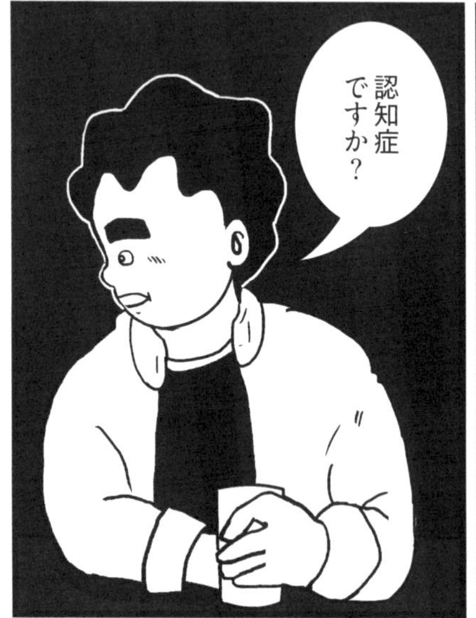
認知症ですか？

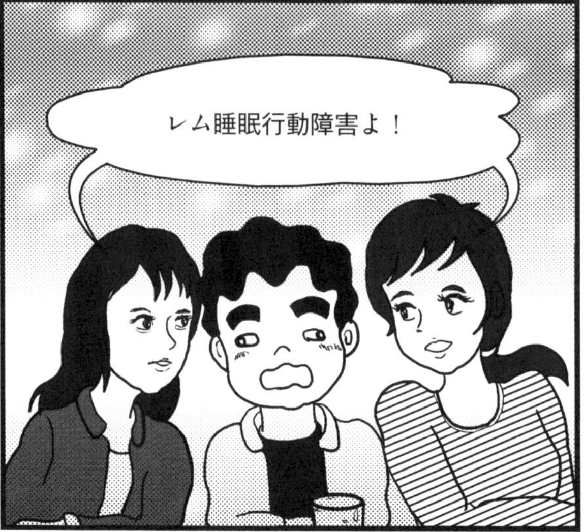
レム睡眠行動障害よ！

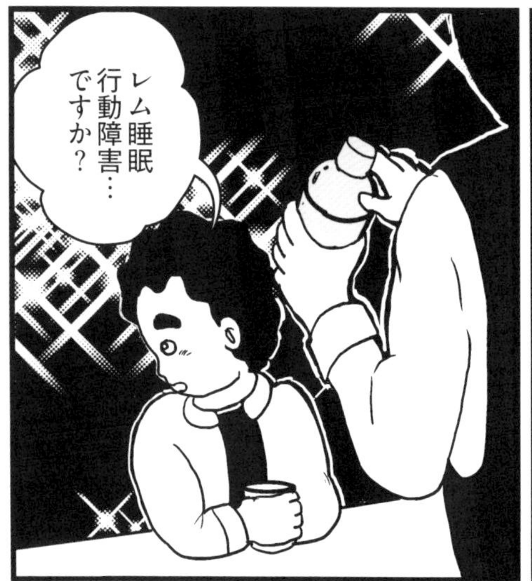
レム睡眠行動障害…ですか？

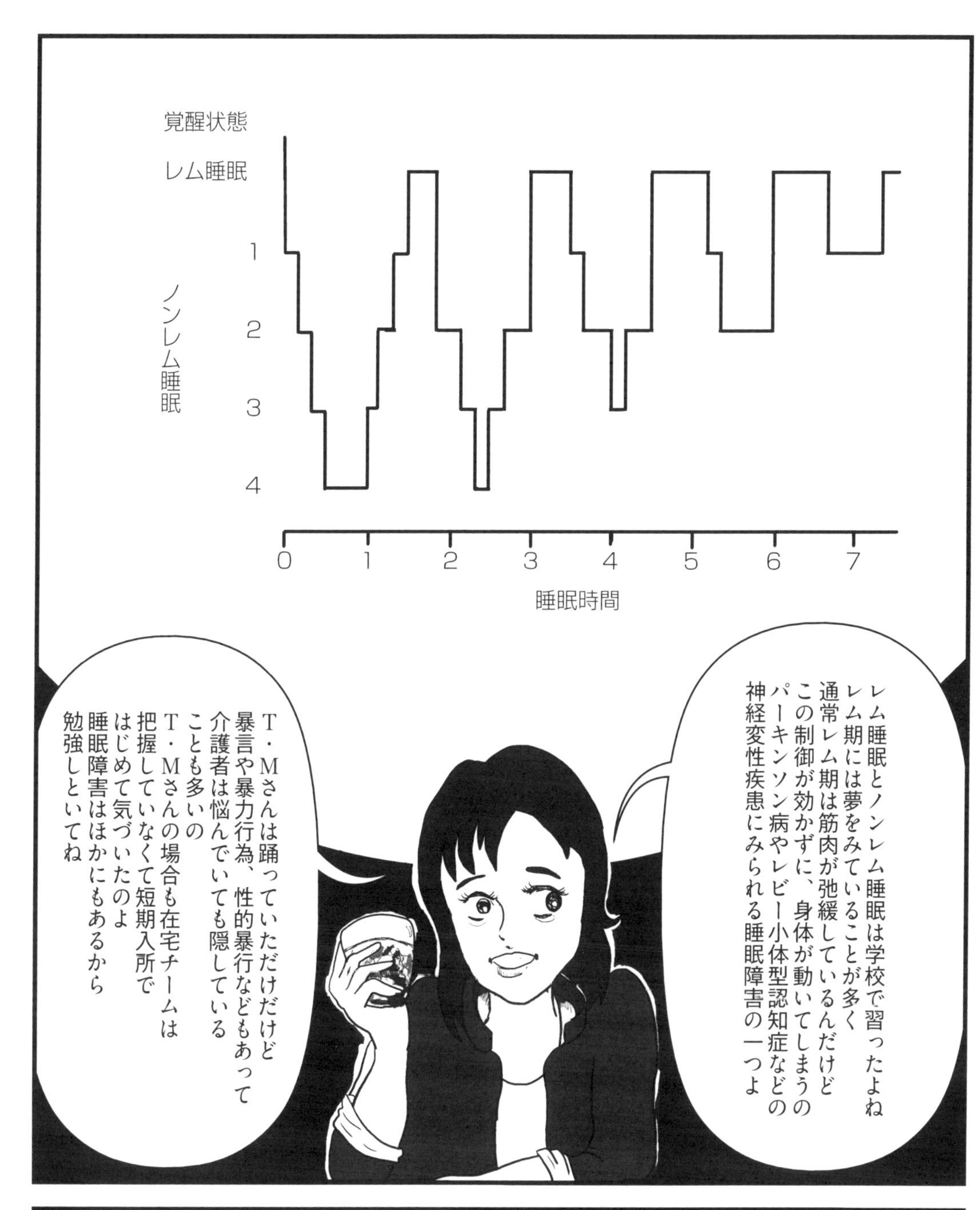
覚醒状態
レム睡眠
1
2
3
4
ノンレム睡眠
0
1
2
3
4
5
6
7
睡眠時間
レム睡眠とノンレム睡眠は学校で習ったよね
レム期には夢をみていることが多く
通常レム期は筋肉が弛緩しているんだけど
この制御が効かずに、身体が動いてしまうの
パーキンソン病やレビー小体型認知症などの
神経変性疾患にみられる睡眠障害の一つよ
T・Mさんは踊っていただけだけど
暴言や暴力行為、性的暴行などもあって
介護者は悩んでいても隠している
ことも多いの
T・Mさんの場合も在宅チームは
把握していなくて短期入所で
はじめて気づいたのよ
睡眠障害はほかにもあるから
勉強しといてね

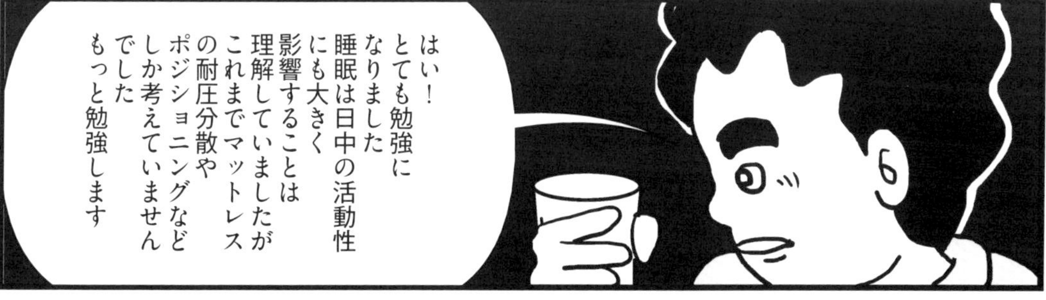
はい！
とても勉強に
なりました
睡眠は日中の活動性
にも大きく
影響することは
理解していましたが
これまでマットレス
の耐圧分散や
ポジショニングなど
しか考えていません
でした
もっと勉強します

睡眠障害の種類

睡眠障害は多岐にわたる。米国の睡眠学会が中心となり作成し、2015 年に改訂された睡眠障害国際分類第 3 版（ICSD-3）では 6 群に分類されている

睡眠障害の種類

睡眠障害国際分類 第3版（ICSD-3）	説明
不眠障害（不眠症）	入眠困難，中途覚醒，早期覚醒の不眠症状が，週に3回以上で3カ月以上持続
睡眠関連呼吸障害	睡眠時無呼吸症候群〔寝ている間に，10 秒間以上の無呼吸もしくは低呼吸（呼吸による換気が 50 %以下に低下）が 1 時間に 5 回以上ある場合〕
過剰な眠気をきたす中枢性症候群	日常生活に支障をきたすほど，日中強い眠気に襲われる状態が 1 カ月以上続く場合，過眠症（ナルコレプシー）の可能性が高い
概日リズム睡眠障害	概日リズム（サーカディアン・リズム）：周期が乱れにより眠りになんらかの障害が発生するもの
睡眠時随伴症	レム睡眠行動障害，睡眠時遊行症：覚醒障害の一つで，ねぼけ，またはいわゆる「夢中遊行症（俗称：夢遊病）」といわれる
睡眠関連運動障害	レストレスレッグ症候群，周期性四肢運動障害

睡眠障害の評価

睡眠の評価には自覚的評価と客観的評価がある。両者さまざまなものがあるが、客観的評価が良好でも必ずしも自覚的評価が良いとは限らず、睡眠評価の難しいところとなる

1）自覚的評価

睡眠の評価ツール

評価ツール名	特徴
アテネ不眠尺度（AIS：Athens insomnia scale）	WHO による「睡眠と健康に関する世界プロジェクト」が作成した世界共通の不眠症判定法
エプワース眠気尺度（ESS：Epworth sleepiness scale）	8 項目の設問で日中の活動下での眠気の程度を測定
セントマリー病院睡眠質問票（SMH：St. Mary's hospital sleep questionnaire）	14 項目で直前の 24 時間の睡眠を評価可能
ピッツバーグ睡眠質問票（PSQI：Pittsburgh sleep quality index）	過去 1 カ月の時間枠で評価．睡眠の量と質を包含
OSA 睡眠調査票 MA 版（OSA-MA：Oguri-Shirakawa-Azumi sleep inventory for middle aged and aged Version）	5 因子計 16 項目から構成．中高年・高齢者を対象とした評価．起床時の睡眠，内省を評価する尺度

微細電波を使うことで身体にセンサーを装着せずに睡眠状態を計測

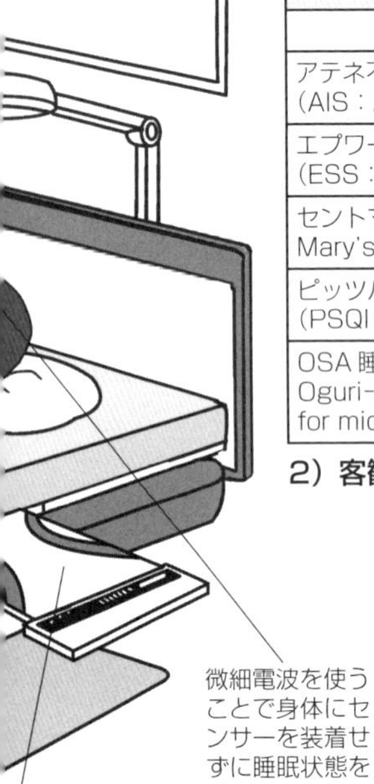

2）客観的評価

① **終夜睡眠ポリグラフィー検査（PSG：polysomnography）**

各種のセンサーを装着して，睡眠，覚醒，睡眠深度，呼吸状態，動脈血酸素飽和度，呼気終末炭酸ガス，循環機能，いびき，四肢の動き，体位，体動などさまざまな項目を検査する

② **簡易な客観的評価**

PSG ほど詳細ではないが，加速度センサーが入ったものを手首や体幹，大腿などに装着して体動をみるタイプや，マットレスの下にセンサーを敷きこむもの，音波や赤外線など人体の反射特性を利用して評価するものなどさまざまある．睡眠センサーとしてだけでなく，転倒防止用の見守りシステムとしての機能もある

マットレスの下など身体の下に配置し睡眠状態を把握するもの．LAN 接続により，リアルタイムモニター機能があり，オムツ交換や夜間の排泄介助や見守り，心拍や呼吸状態のチェック，転倒予防など多岐に利用できるもの

雅苑と熊本テクノ産業財団で開発した -MES（エイメス）は体幹と大腿に 3 の加速度センサーが入ったものを装着することで寝返り方向，起き上がり，立，歩行車椅子移動などの動作状態を 24 間モニタリングできる

睡眠の評価には、睡眠日誌をつけることも生活リズム全体の把握に有用です。起床と就寝の記録を基本に眠気や仮眠、中途覚醒の時間帯のほか、食事や運動などの内容と時間なども簡単に記録しておくとよいです

スマートフォンのアプリにも睡眠日誌をはじめ体動やいびきを調べるものがあるよ

睡眠障害へのアプローチ

睡眠障害は右頁表のように 6 群ありますがここでは、不眠症と概日リズム睡眠障害のアプローチについて簡単に触れます

1）不眠症へのアプローチ

不眠症へはまず睡眠衛生指導で生活を見直し、薬物治療や認知行動療法などが実施される

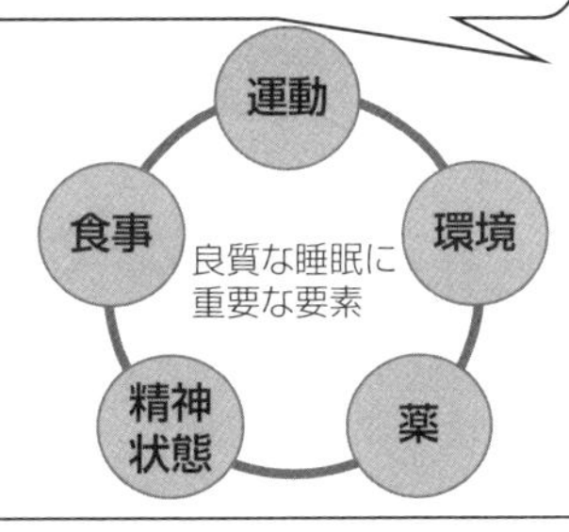
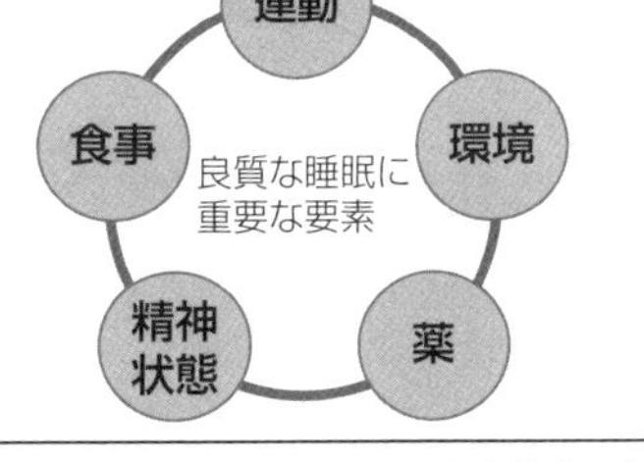

生活指導の内容

生活指導に関わる項目	指導内容
運動	定期的で適度な有酸素運動
食事	規則正しい食事、空腹で寝ない（軽食で炭水化物はOK）
水分	トイレによる中途覚醒が増えないよう摂りすぎに注意（※脳梗塞や心疾患などは、主治医と相談）
喫煙	禁煙、無理なら夜の喫煙はしない
環境	室温，照明，遮光カーテン，ドア，Pトイレや採尿器の音対策，布団，枕，マットレス
考えごと	心配事を寝床に持ち込まない

参考：厚生労働科学研究班・日本睡眠学会ワーキンググループ作成：睡眠薬の適正な使用と休薬のための診療ガイドライン．2013

在宅の場合は、本院だけでなく介護者の良質な睡眠の確保は在宅生活の継続に極めて重要な因子です

ポータブルトイレの蓋の開閉、エアマットや採尿器のコンプレッサーの音、夜間トイレ時の下肢装具、車椅子の音、ドアの開閉音、介護者の呼び出しベルなどの工夫や適切な管理で軽減できるものもあります

室温 20～26 ℃　湿度 50～60 %

→介護が必要な方は同室で眠る介護者も含めてさまざまな配慮がいる。ベッド上およびベッド周辺で使用する福祉用具も睡眠に関わる特徴を十分把握して選定する必要がある

① 掛け布団：重さ，通気性，保温・保湿性，かけ剥ぎの操作性など

② マットレス：圧分散機能，圧分散時の音，動き，通気性，保温・保湿性，耐水性，耐油性など

※最近の機能は、骨盤を中心に対角線上の小さな体位変換で動きをほとんど感じさせないタイプもある

※枕やオーバーレイ、ポジショニングピロウのタイプや形など検討するものが数多くある

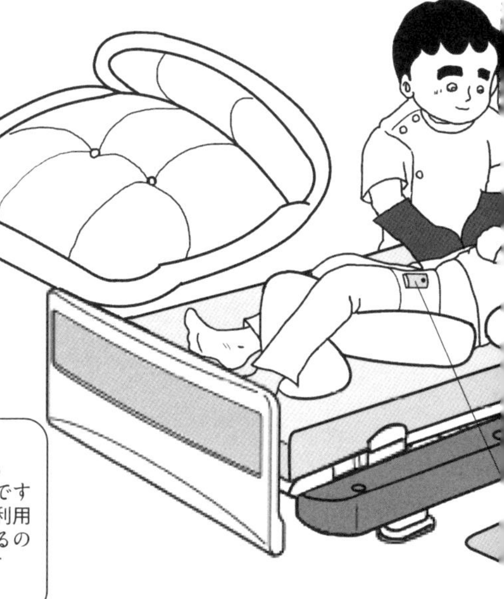

2）概日リズム睡眠障害へのアプローチ

地球の自転周期は 24 時間であるのに対し、人間のもつ生物時計はおおよそ 25 時間です。この 1 時間のズレを調整し同期する環境因子を同調因子と呼びます。最も強力な同調因子は「光」ですこれを利用したアプローチが高照度光療法です。特殊な機械を利用するものもありますが、特にブルーライトが有効といわれているので、起床時に青空の下で 20 分程度日光浴をすることも有効です最低でも 2,500 ルクス 以上の照度が必要といわれています

照度の参考指標

環境	照度（lx）
屋外（晴天）	100,000
屋外（曇り）	30,000
日の出・入り時	300
蛍光灯照明の事務所	400～500
街の街灯下	50～100
月明かり	0.5～1

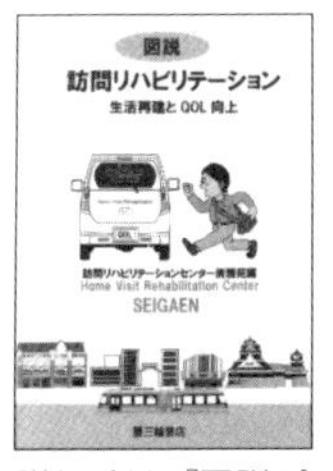

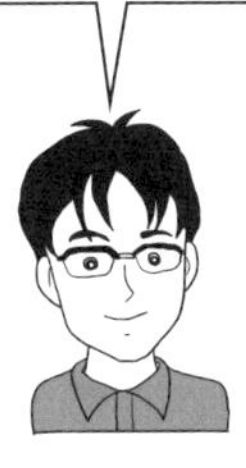

詳しくは『図説パーキンソン病の理解とリハビリテーション』『図説訪問リハビリテーション』（三輪書店）に書かれているので見てね！

第11話　施設リハビリ-⑤転倒へのアプローチ

ドタ

あ！山内さん！

ドタバタ

知らせてくれてありがとう
心配しなくて大丈夫だよ
ポン

どんなふうに転倒したか覚えてるかな

ドンという音で振り返ったらもう転倒されてました

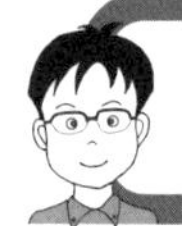

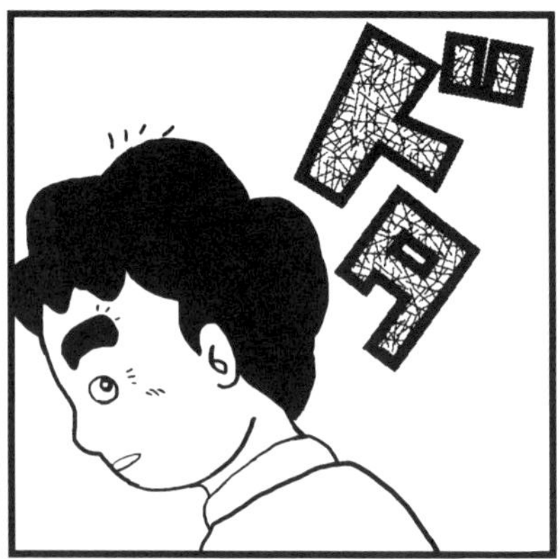

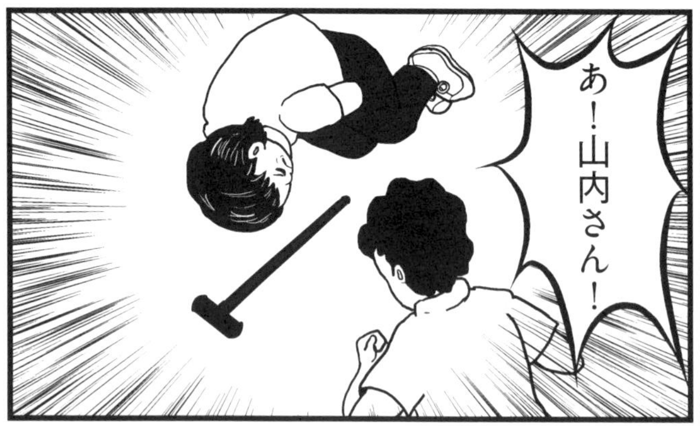

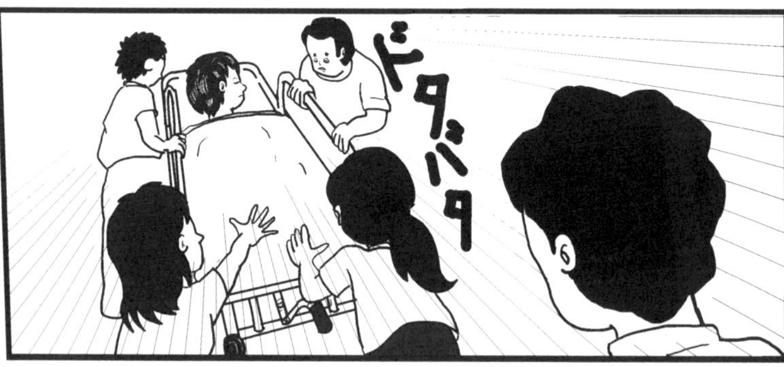

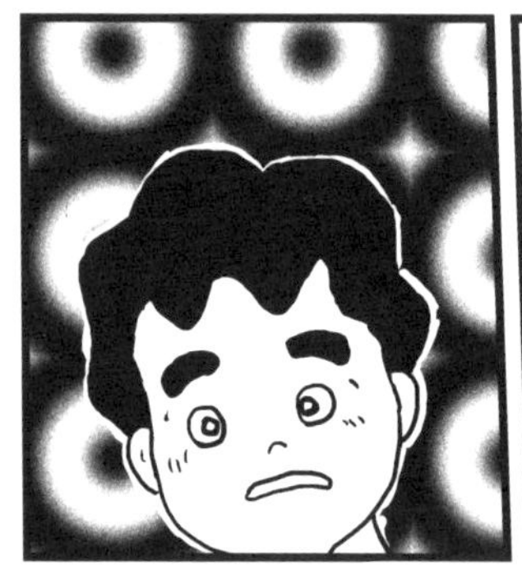

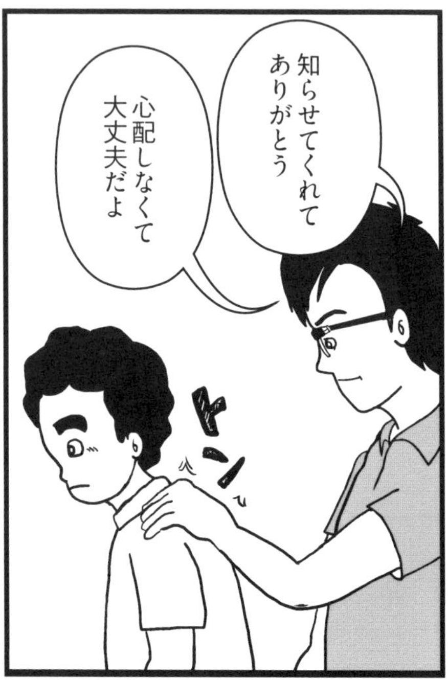

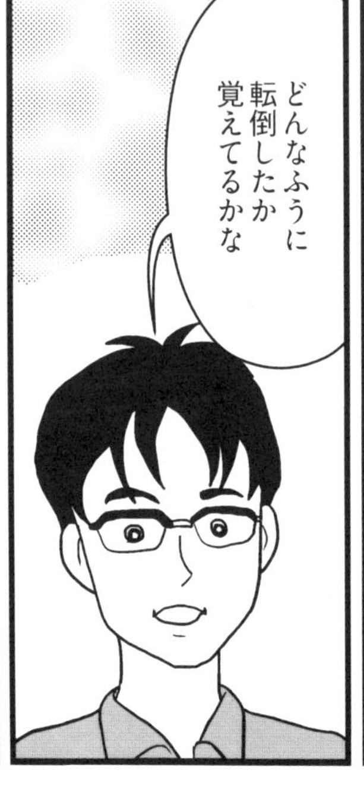

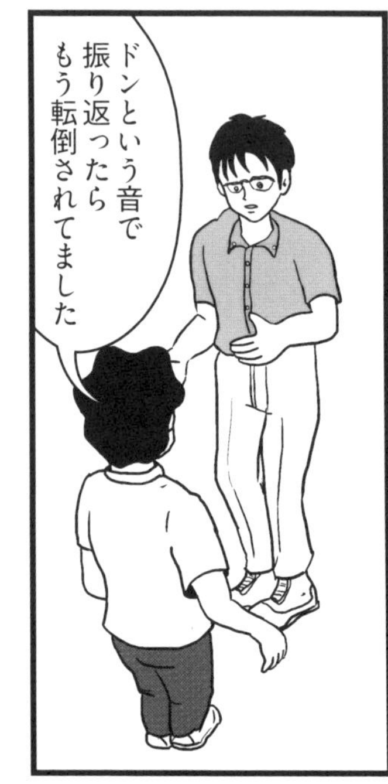

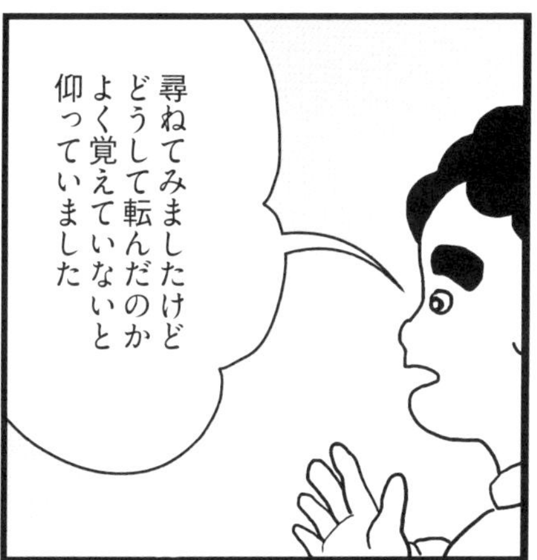
尋ねてみましたけど どうして転んだのか よく覚えていないと 仰っていました

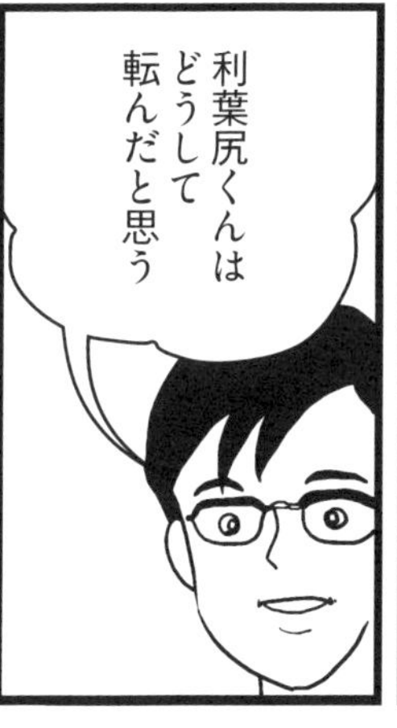
利葉尻くんは どうして 転んだと思う

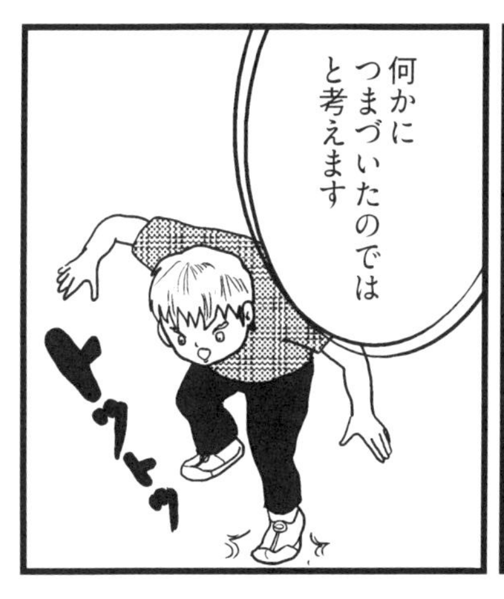
何かに つまづいたのでは と考えます
トットッ

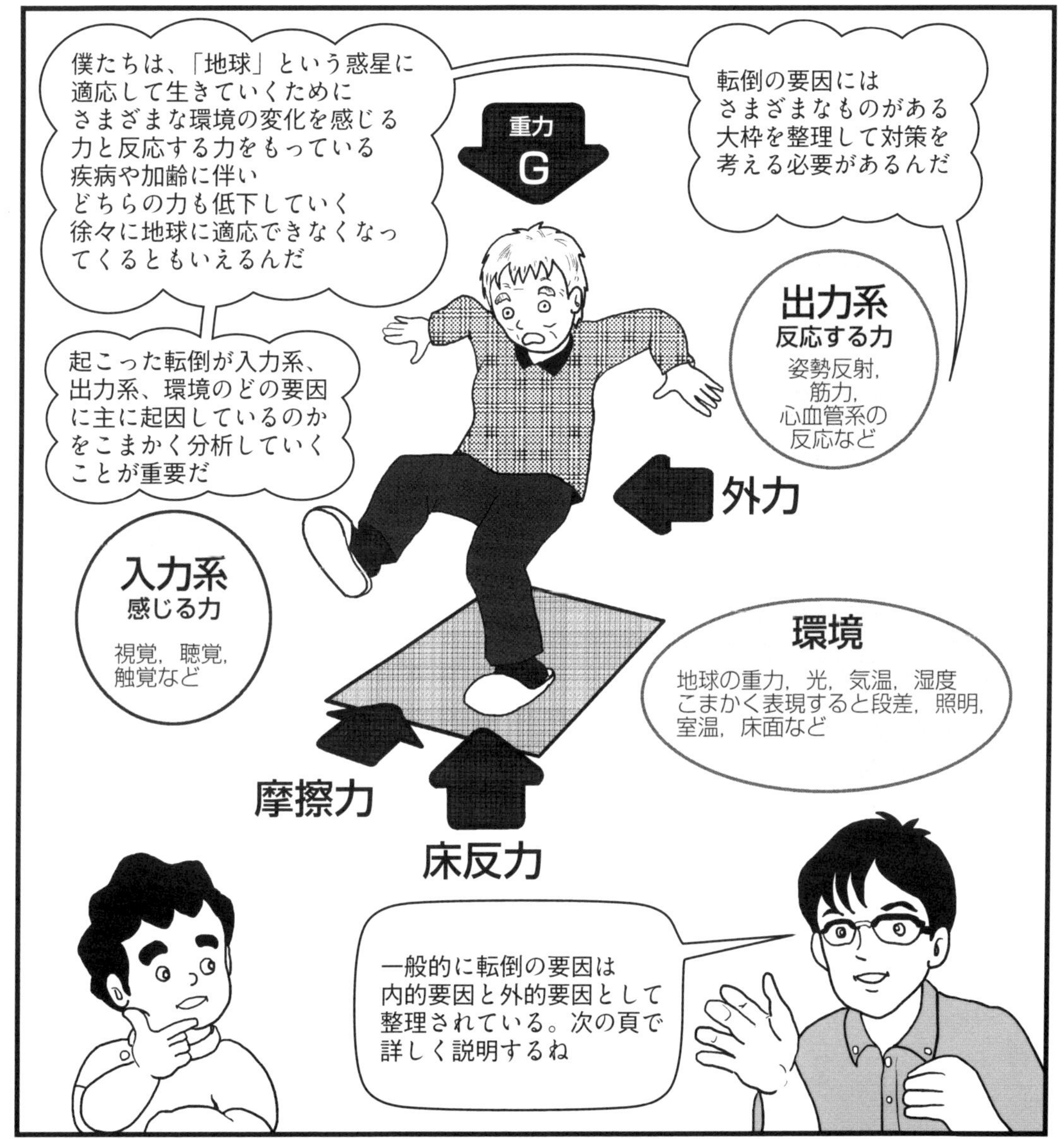
転倒の要因には さまざまなものがある 大枠を整理して対策を 考える必要があるんだ
僕たちは、「地球」という惑星に 適応して生きていくために さまざまな環境の変化を感じる 力と反応する力をもっている 疾病や加齢に伴い どちらの力も低下していく 徐々に地球に適応できなくなってくるともいえるんだ
重力 G
出力系 反応する力
姿勢反射，筋力，心血管系の反応など
外力
起こった転倒が入力系、出力系、環境のどの要因に主に起因しているのかをこまかく分析していくことが重要だ
入力系 感じる力
視覚，聴覚，触覚など
環境
地球の重力，光，気温，湿度 こまかく表現すると段差，照明，室温，床面など
摩擦力
床反力
一般的に転倒の要因は 内的要因と外的要因として 整理されている。次の頁で 詳しく説明するね

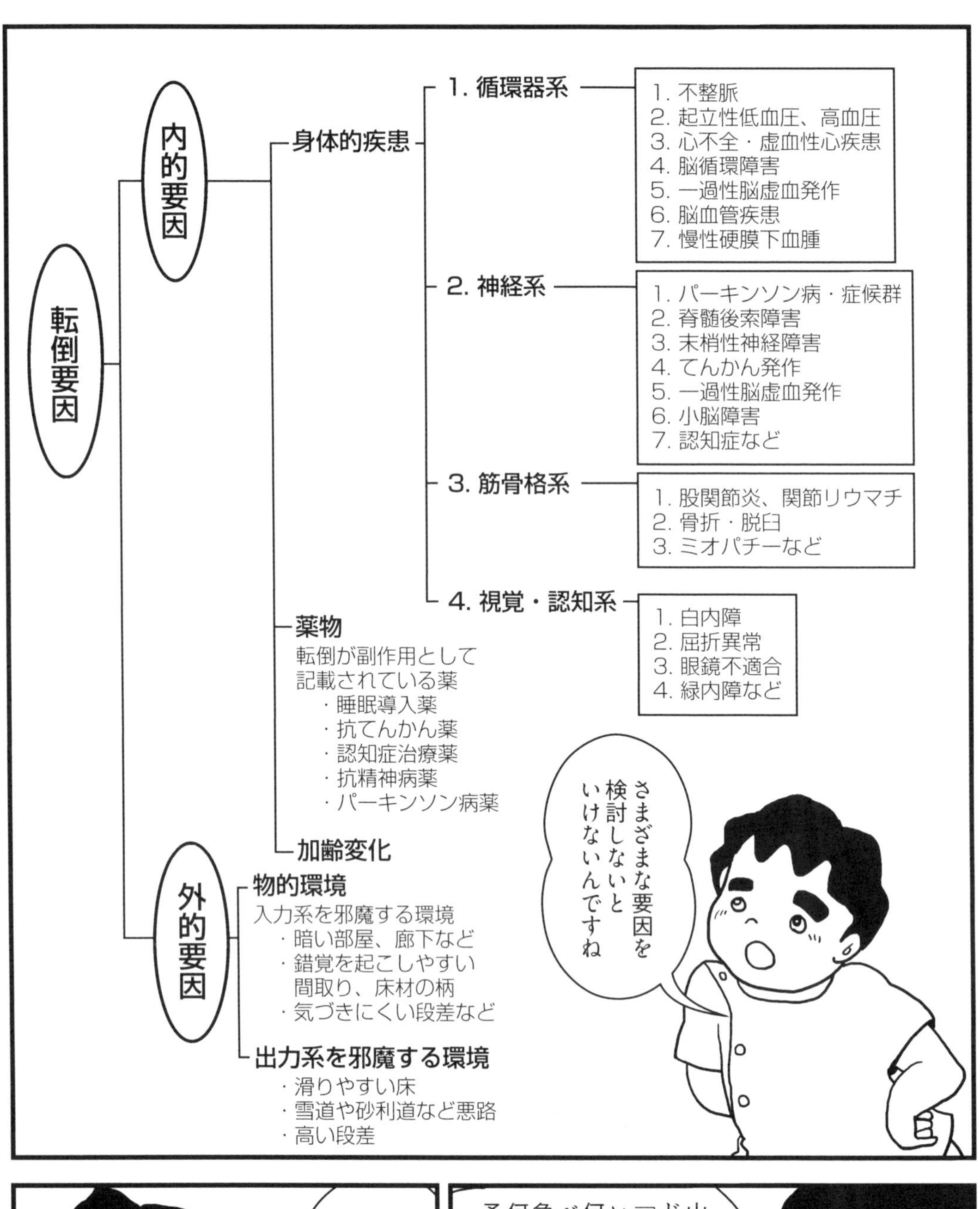

転倒要因
内的要因
身体的疾患
1. 循環器系
1. 不整脈
2. 起立性低血圧、高血圧
3. 心不全・虚血性心疾患
4. 脳循環障害
5. 一過性脳虚血発作
6. 脳血管疾患
7. 慢性硬膜下血腫
2. 神経系
1. パーキンソン病・症候群
2. 脊髄後索障害
3. 末梢性神経障害
4. てんかん発作
5. 一過性脳虚血発作
6. 小脳障害
7. 認知症など
3. 筋骨格系
1. 股関節炎、関節リウマチ
2. 骨折・脱臼
3. ミオパチーなど
4. 視覚・認知系
1. 白内障
2. 屈折異常
3. 眼鏡不適合
4. 緑内障など
薬物
転倒が副作用として
記載されている薬
・睡眠導入薬
・抗てんかん薬
・認知症治療薬
・抗精神病薬
・パーキンソン病薬
加齢変化
外的要因
物的環境
入力系を邪魔する環境
・暗い部屋、廊下など
・錯覚を起こしやすい
間取り、床材の柄
・気づきにくい段差など
出力系を邪魔する環境
・滑りやすい床
・雪道や砂利道など悪路
・高い段差
さまざまな要因を検討しないといけないんですね

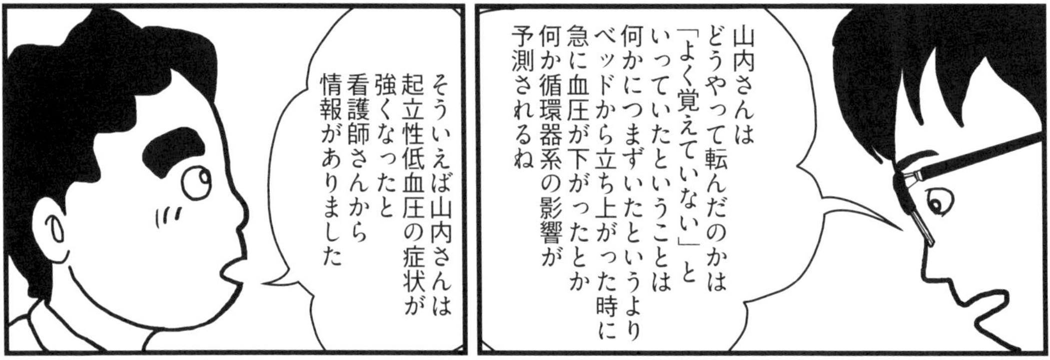

山内さんはどうやって転んだのかは「よく覚えていない」といっていたということはいうより何かにつまずいたというより ベッドから立ち上がった時に急に血圧が下がったとか何か循環器系の影響が予測されるね
そういえば山内さんは起立性低血圧の症状が強くなったと看護師さんから情報がありました

山内さんの場合、もし循環器系の問題で転倒したとしたら、段差対策などの環境整備だけでは不十分なんだ

そう！ そのとおりほかにも、注意機能の問題で転倒をよく起こす人には段差を解消するよりも注意機能のトレーニングや注意を喚起する環境整備のほうが良い場合もある

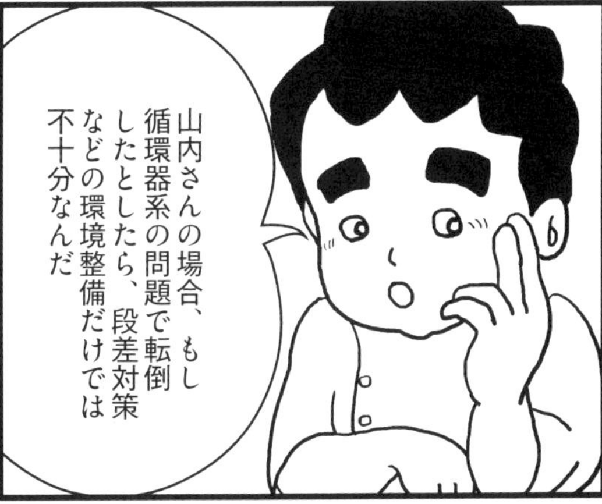

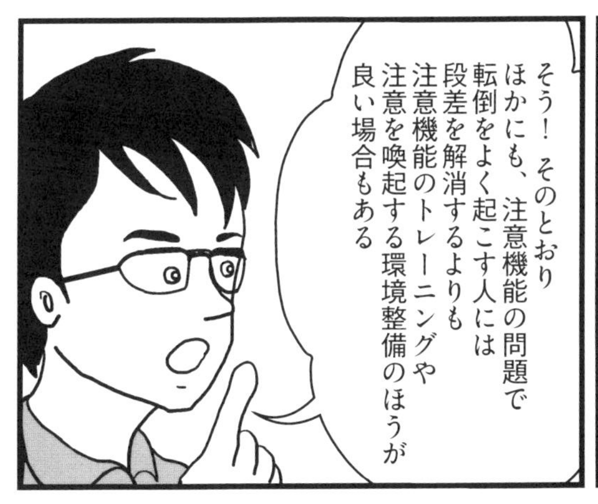

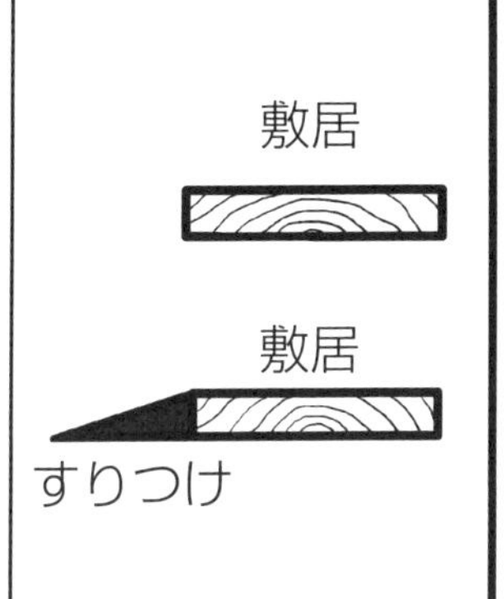

転倒が起こらないよう事前にしっかりアセスメントして対策することが最も重要だが転倒が起こってしまった場合は状況をしっかり把握して要因を分析して、できるだけ同じような転倒を起こさない努力をすることが大切だ

転倒の対策を右の表に整理してみた
転倒はどんなに対策をしてもゼロにはならない安全対策が過剰になりすぎると身体拘束につながったりもするQOLを維持・向上させる転倒対策が重要だ

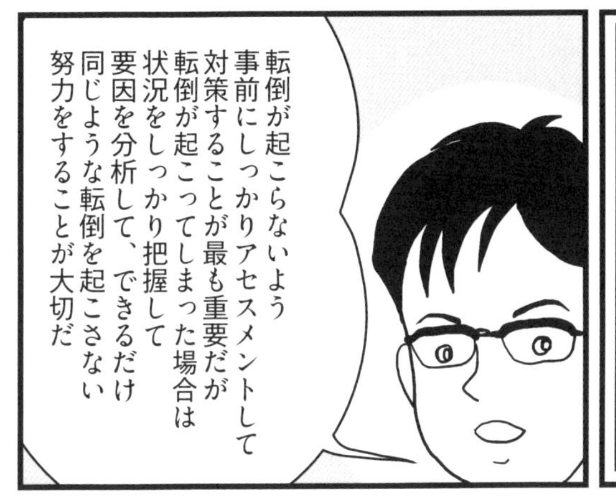

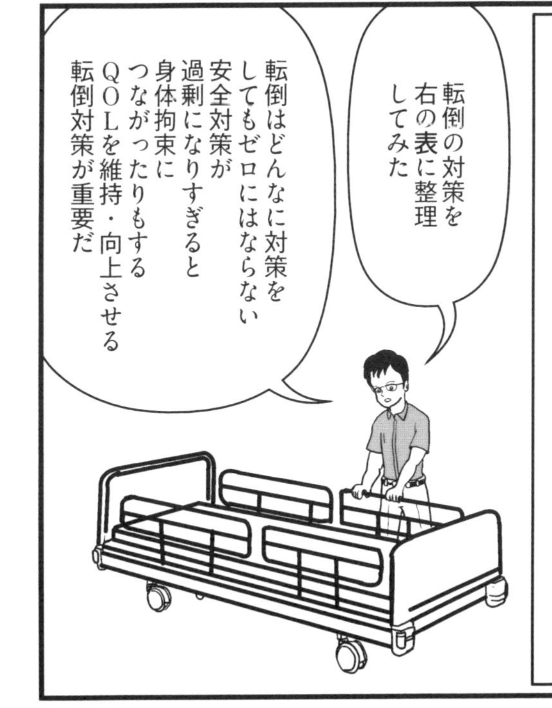

●転倒リスクを把握する
- スクリーニングアセスメント
- フォーカスアセスメント
- ヒヤリハット・転倒報告書など

●転倒しにくい身体をつくる
- 転倒予防体操（筋力・柔軟性・認知機能など）
- 個別リハビリ

●転倒しにくい環境を整える
- 手すり設置，段差解消，滑り止め，整理整頓，センサー設置など

●転倒の被害を緩和する動作を指導する
- 転倒時の杖の操作，受け身など

●転倒の被害を緩和する環境を整える
- 衝撃吸収の床材，ヒッププロテクター，膝パッド，ヘッドギアなど

●転倒被害を拡大しないシステムをつくる
- 発生時の対応マニュアルと訓練
- 正確な記録など

第12話　施設リハビリー⑥テクノエイドセンター

ワイワイ
ガヤガヤ
ゴロゴロ

当施設はテクノエイドセンター機能を有しておりまして在宅復帰・在宅支援を環境面から支援する大きな役割をもっています

テクノ…エイドセンター…？

ザワザワ

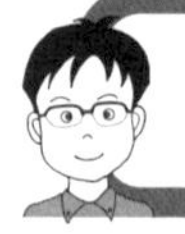

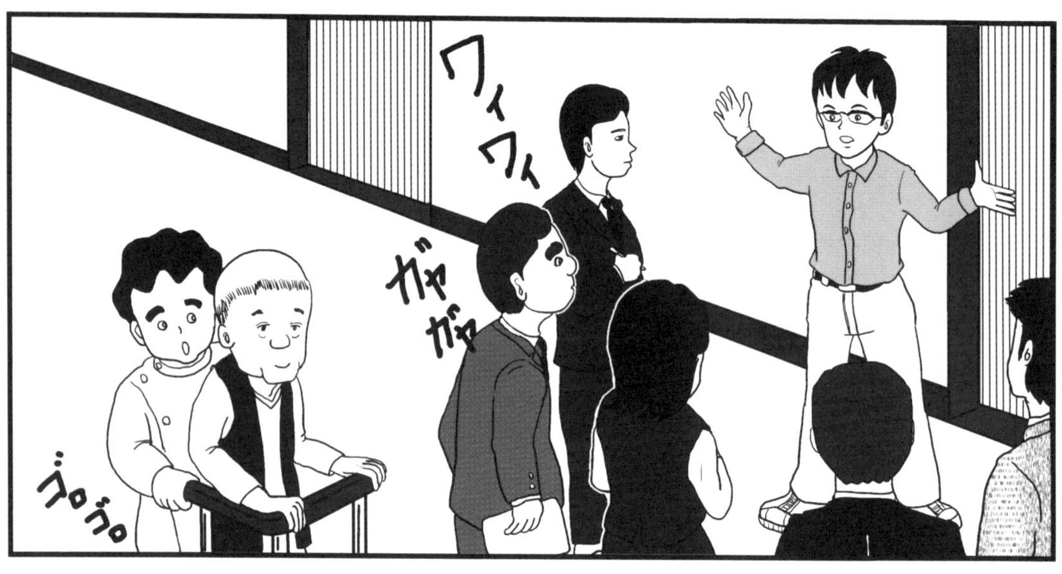

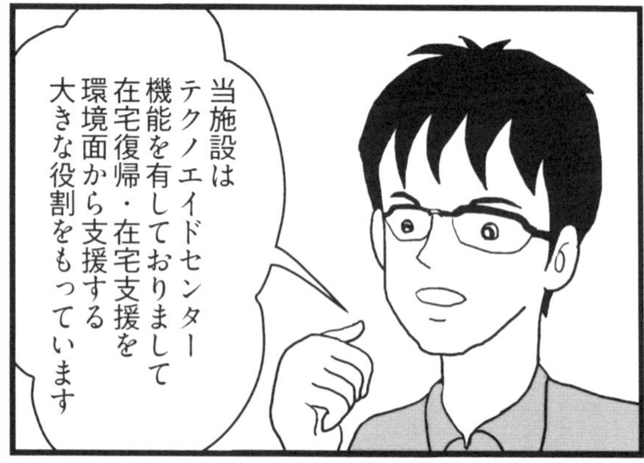

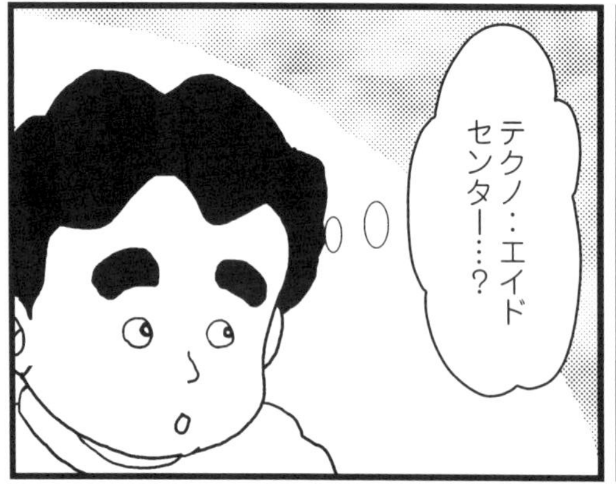

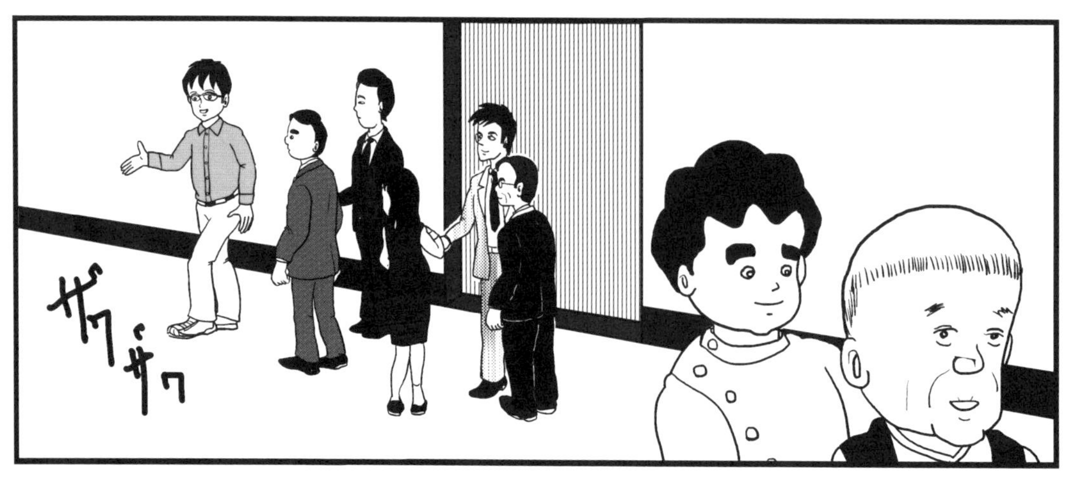

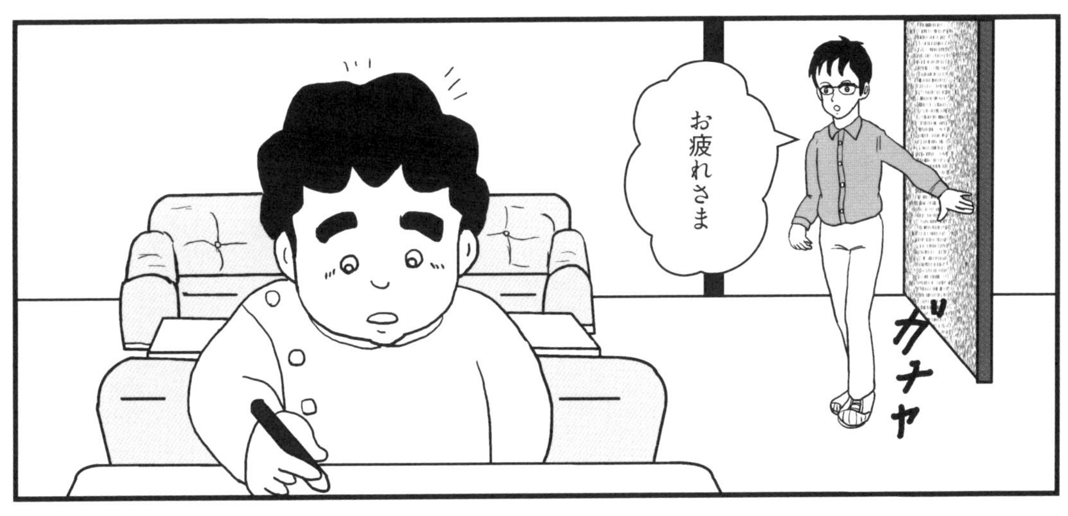
お疲れさま
ガチャ

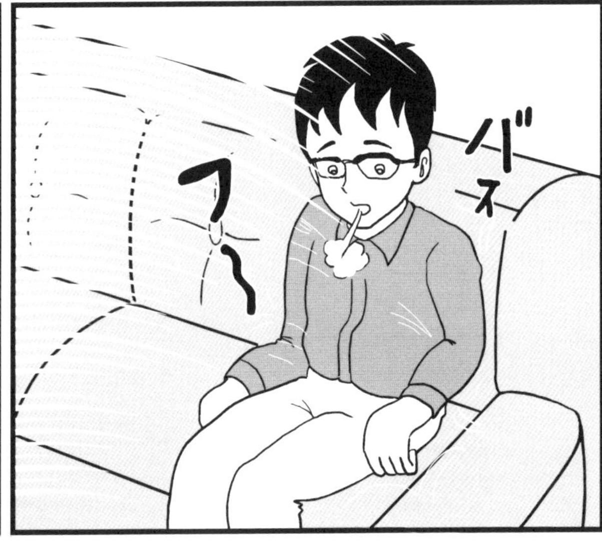
バス
フ〜

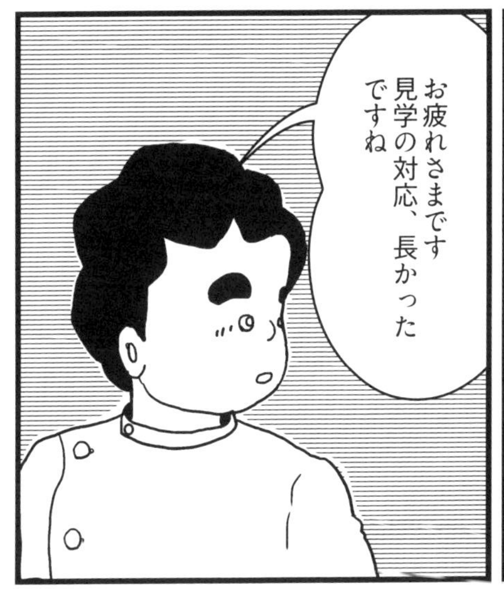
お疲れさまです
見学の対応、長かった
ですね

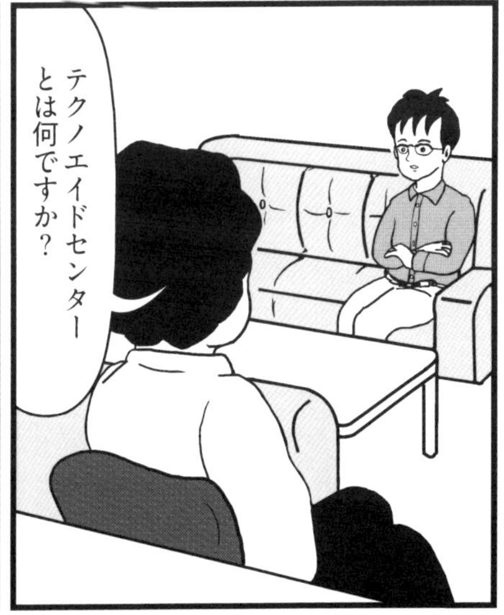
テクノエイドセンター
とは何ですか?

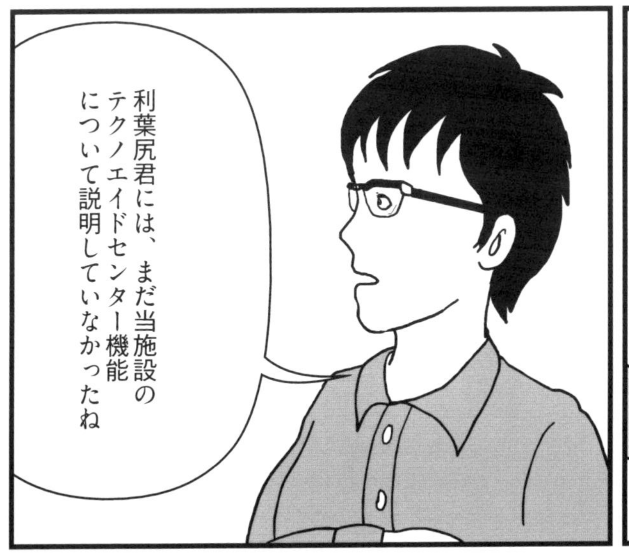
利葉尻君には、まだ当施設の
テクノエイドセンター機能
について説明していなかったね

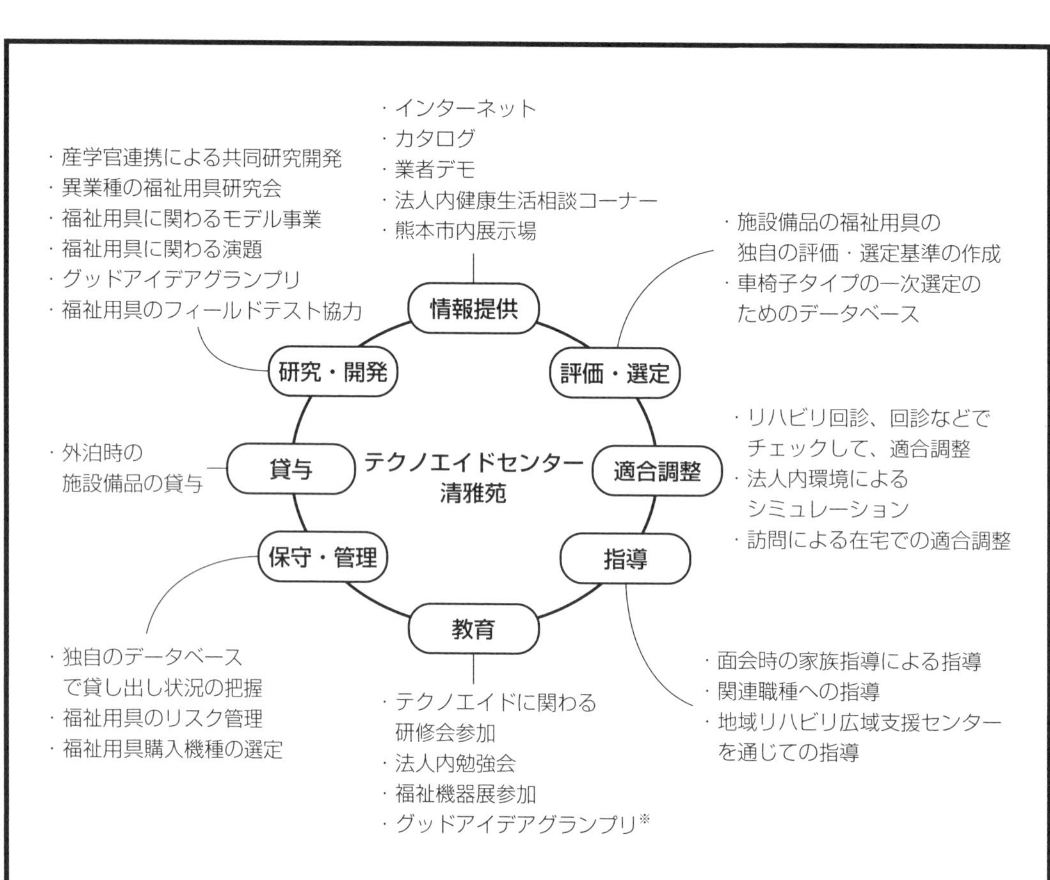

※グッドアイデアグランプリ：通称 GIP（ジップ）と称して、スタッフで製作した自助具や環境支援のアイデアの発表会をコンテスト形式で実施している．入賞製品には記念品が出る．発表されたものは毎年冊子にまとめている．

簡単にいうと福祉用具のセンターと考えていいかな。北欧には県単位に大規模なセンターと市単位で比較的小規模なテクノエイドセンターがある。ここでは何をやっているかというと福祉用具の情報提供、評価、選定、適合調整、指導、教育、保守・管理、貸与、開発に取り組んでいる。医師、看護師、作業療法士、エンジニアなどが職員として勤務している
日本でも介護保険開始以降は福祉用具の発展は目覚ましく、たくさんの用具が普及している。しかし、福祉用具の開発から、中間ユーザー（福祉用具に関わる専門職）の関与を経てエンドユーザーに提供される仕組みや、福祉用具を第三者の視点で評価する仕組みは十分とはいえない
僕らの施設でも北欧のようなハード面も整ったセンターはつくれないけど、施設にこのテクノエイドセンター機能をもたせようと考えたんだ(上図)

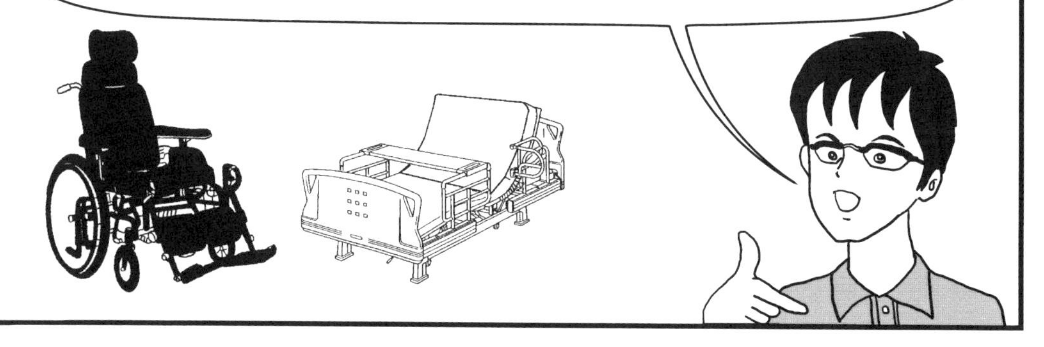

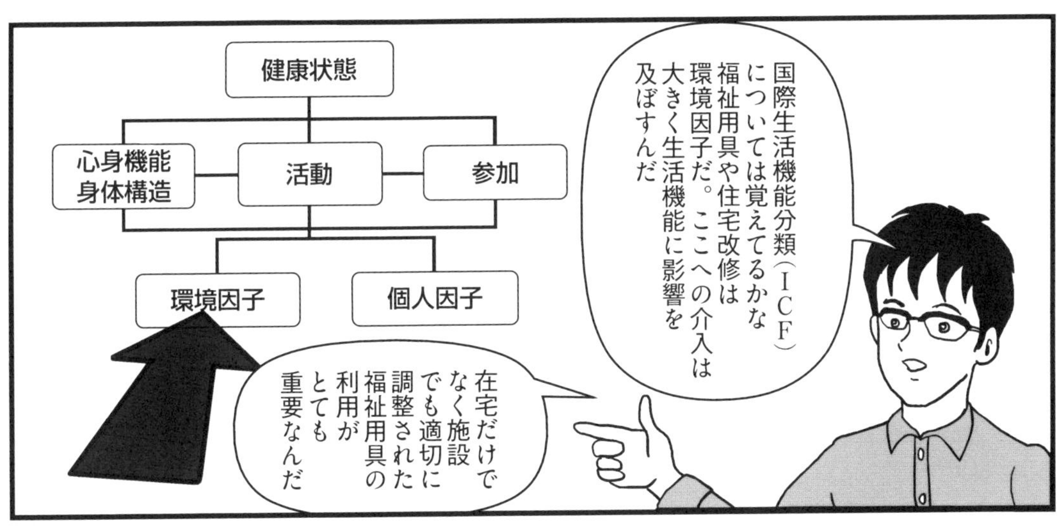
健康状態
心身機能
身体構造
活動
参加
環境因子
個人因子
国際生活機能分類（ICF）については覚えてるかな 福祉用具や住宅改修は環境因子だ。ここへの介入は大きく生活機能に影響を及ぼすんだ
在宅だけでなく施設でも適切に調整された福祉用具の利用がとても重要なんだ

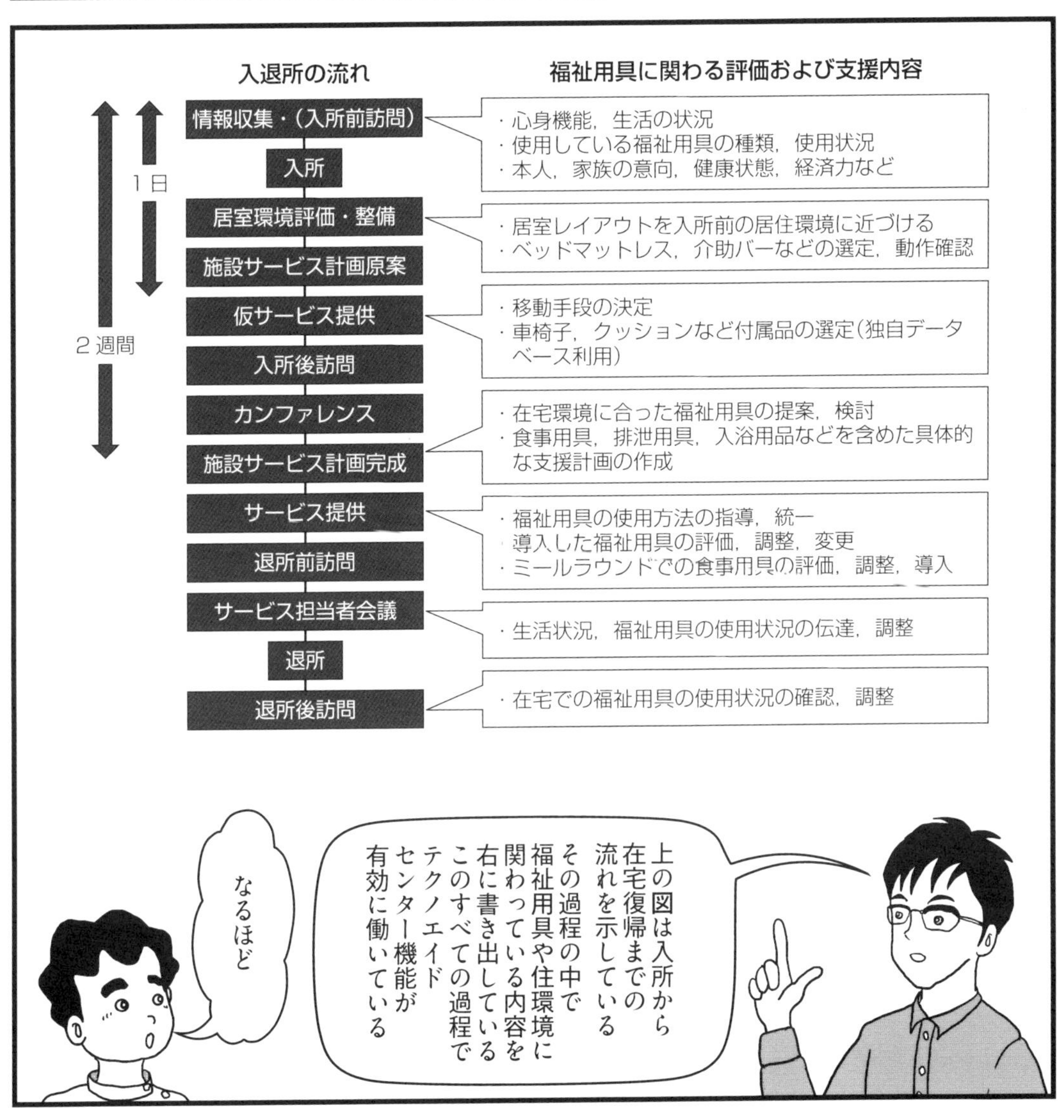
入退所の流れ
福祉用具に関わる評価および支援内容
1日
2週間
情報収集・（入所前訪問）
入所
・心身機能，生活の状況
・使用している福祉用具の種類，使用状況
・本人，家族の意向，健康状態，経済力など
居室環境評価・整備
施設サービス計画原案
・居室レイアウトを入所前の居住環境に近づける
・ベッドマットレス，介助バーなどの選定，動作確認
仮サービス提供
入所後訪問
・移動手段の決定
・車椅子，クッションなど付属品の選定（独自データベース利用）
カンファレンス
施設サービス計画完成
・在宅環境に合った福祉用具の提案，検討
・食事用具，排泄用具，入浴用品などを含めた具体的な支援計画の作成
サービス提供
退所前訪問
・福祉用具の使用方法の指導，統一
・導入した福祉用具の評価，調整，変更
・ミールラウンドでの食事用具の評価，調整，導入
サービス担当者会議
退所
・生活状況，福祉用具の使用状況の伝達，調整
退所後訪問
・在宅での福祉用具の使用状況の確認，調整
上の図は入所から在宅復帰までの流れを示している その過程の中で福祉用具や住環境に関わっている内容を右に書き出している このすべての過程でテクノエイドセンター機能が有効に働いている
なるほど

第13話　通所リハビリ-①送迎車は情報を運ぶ車

明日から
通所リハビリ
の研修だ
はい！

翌日

ヤバイ

うお
むしゃ
むしゃ

遅刻だぞ
利葉尻くん
はぁはぁ
利葉尻です

PTの前後です
ゼンゴと書いて
マエウシロと読む

送迎に介助で乗って
もらうよ。君が来る
まで、出発を待ってる
早く行きなさい

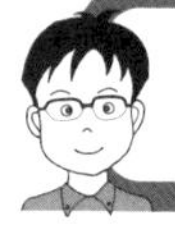

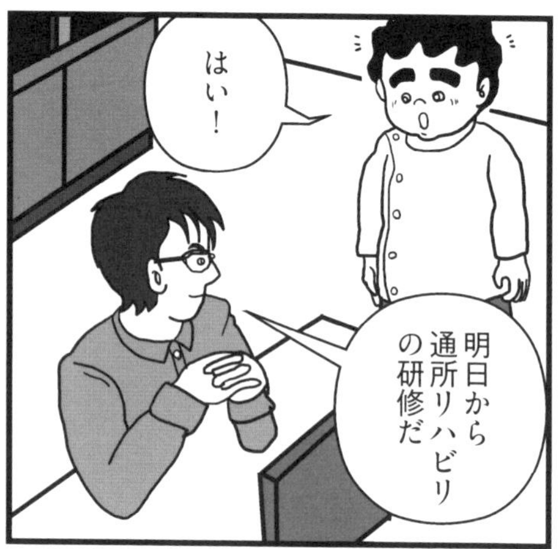

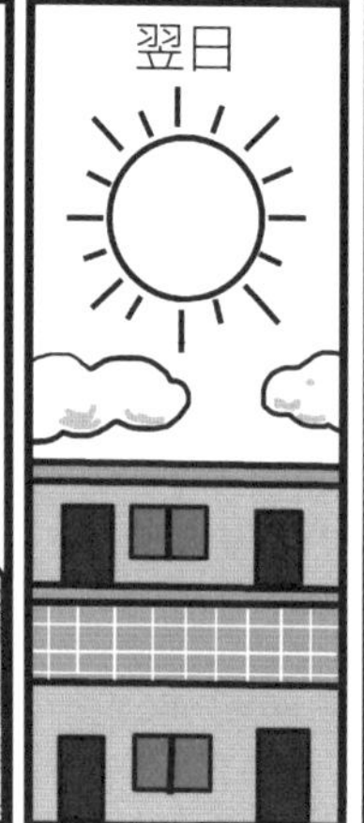

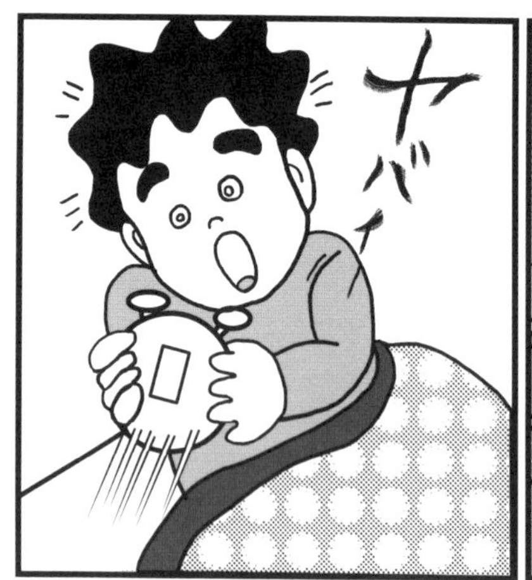

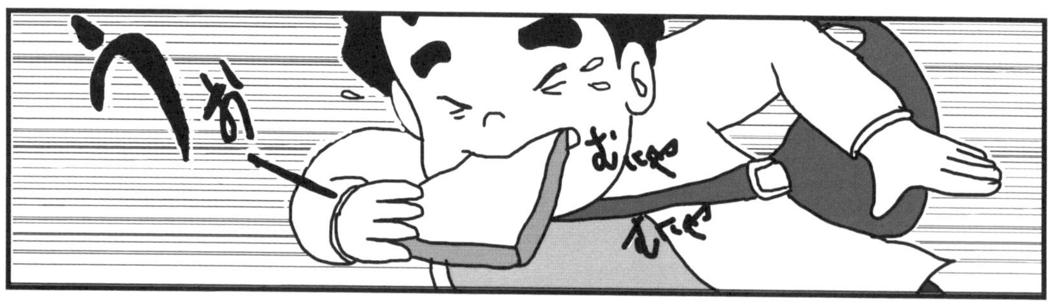

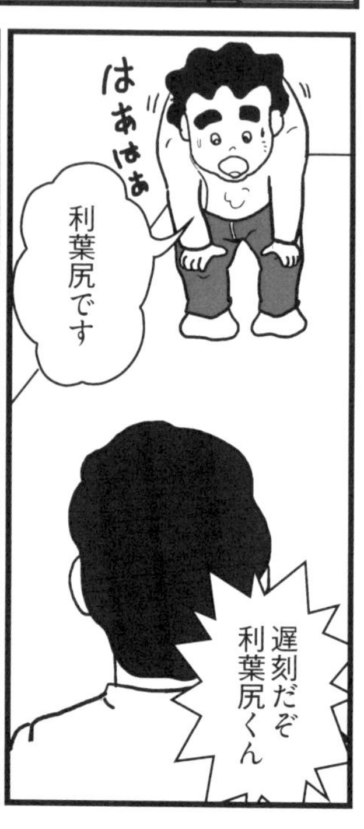

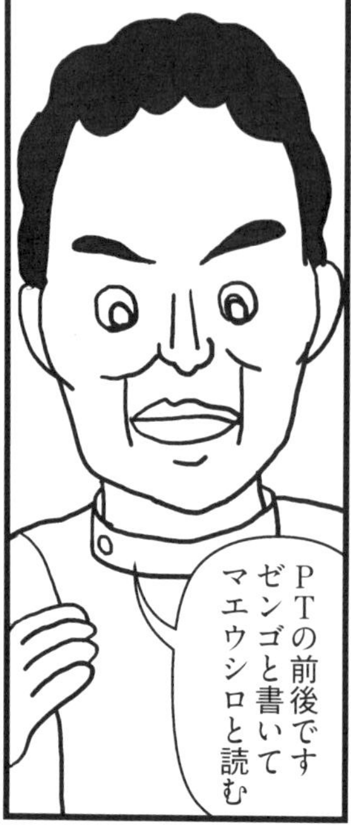

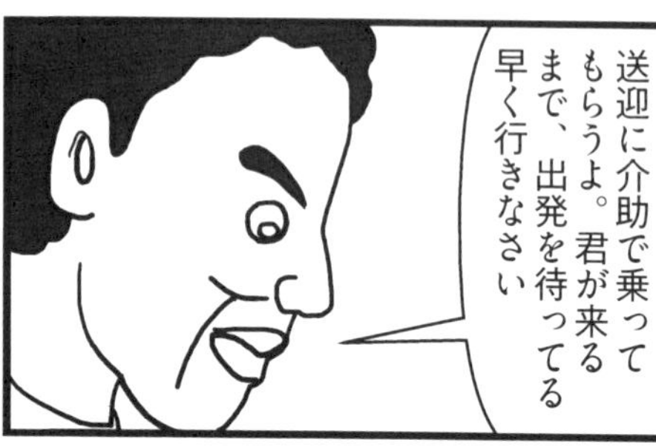

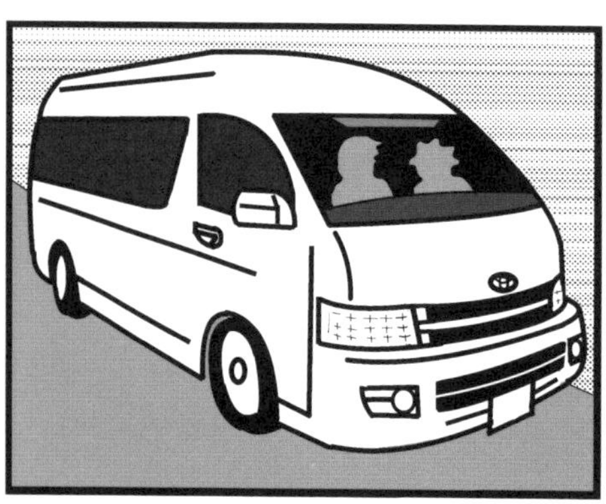

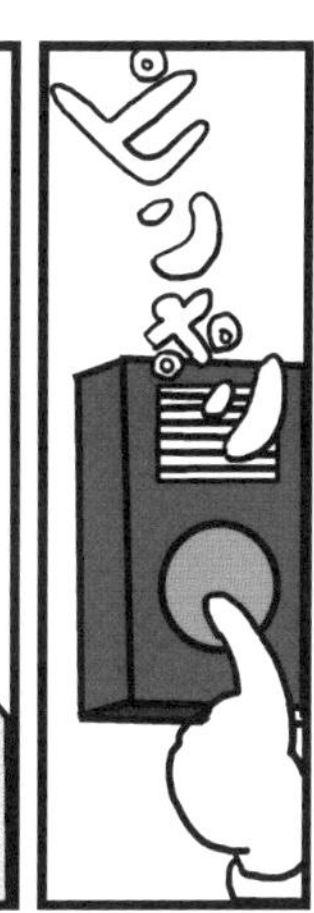

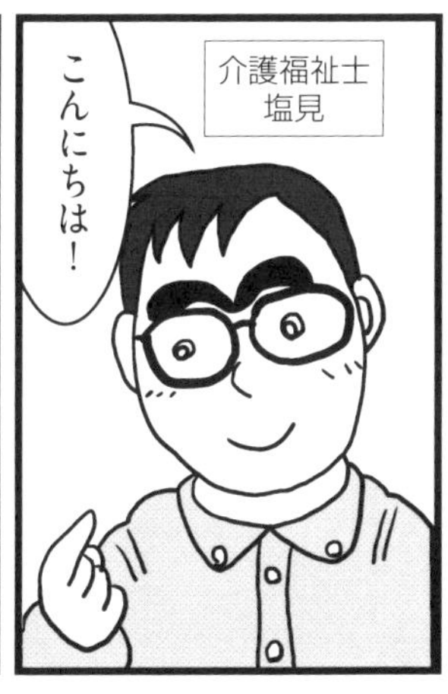
介護福祉士
塩見
こんにちは！

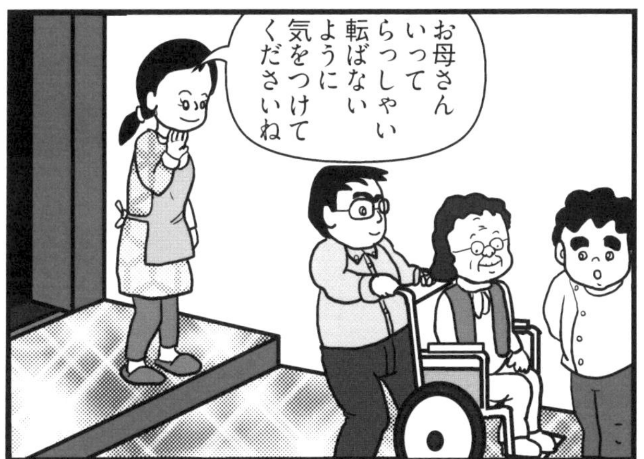
お母さん いってらっしゃい 転ばないように気をつけてくださいね

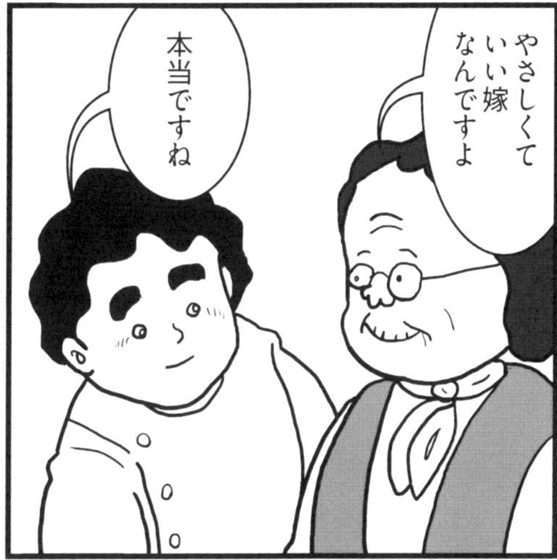
やさしくていい嫁なんですよ
本当ですね

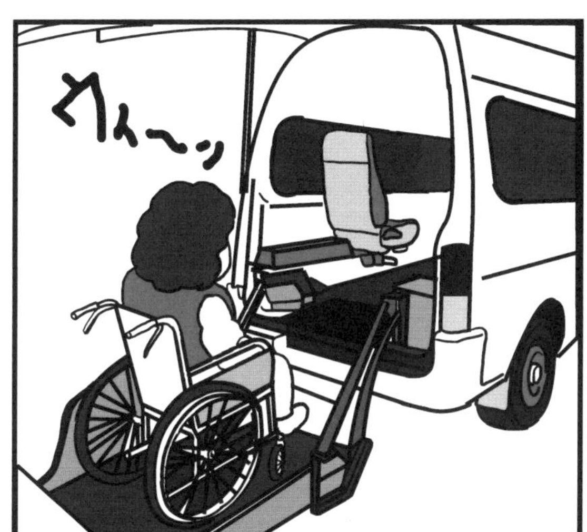
ウィ～ッ

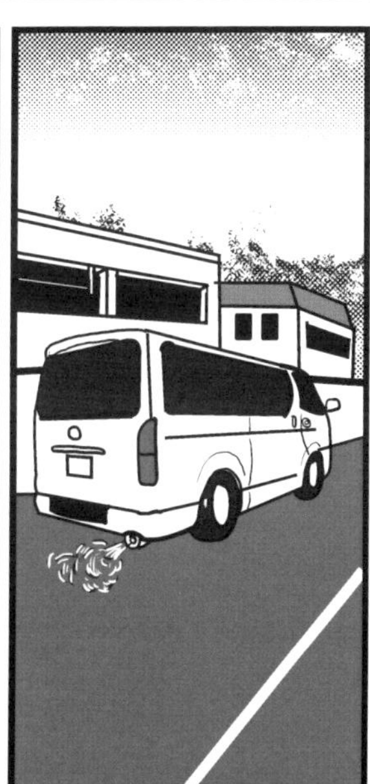

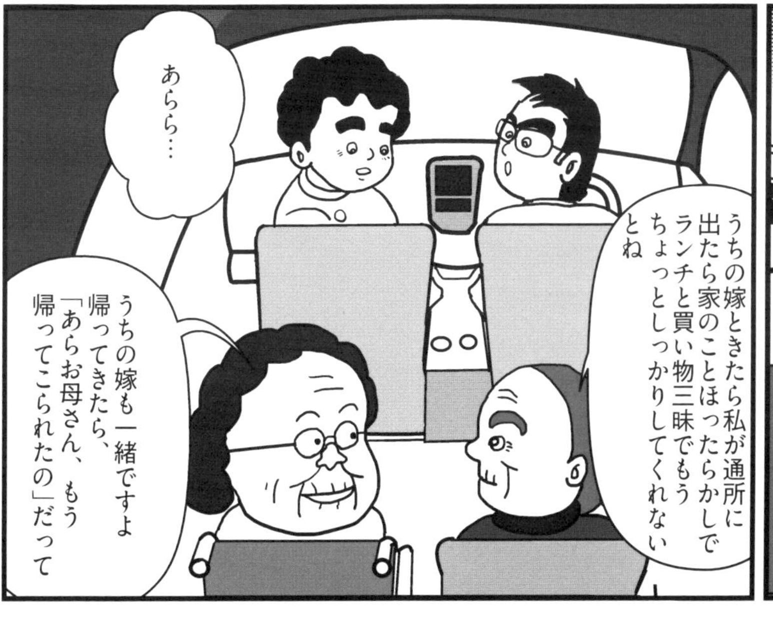
うちの嫁ときたら私が通所に出たら家のことほったらかしでランチと買い物三昧でもうちょっとしっかりしてくれないとね
あらら…
うちの嫁も一緒ですよ 帰ってきたら、「あらお母さん、もう帰ってこられたの」だって

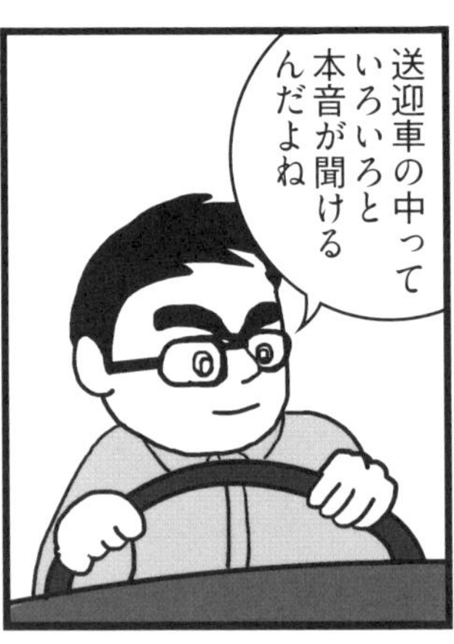
送迎車の中って
いろいろと
本音が聞ける
んだよね

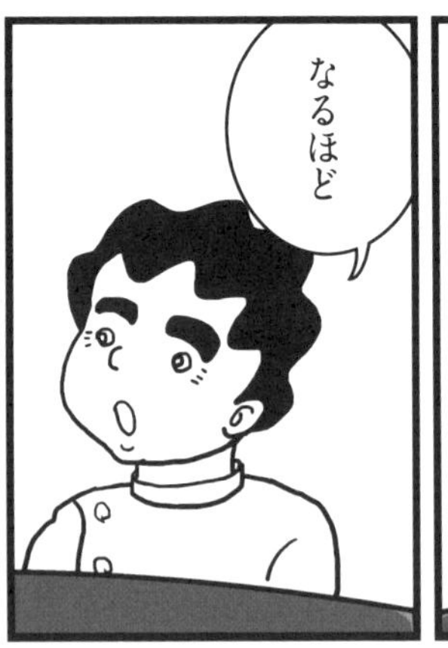
なるほど

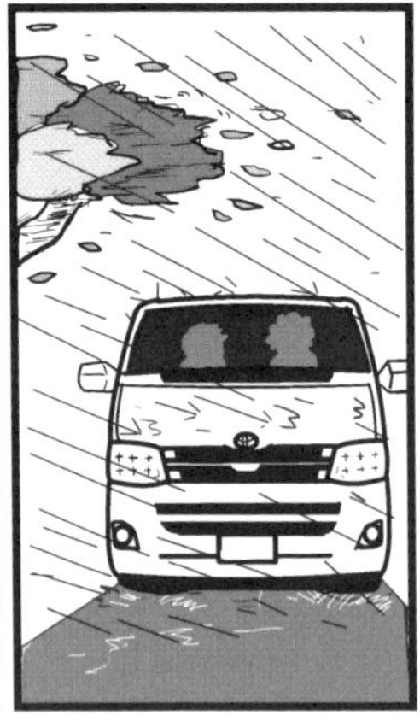

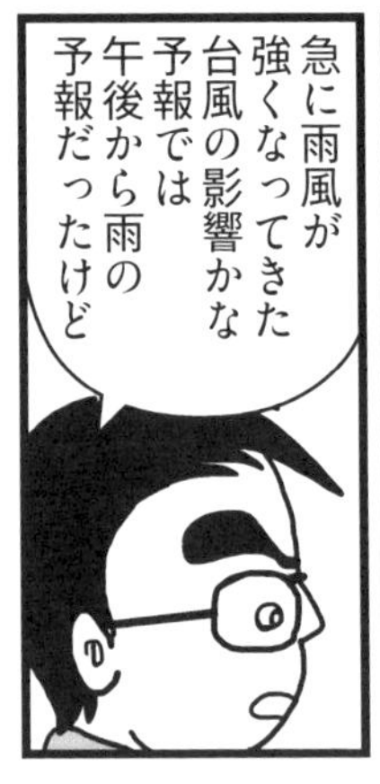
急に雨風が
強くなってきた
台風の影響かな
予報では
午後から雨の
予報だったけど

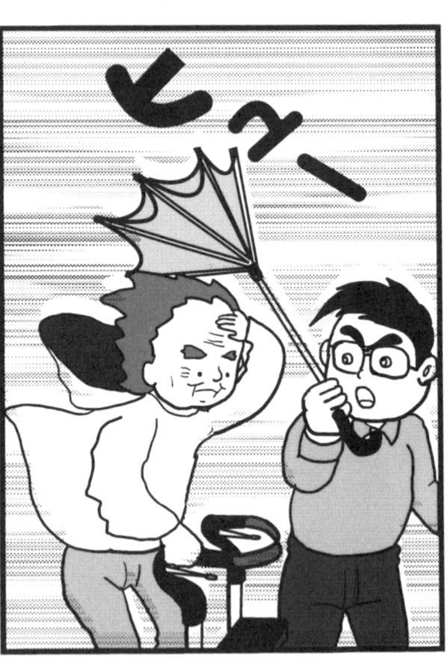
ヒュー

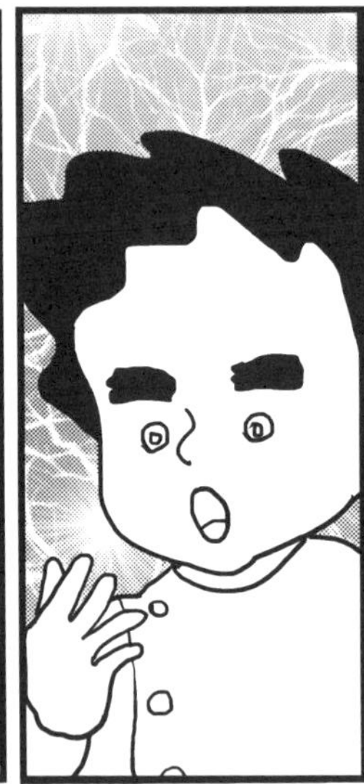

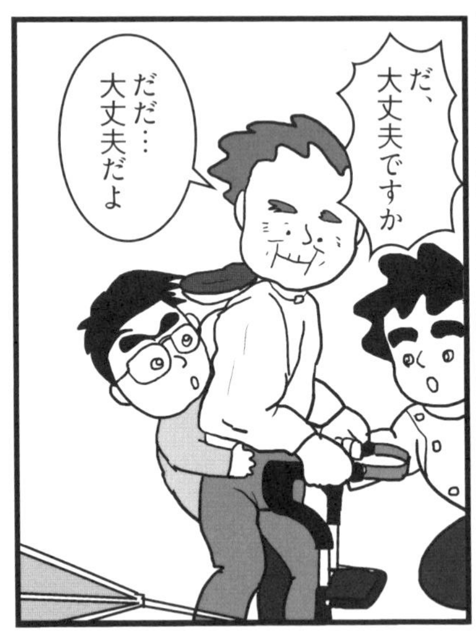
だ、
大丈夫ですか
だだ…
大丈夫だよ

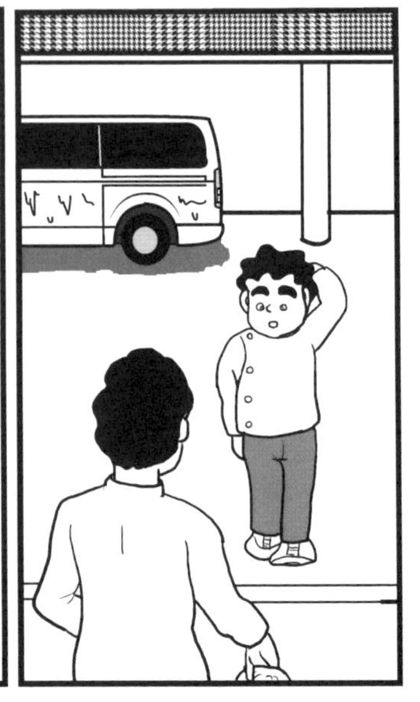

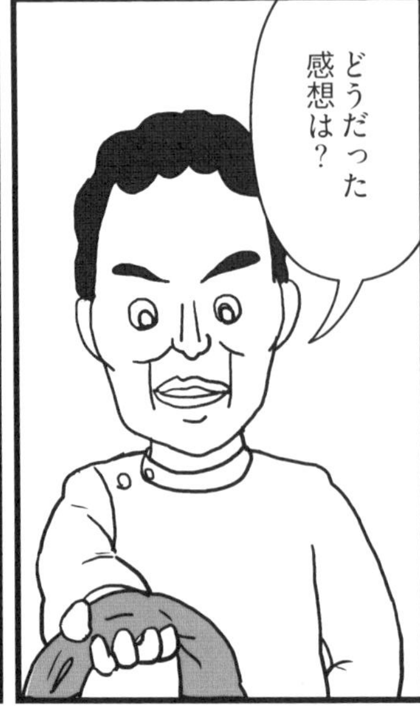
どうだった
感想は？

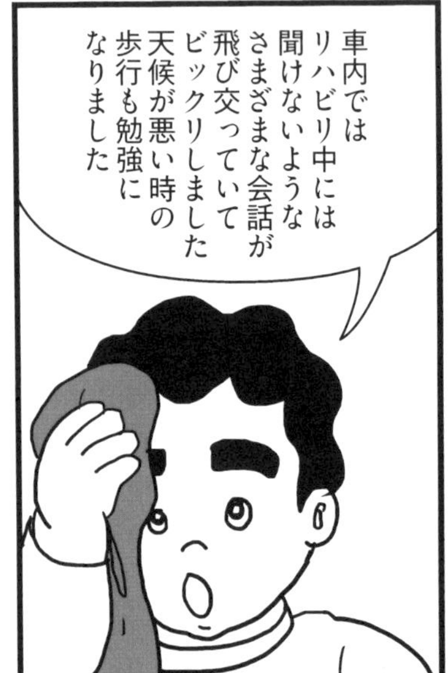
車内では
リハビリ中には
聞けないような
さまざまな会話が
飛び交っていて
ビックリしました
天候が悪い時の
歩行も勉強に
なりました

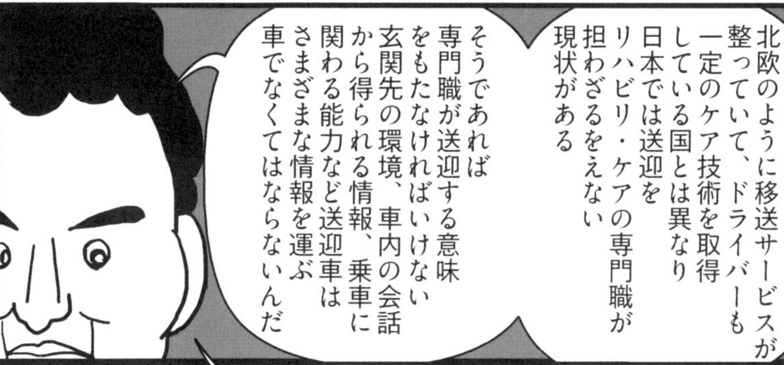

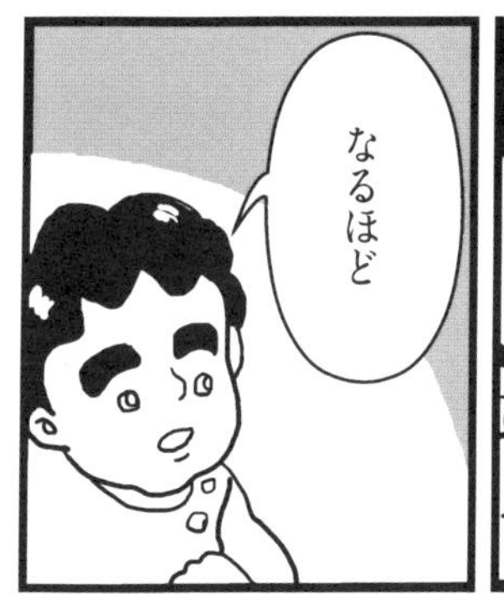

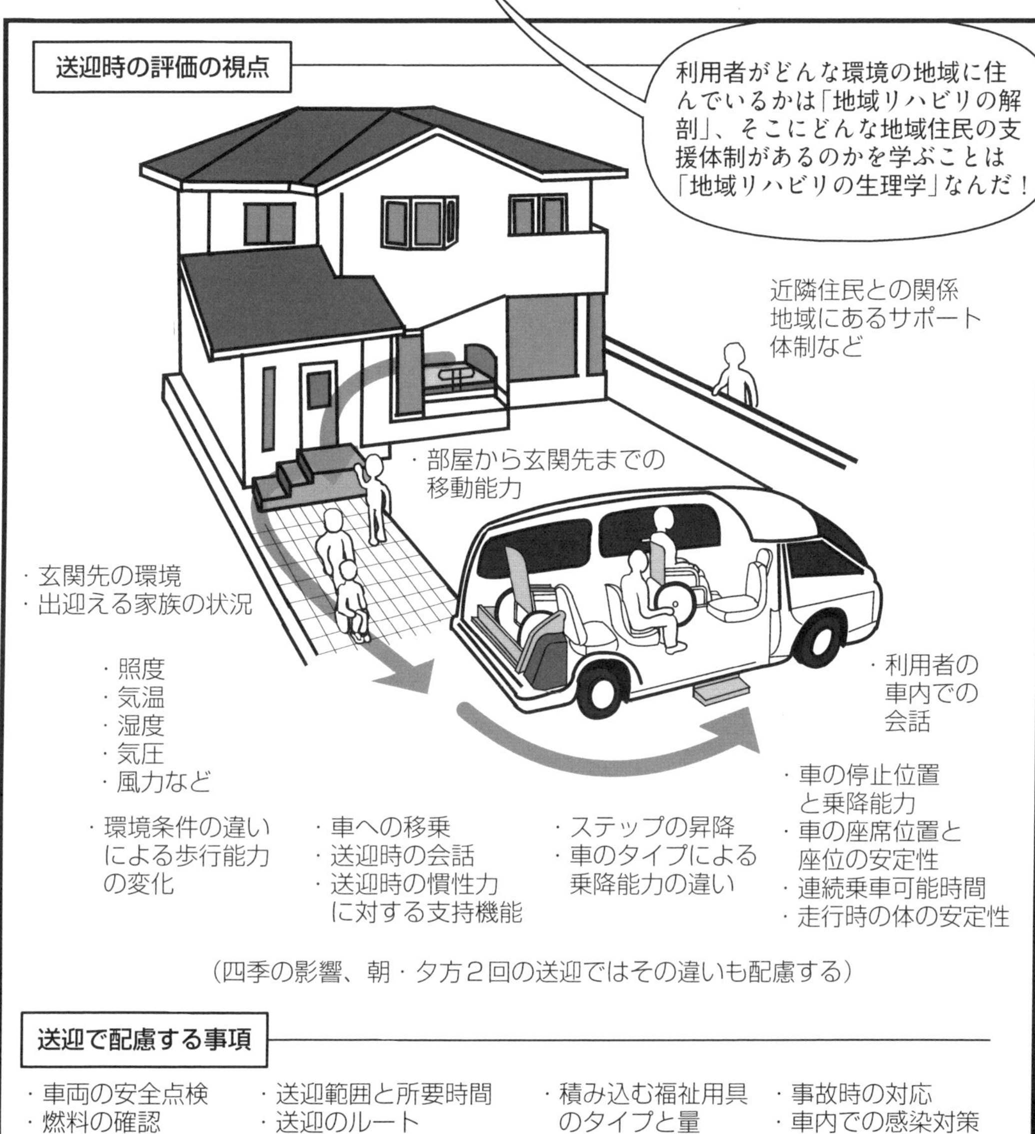

送迎で配慮する事項

- 車両の安全点検
- 燃料の確認
- 停車位置や近隣住民への配慮
- 送迎範囲と所要時間
- 送迎のルート
- 地域と送迎車両の選択
- 同乗者の相性
- 積み込む福祉用具のタイプと量
- 個人の荷物の量
- 事故時の対応
- 車内での感染対策（嘔吐・失禁など）

第14話　通所リハビリ-②通所介護との違い

利葉尻くん
昨日遅刻してきたから
通所リハビリの説明をして
いなかったね

はい！
お願いします

デイケア
老人保健法
デイサービス
老人福祉法
介護保険法
通所リハビリ
通所介護
通いのサービスには大きく
通所リハビリと通所介護がある
介護保険制度が始まる以前は
通所介護はデイサービス
通所リハビリはデイケアと呼ばれていた
現在でもまだよく使われているよね
それぞれのサービスの根拠法も異なり
デイサービスは老人福祉法で
デイケアは老人保健法のもとで
実施されていたんだ
介護保険で根拠法が
同じになったという
ことですね
通所介護も見学した
ことがありますが
学生の僕には
今ひとつ違いが
わかりませんでした

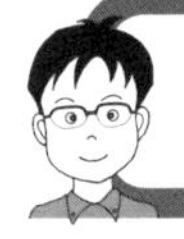

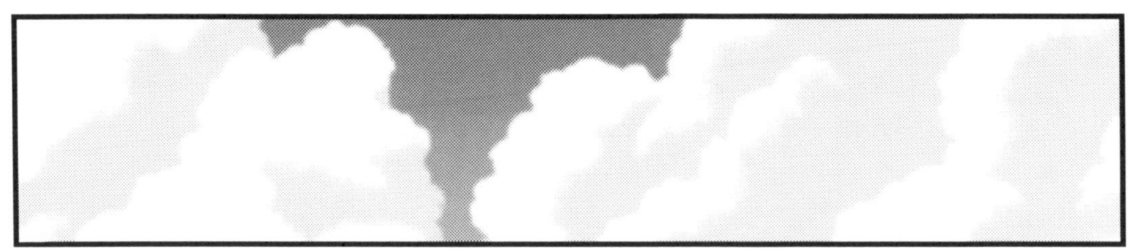

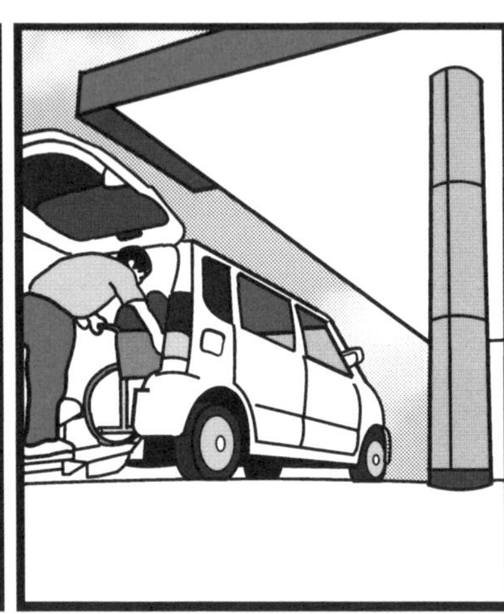

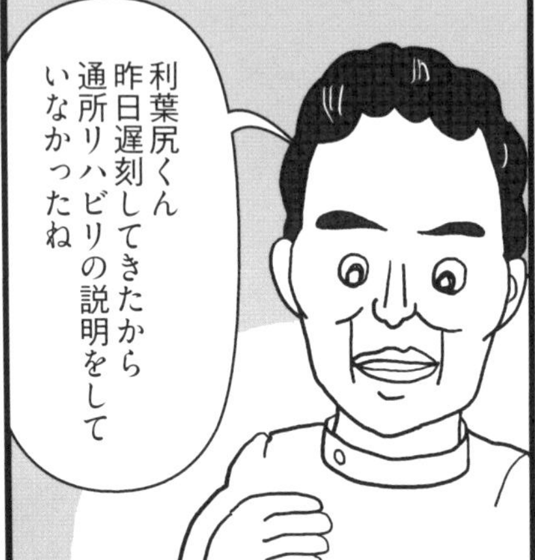

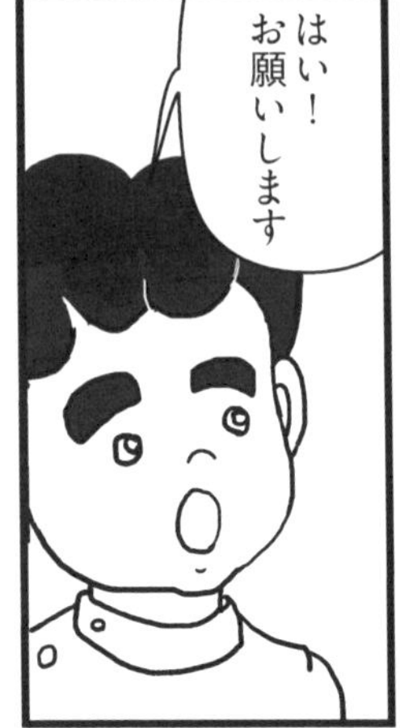

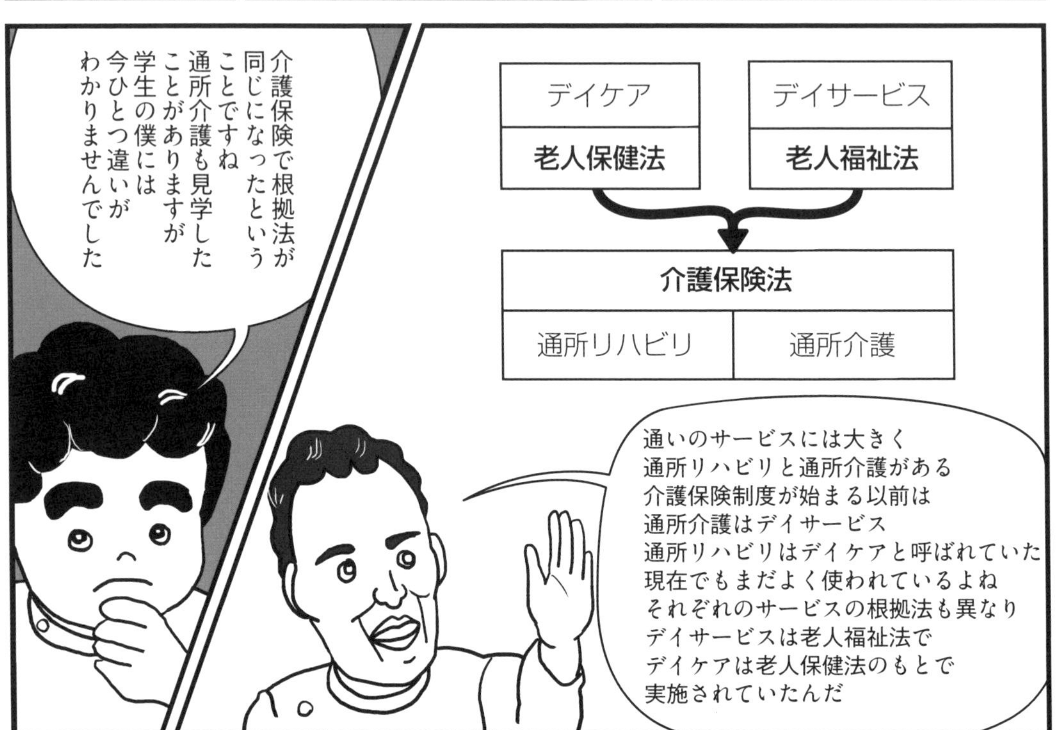

介護保険法ではこのように定義されている

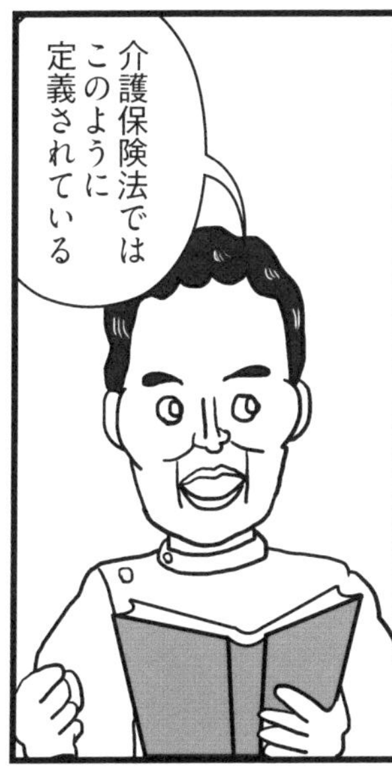

通所介護（介護保険法）

この法律において「通所介護」とは，居宅要介護者について，老人福祉法第五条の二第三項の厚生労働省令で定める施設又は同法第二十条の二の二に規定する老人デイサービスセンターに通わせ，当該施設において入浴，排せつ，食事等の介護その他の日常生活上の世話であって厚生労働省令で定めるもの及び機能訓練を行うこと（認知症対応型通所介護に該当するものを除く）をいう．

通所リハビリテーション（介護保険法）

この法律において「通所リハビリテーション」とは，居宅要介護者（主治の医師がその治療の必要の程度につき厚生労働省令で定める基準に適合していると認めたものに限る）について，介護老人保健施設，病院，診療所その他の厚生労働省令で定める施設に通わせ，当該施設において，その心身の機能の維持回復を図り，日常生活の自立を助けるために行われる理学療法，作業療法その他必要なリハビリテーションをいう．

キーワードを拾うと通所介護は、日常生活上の世話と機能訓練で通所リハビリは、心身機能の維持回復と生活の自立のためのリハビリを提供するとなるね。機能訓練とリハビリを使い分けているところに意味があると思うんだ
リハビリテーション
機能訓練

ん……

利葉尻君が疑問に思うように通所介護にはPTやOT、STなどリハビリ専門職を多く採用している事業所もあれば、通所リハビリでも定員ギリギリで最低限のスタッフしかいない事業所もある実施されているサービスも一般の人には区別がつきにくい
この違いの議論は、介護保険ができた時から継続する課題なんだ。最近では専門的リハビリ＋通所介護＝通所リハビリといった捉え方がされるようになってきているけれど僕は少し違う考え方をしている
通所リハビリ≒通所介護

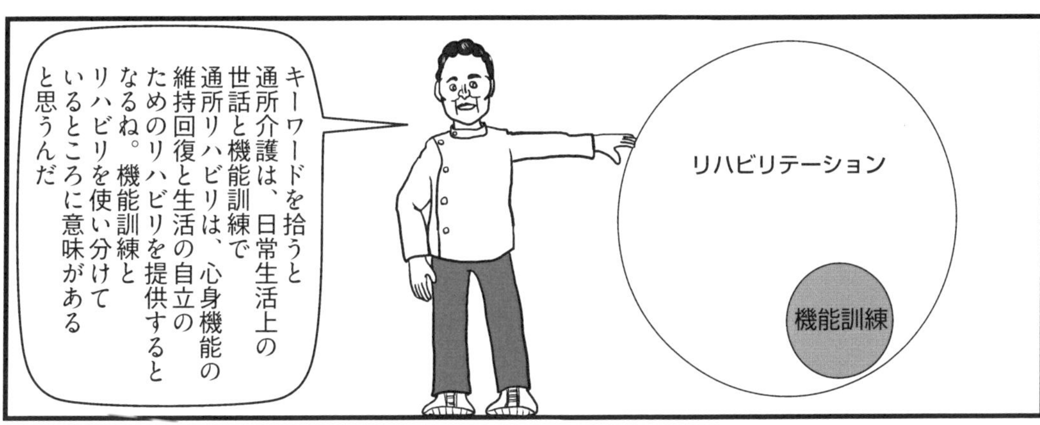

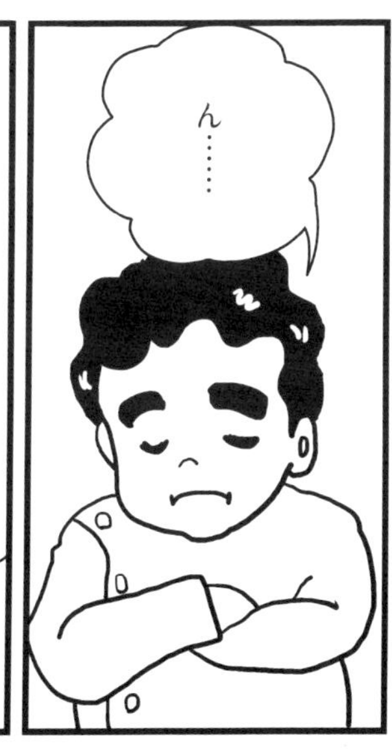

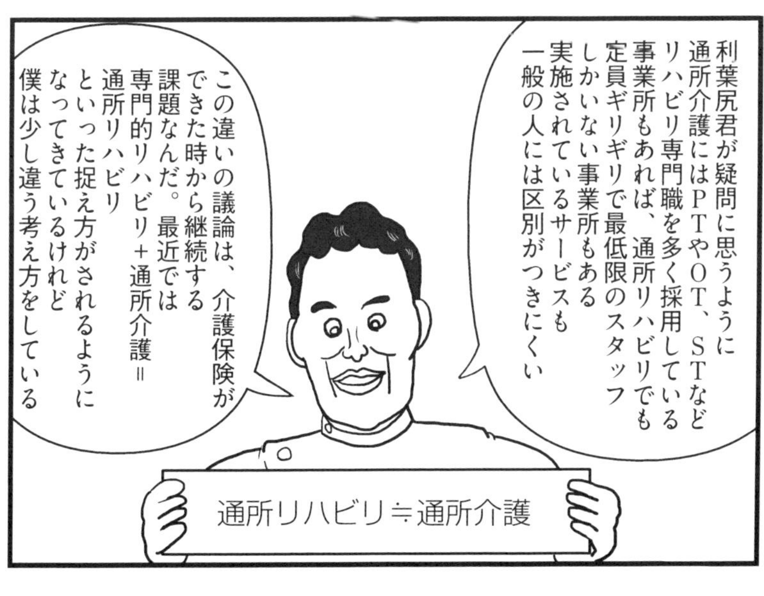

通所リハビリのさまざまな場面におけるリハビリ・ケアの視点

利用者宅

在宅生活の評価・指導
- ADL
- IADL
- 住環境（自宅内，周辺）
- 使用している福祉用具
- 介護方法

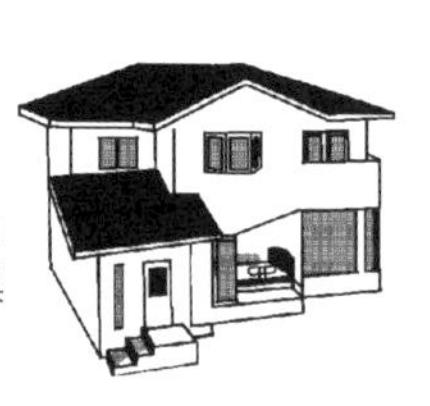

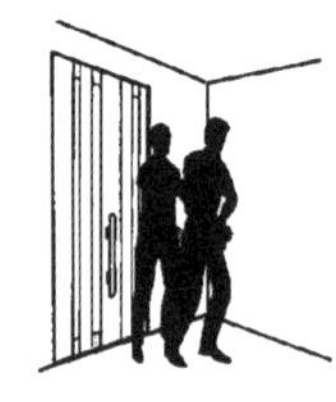

玄関での評価・指導
- 玄関先の環境
- 送迎車までの移動（朝・夕，天候の違い，春夏秋冬）
- 介護者の状況

訪問指導

情報収集
- 車内でのほかの利用者との会話（愚痴や自宅でのイベントなど）
- 自宅周辺環境
- 地域イベントなど

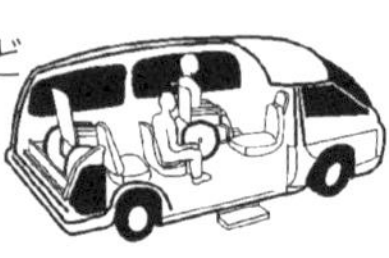

送迎

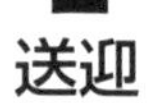

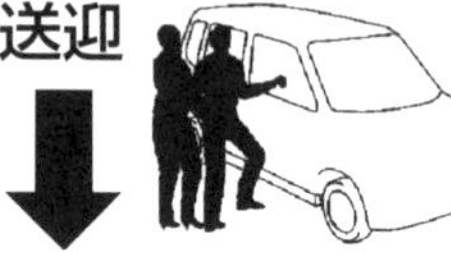

送迎時の評価・指導
- 乗車能力（車種・座席の違いなど）
- 車内での座位の安定性

リハビリ室

個別指導

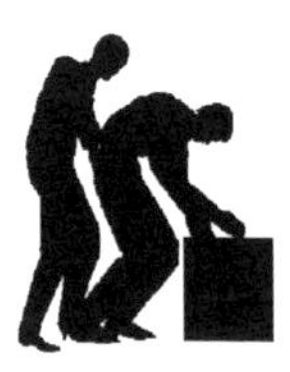

リハビリ室での評価・指導・練習
- 心身機能
- ADL・IADL
- QOL

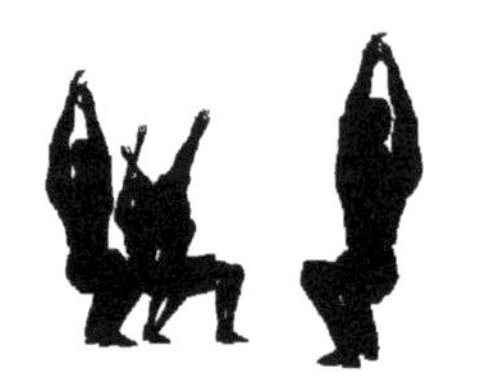

グループ指導

休憩室

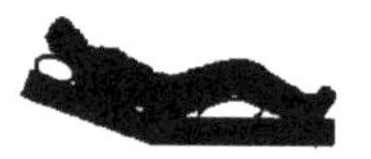

休憩室での評価・指導
- 移動・移乗
- 寝返り，起き上がり
- ベッド上のポジショニング

ホール

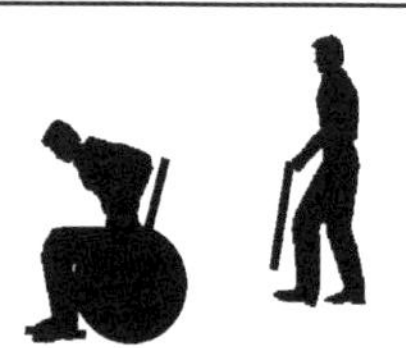

施設内の移動の評価指導
- 歩行
- 車椅子駆動
- 移動支援用具のチェック

食事場面での評価・指導
- 摂食・嚥下機能
- 食事動作・姿勢

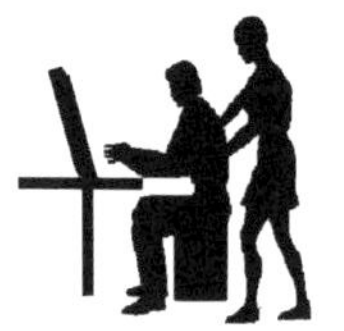

カルチャーなどでの評価・指導
- 作業姿勢
- 福祉用具など

浴室

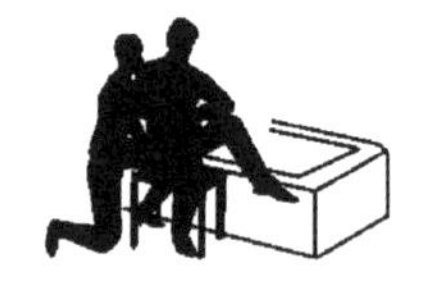

浴室での評価・指導
- 入浴動作
- 更衣動作
- スキンチェックなど

トイレ

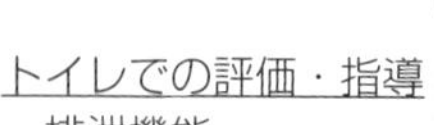

トイレでの評価・指導
- 排泄機能
- トイレ動作
- 排泄姿勢

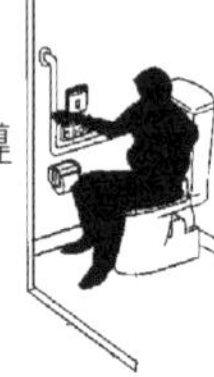

洗面所

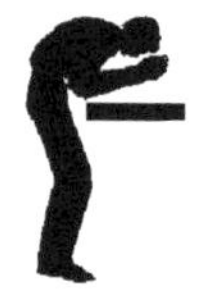

洗面所での評価・指導
- 口腔ケア
- 整容動作

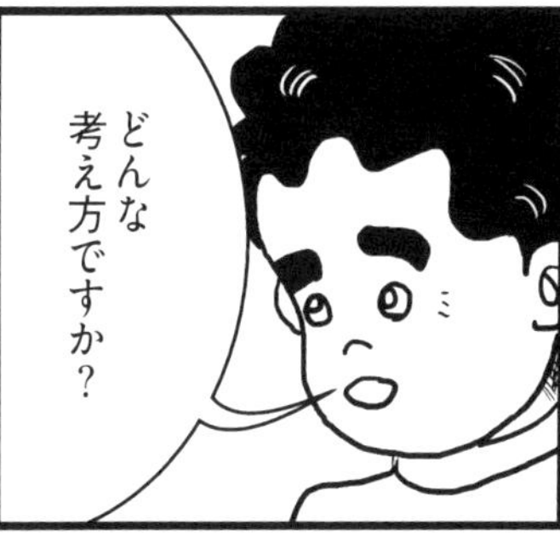
どんな
考え方ですか？

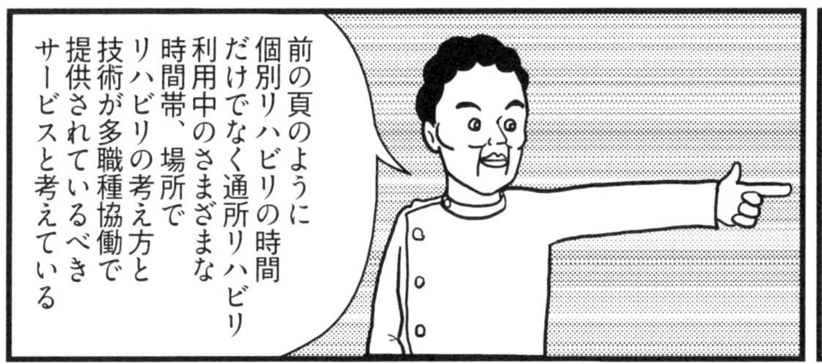
前の頁のように
個別リハビリの時間
だけでなく通所リハビリ
利用中のさまざまな
時間帯、場所で
リハビリの考え方と
技術が多職種協働で
提供されているべき
サービスと考えている

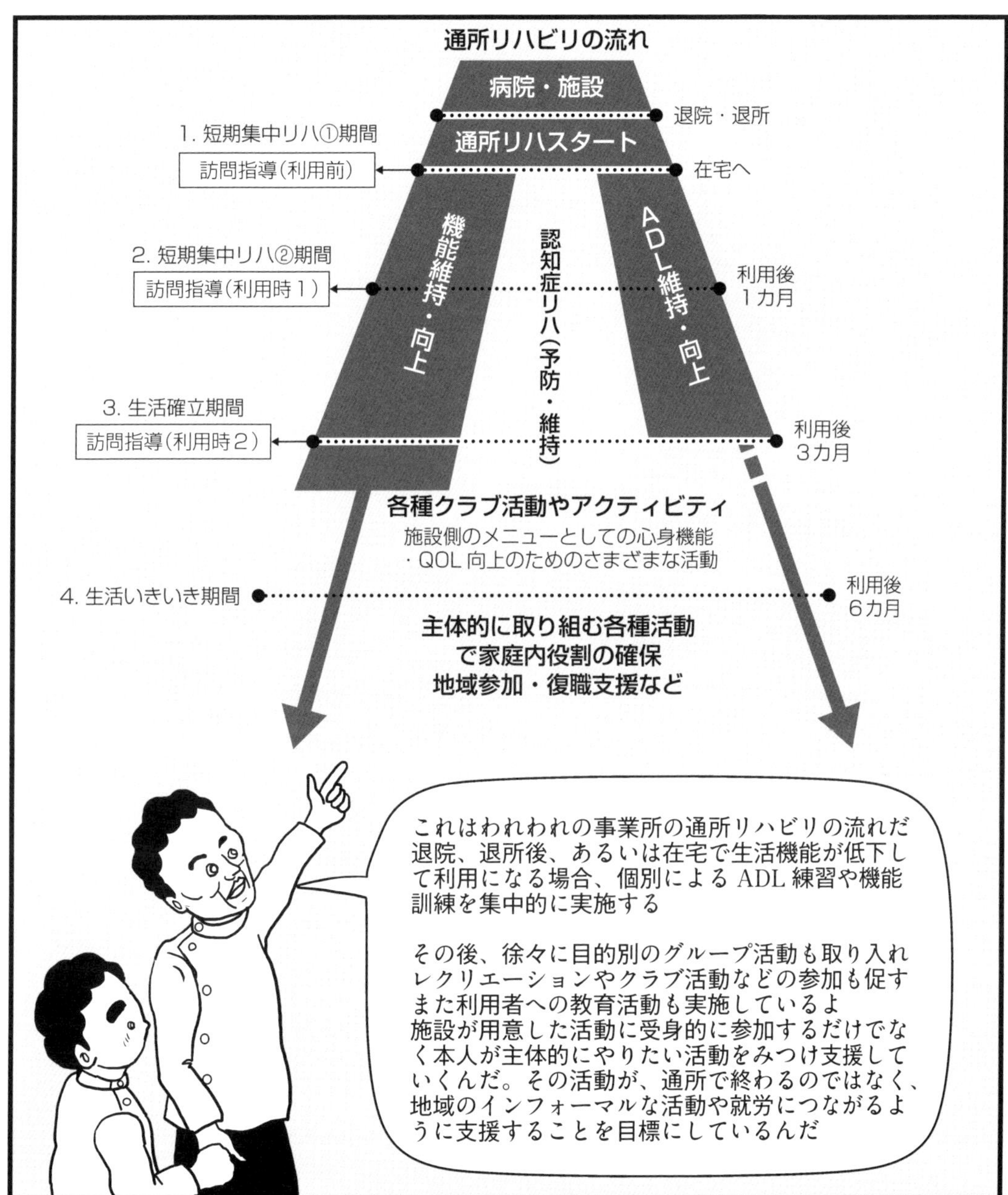
通所リハビリの流れ
病院・施設
退院・退所
1. 短期集中リハ①期間
通所リハスタート
訪問指導（利用前）
在宅へ
機能維持・向上
認知症リハ（予防・維持）
ADL維持・向上
2. 短期集中リハ②期間
訪問指導（利用時１）
利用後
１カ月
3. 生活確立期間
訪問指導（利用時２）
利用後
３カ月
各種クラブ活動やアクティビティ
施設側のメニューとしての心身機能
・QOL 向上のためのさまざまな活動
4. 生活いきいき期間
利用後
６カ月
主体的に取り組む各種活動
で家庭内役割の確保
地域参加・復職支援など
これはわれわれの事業所の通所リハビリの流れだ
退院、退所後、あるいは在宅で生活機能が低下して利用になる場合、個別による ADL 練習や機能訓練を集中的に実施する
その後、徐々に目的別のグループ活動も取り入れレクリエーションやクラブ活動などの参加も促すまた利用者への教育活動も実施しているよ
施設が用意した活動に受身的に参加するだけでなく本人が主体的にやりたい活動をみつけ支援していくんだ。その活動が、通所で終わるのではなく、地域のインフォーマルな活動や就労につながるように支援することを目標にしているんだ

第15話　活動と参加の支援-①障がいは個性

いい絵だな〜

ホントですね〜
四角さんも
描いてみませんか？

この絵…
ワシと同じ脳卒中
の人が描いた
絵なんじゃろ？
練習すれば
ワシも描ける
かのう？

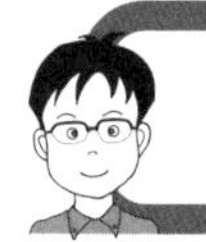

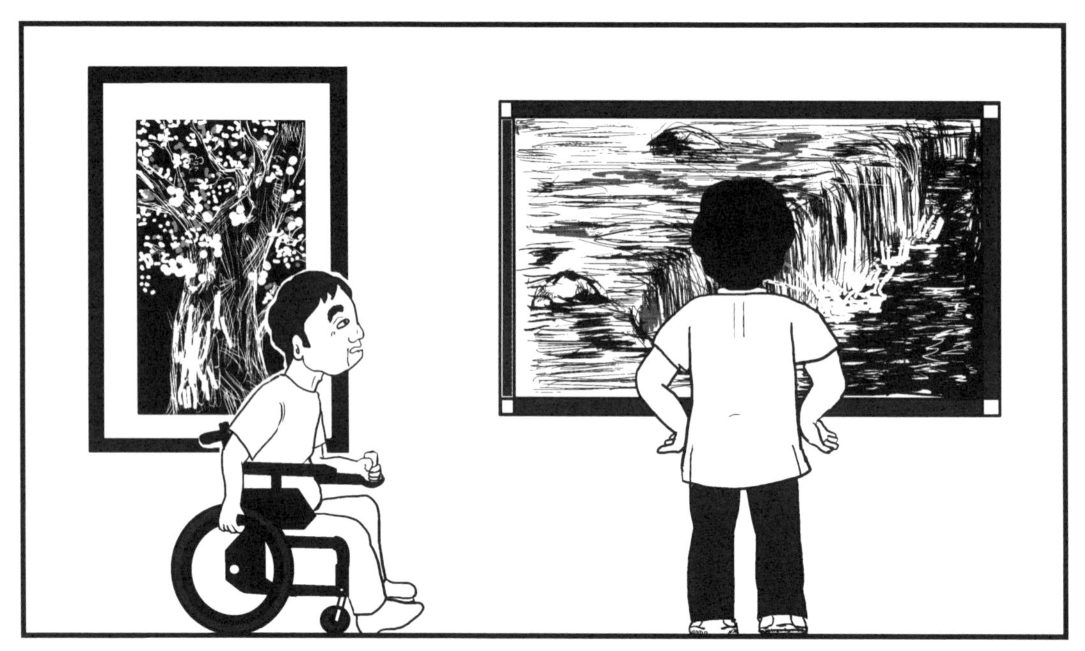

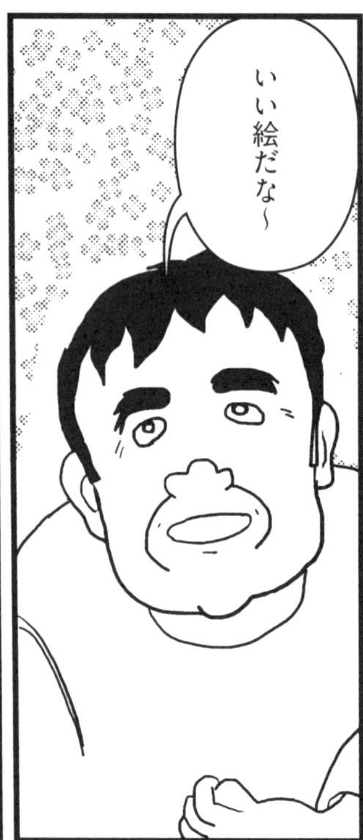

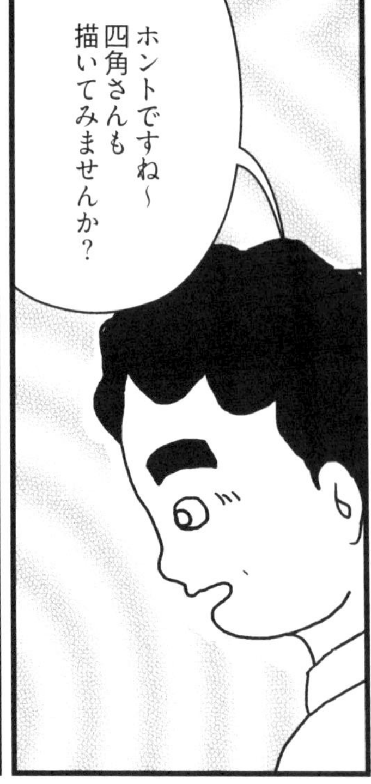

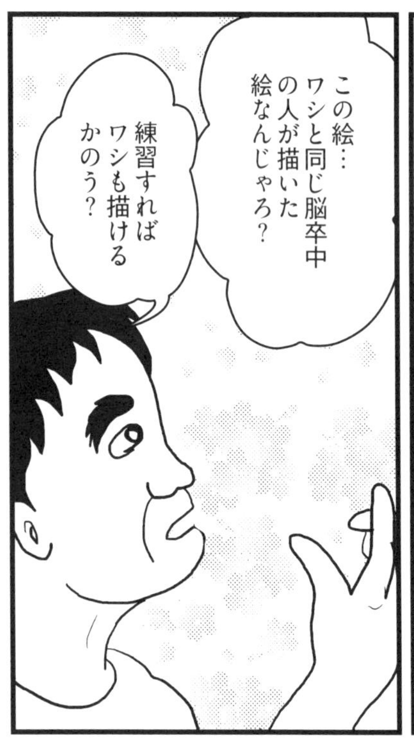

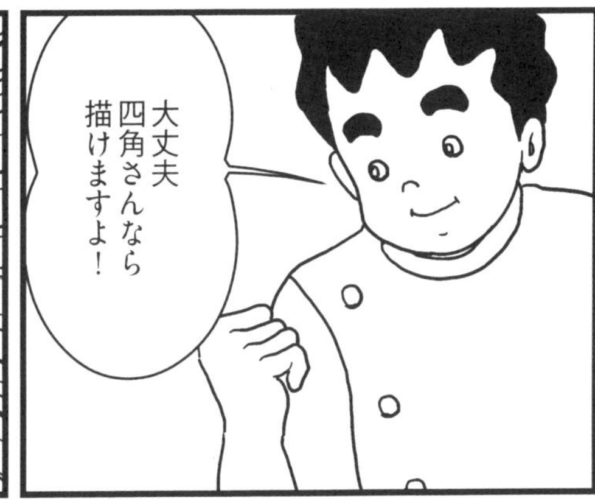
大丈夫
四角さんなら
描けますよ！

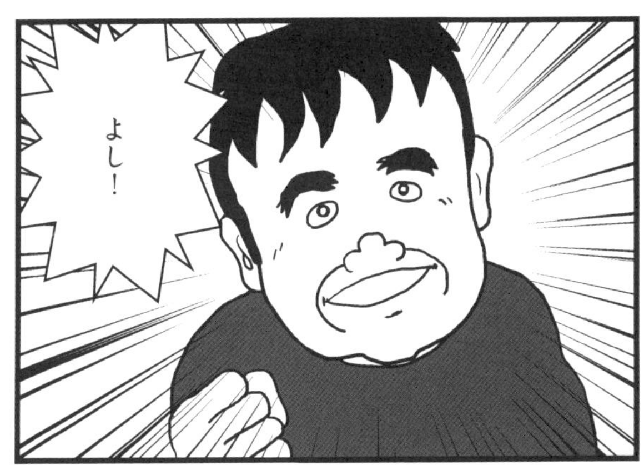
よし！

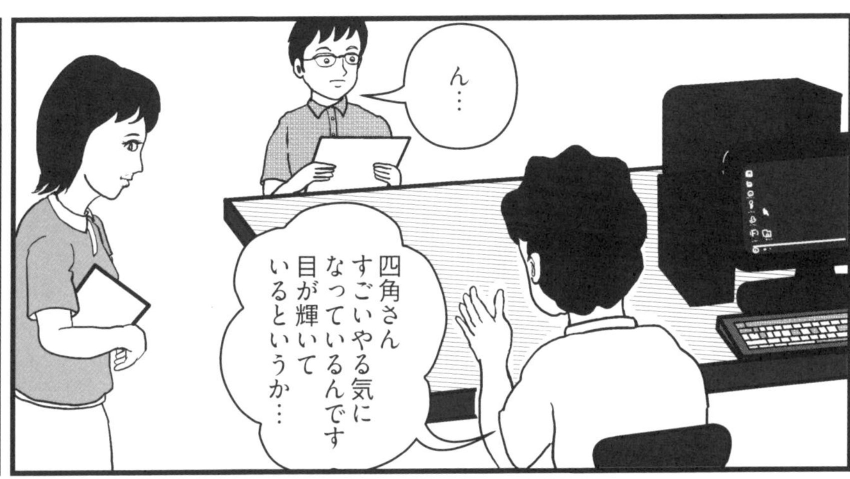
ん…
四角さん
すごいやる気に
なっているんです
目が輝いて
いるというか…

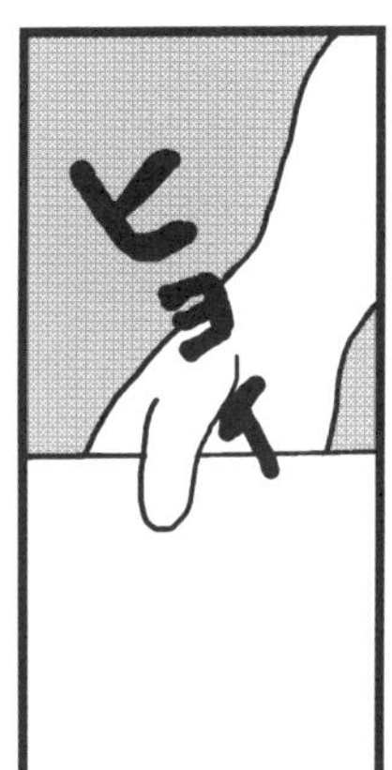
ヒョイ

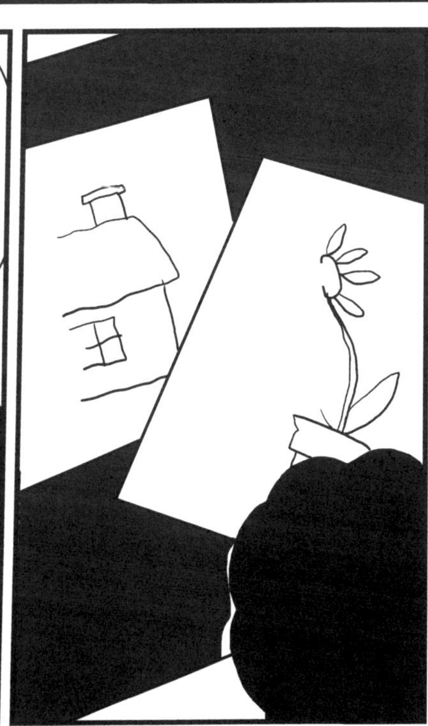

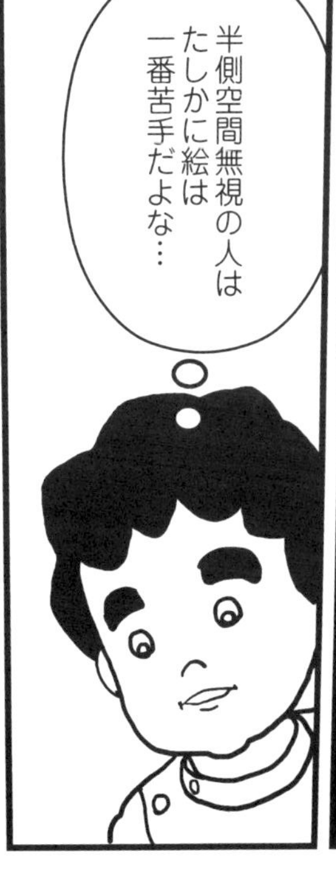
半側空間無視の人は
たしかに絵は
一番苦手だよな…

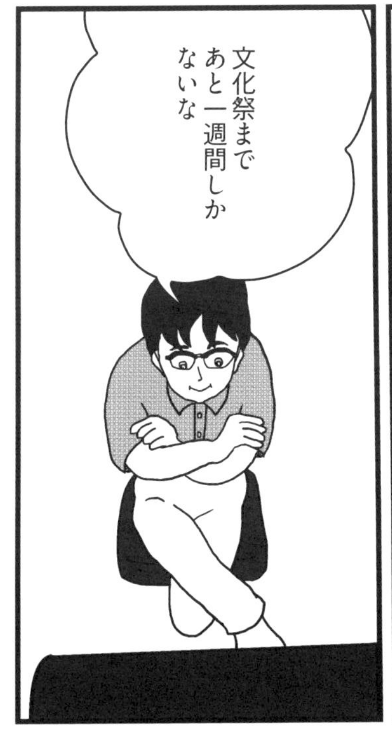
文化祭まで
あと一週間しか
ないな

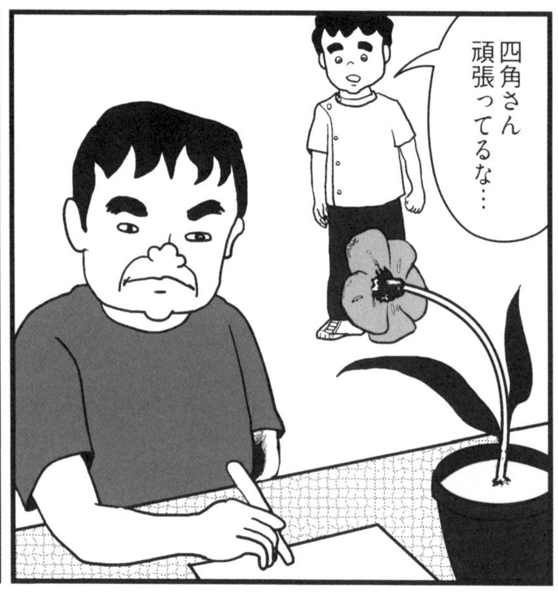
四角さん
頑張ってるな…

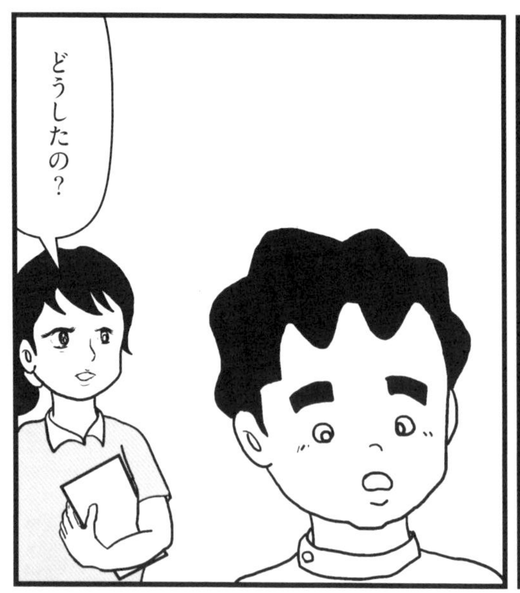
どうしたの？

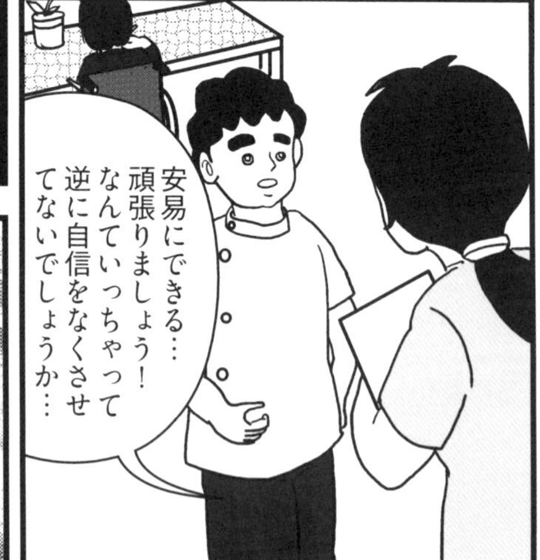
安易にできる…
頑張りましょう！
なんていっちゃって
逆に自信をなくさせ
てないでしょうか…

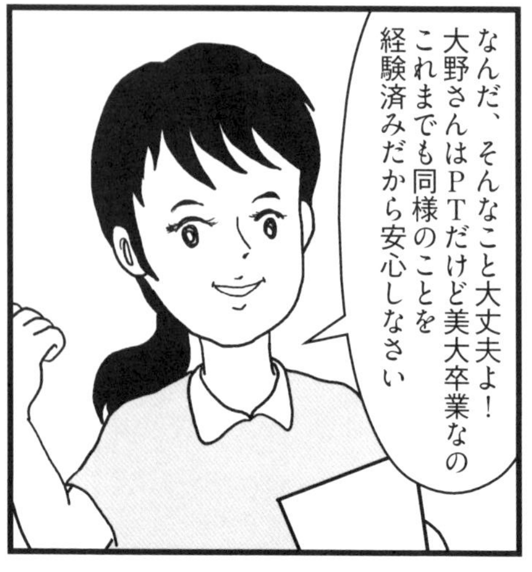
なんだ、そんなこと大丈夫よ！
大野さんはPTだけど美大卒業なの
これまでも同様のことを
経験済みだから安心しなさい

数日後

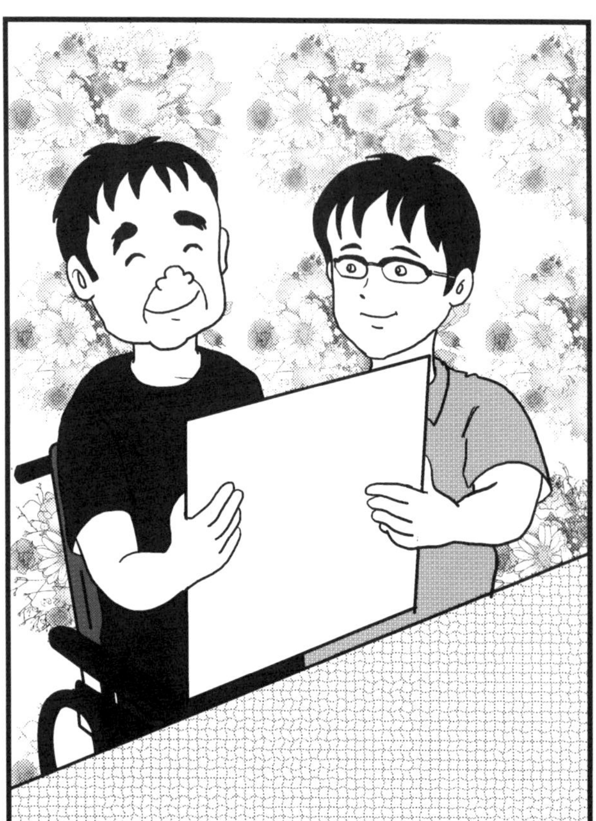

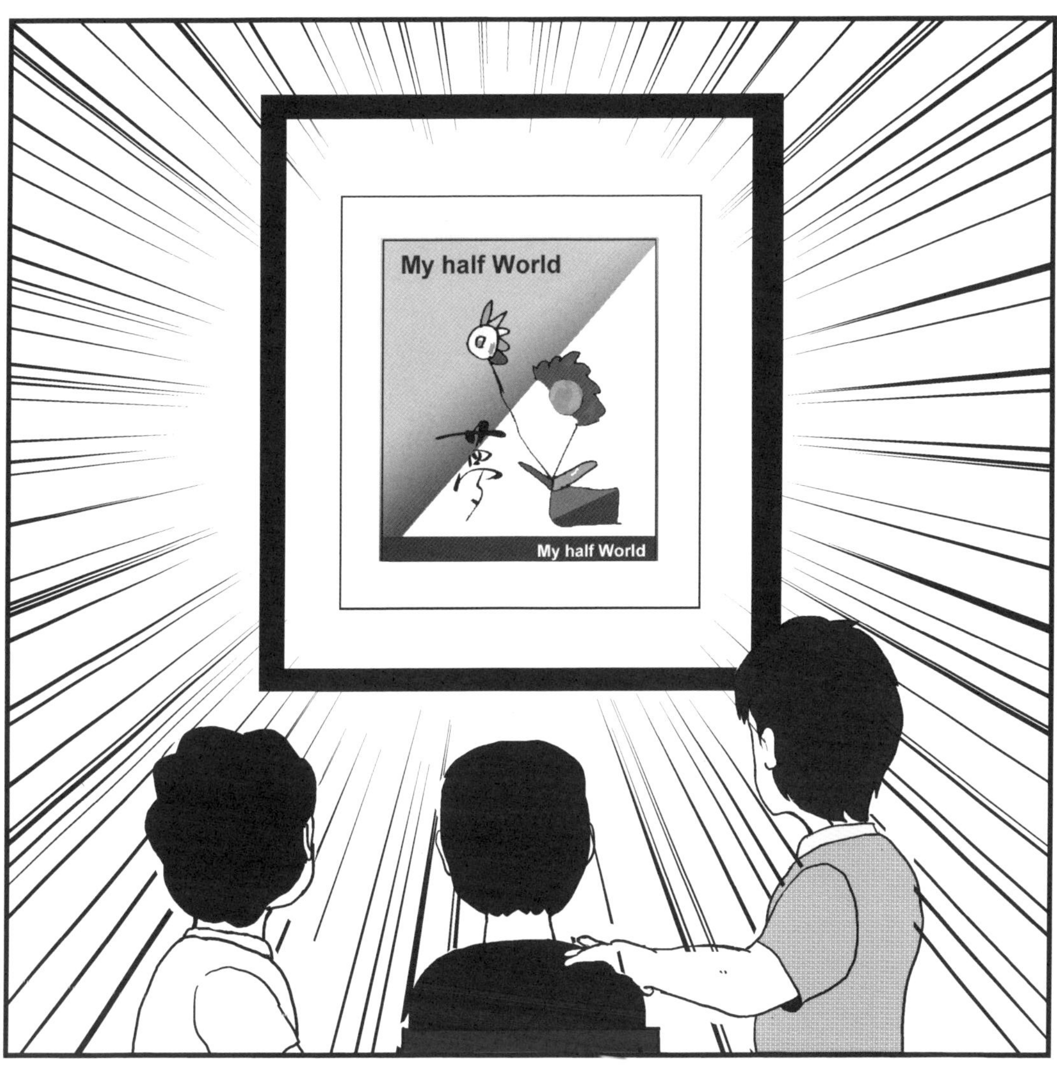
My half World
夢
My half World

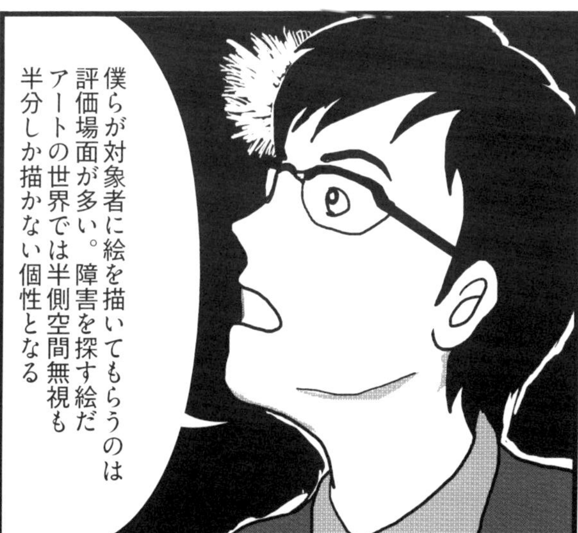
僕らが対象者に絵を描いてもらうのは
評価場面が多い。障害を探す絵だ
アートの世界では半側空間無視も
半分しか描かない個性となる

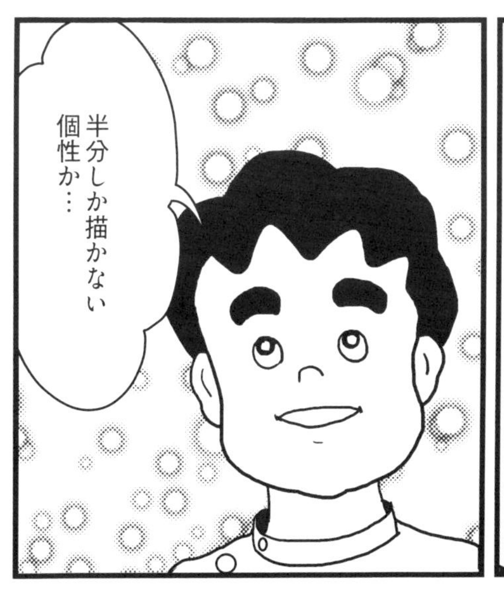
半分しか描かない
個性か…

第16話　活動と参加の支援-②リハビリマネジメント

ロイラック珈琲

久しぶりね
利葉尻くん
実習どう？

ん…生活期は初めて
なんで難しいけど
とてもおもしろいよ
優ちゃんはどう
訪問介護士
一年生は？

それが…
いろいろ
やらかしちゃって
怒られてばっかりよ
そうなんだ
大変なんだね

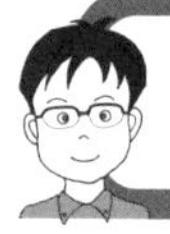

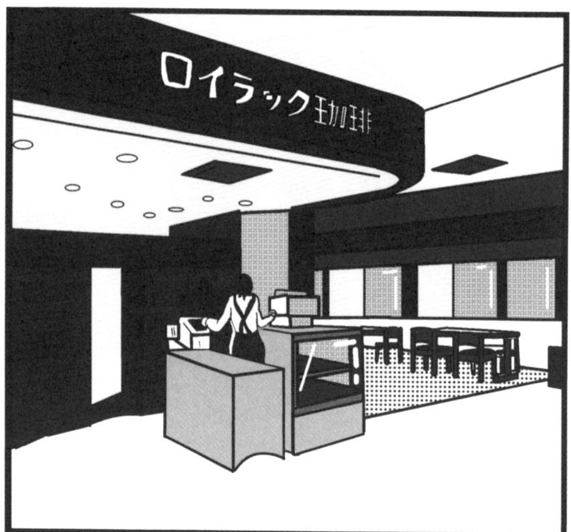

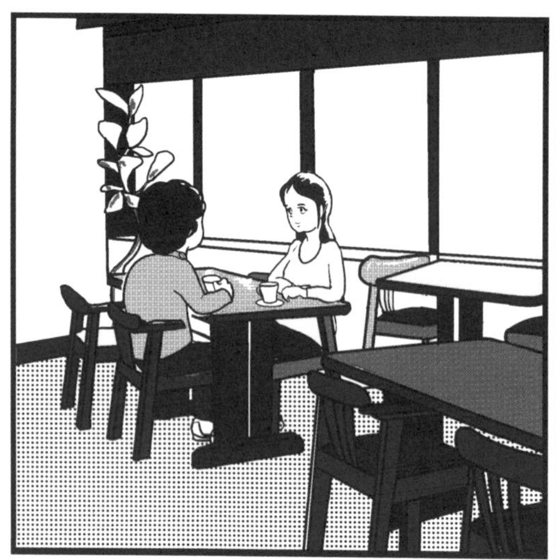

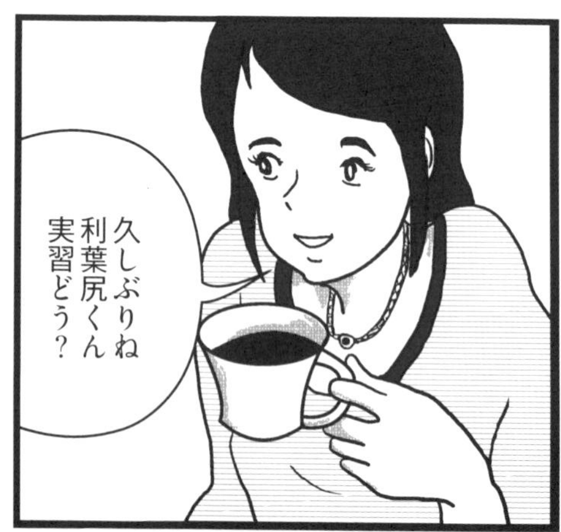

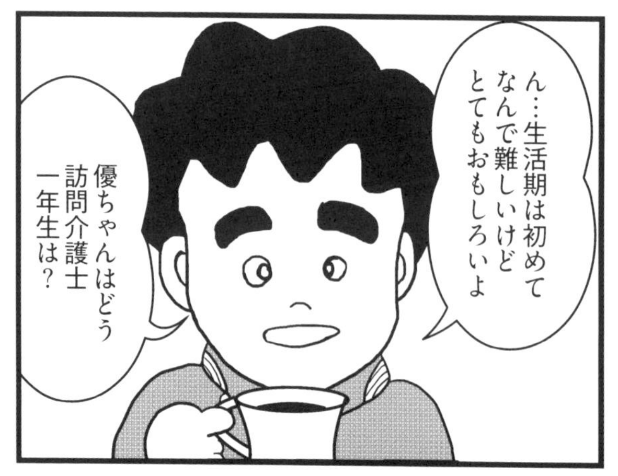

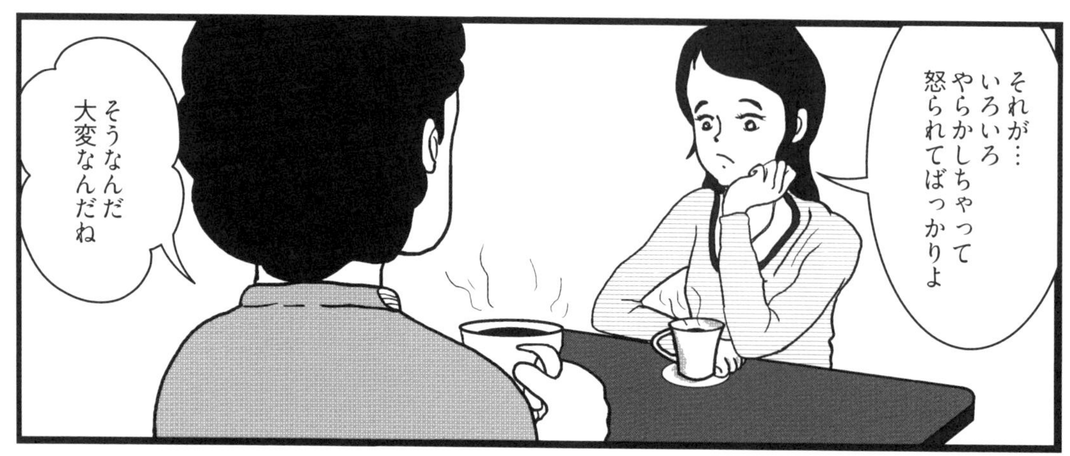

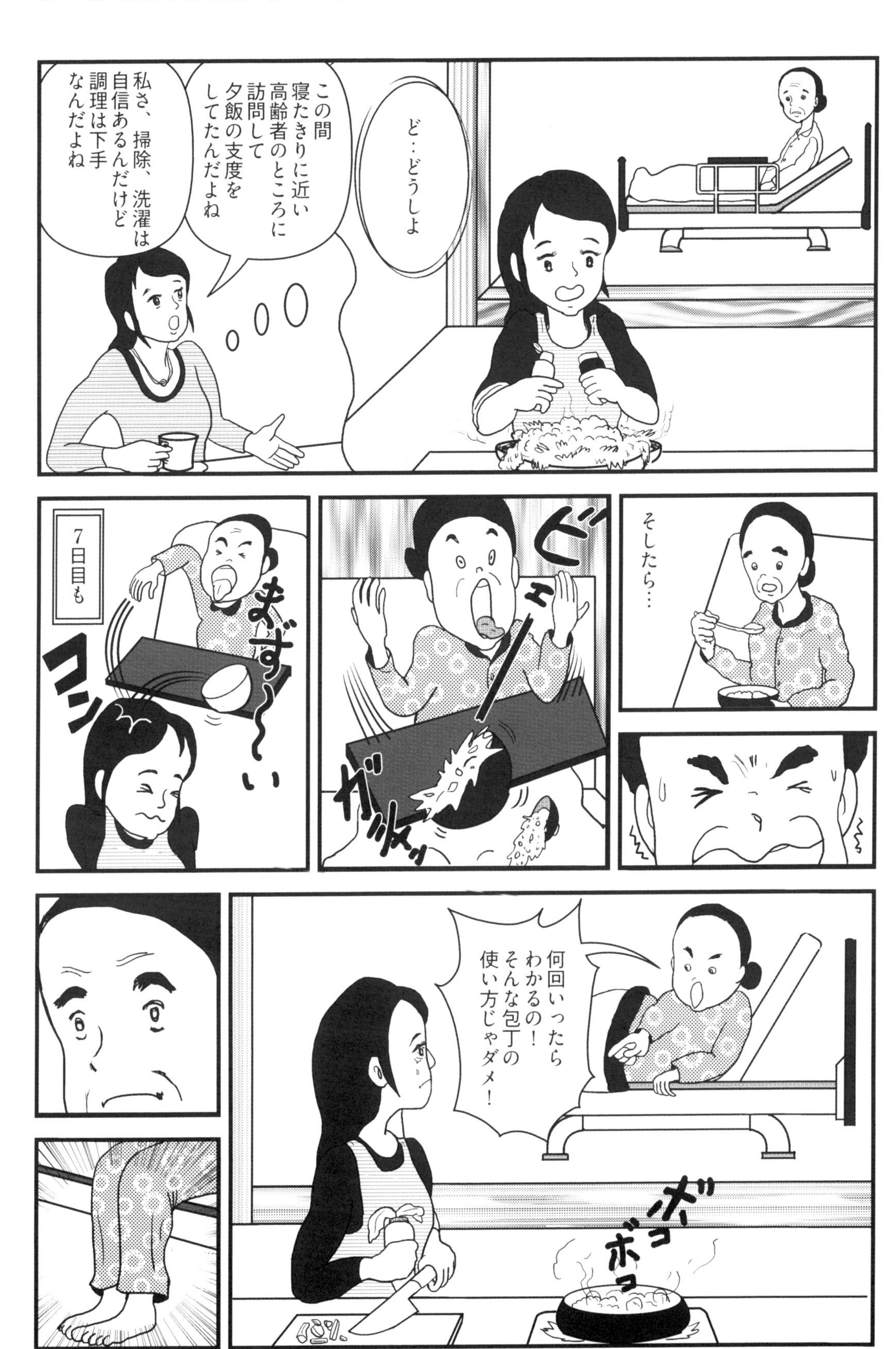
ど…どうしよ
この間
寝たきりに近い
高齢者のところに
訪問して
夕飯の支度を
してたんだよね
私さ、掃除、洗濯は
自信あるんだけど
調理は下手
なんだよね
7日目も
まずう〜〜い
コンッ
ドェー
ガシャッ
そしたら…
何回いったら
わかるの！
そんな包丁の
使い方じゃダメ！
ボコ
ボコ

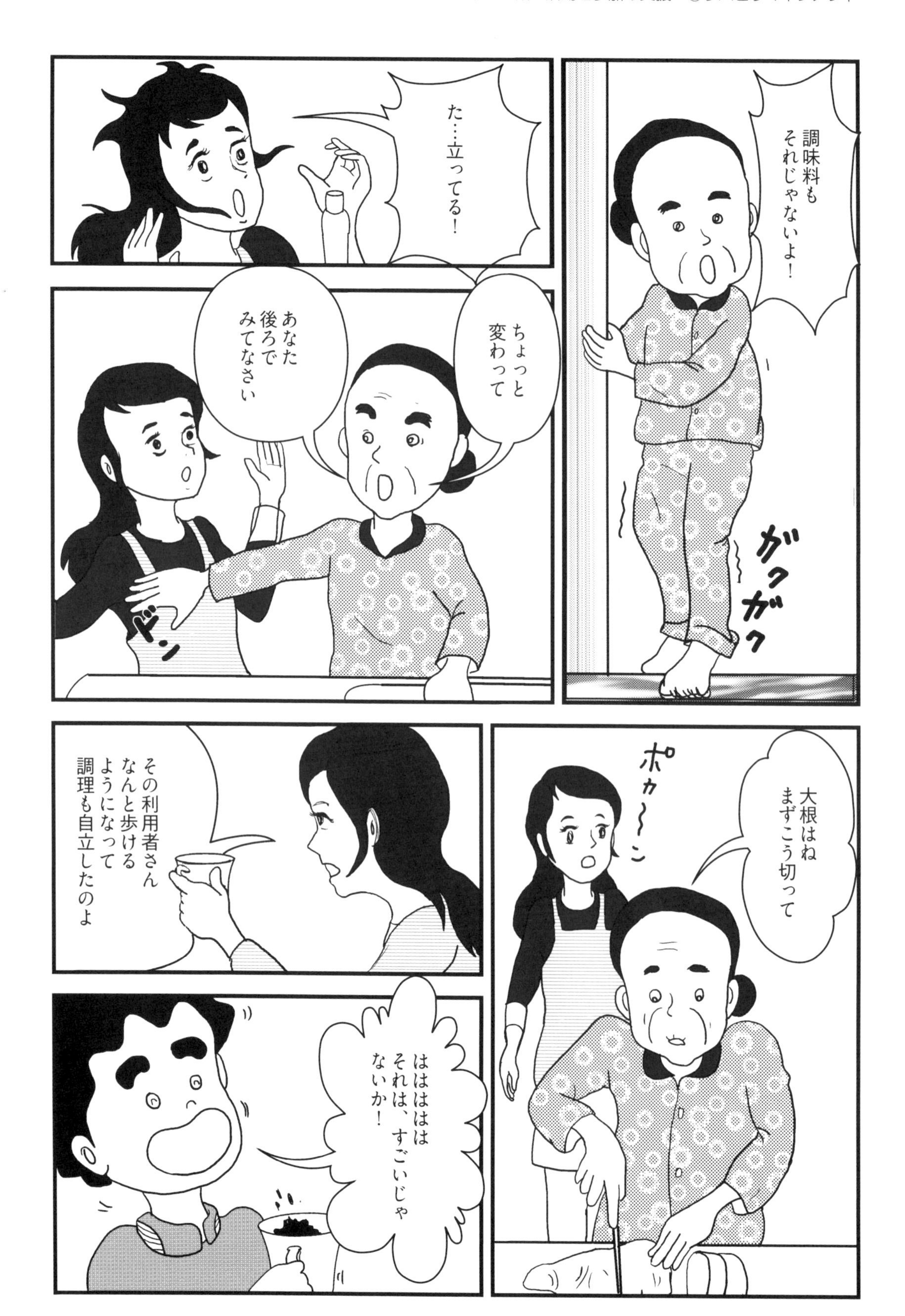
調味料もそれじゃないよ！
ガクガク
た…立ってる！
ちょっと変わって
あなた後ろでみてなさい
ドン
大根はねまずこう切って
ポカ〜ン
その利用者さんなんと歩けるようになって調理も自立したのよ
はははははそれは、すごいじゃないか！

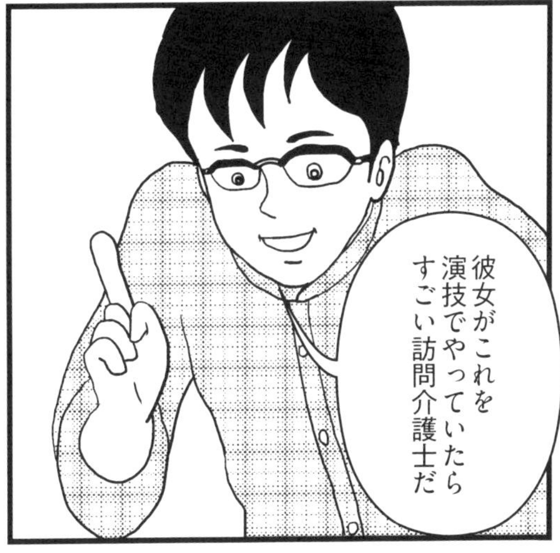
彼女がこれを演技でやっていたらすごい訪問介護士だ

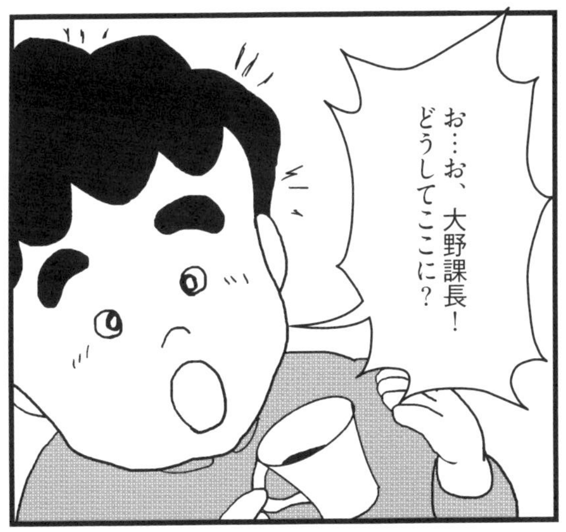
お…お、大野課長！どうしてここに？

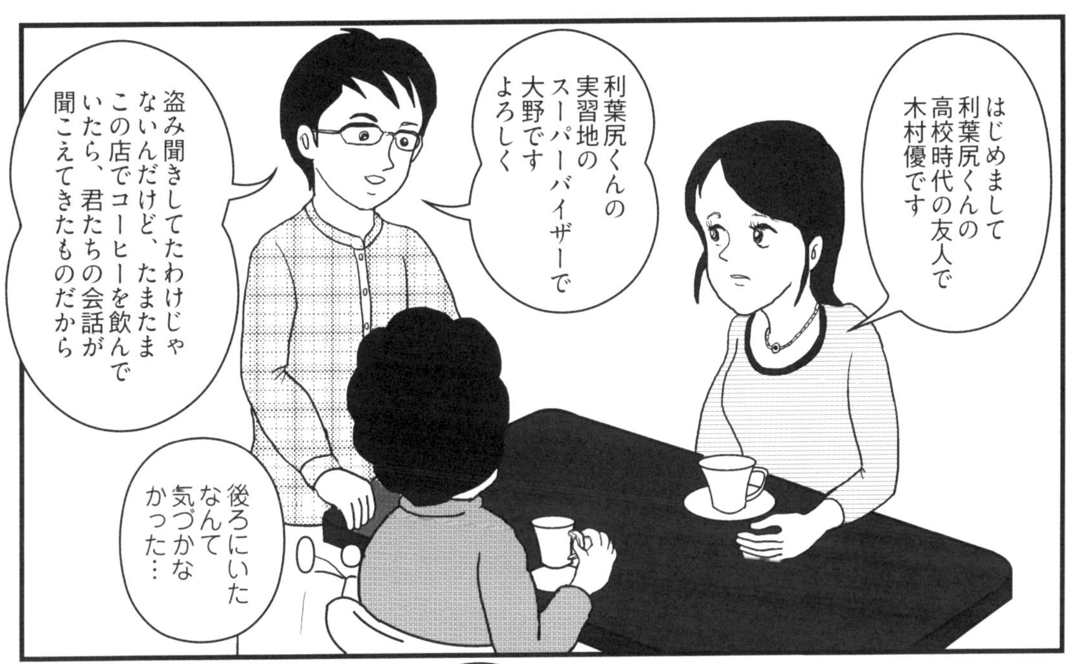
はじめまして利葉尻くんの高校時代の友人で木村優です
利葉尻くんの実習地のスーパーバイザーで大野ですよろしく
盗み聞きしてたわけじゃないんだけど、たまたまこの店でコーヒーを飲んでいたら、君たちの会話が聞こえてきたものだから
後ろにいたなんて気づかなかった…

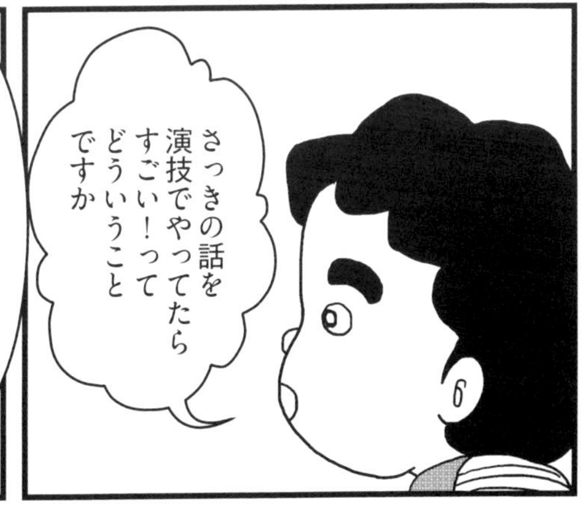
さっきの話を演技でやってたらすごい！ってどういうことですか

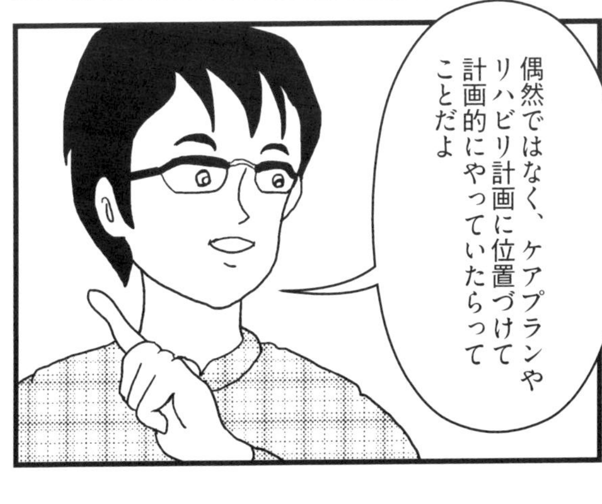
偶然ではなく、ケアプランやリハビリ計画に位置づけて計画的にやっていたらってことだよ

活動と参加への支援

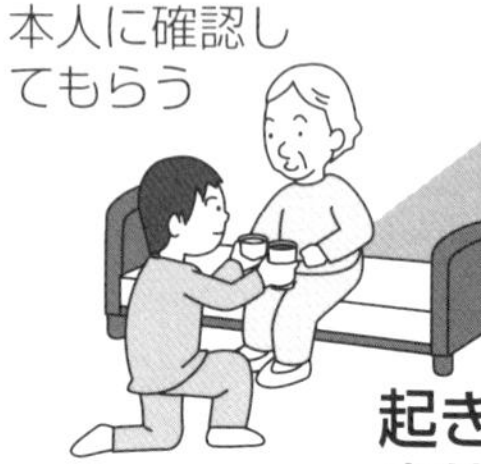

訪問リハビリで
台所・玄関先
への安全な移動
段差昇降

通所での調理教室
体力の向上，
立位時間の延長，
調理動作の確認，
仲間づくり

調理教室の講師
もともと得意だっ
た分野を生かして
地域のサロンで
講師を担当

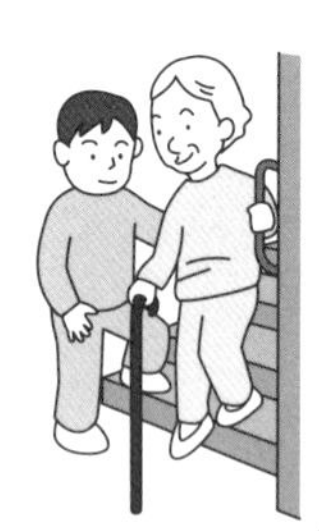

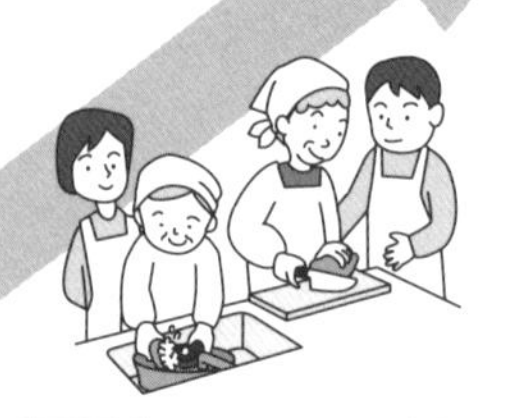

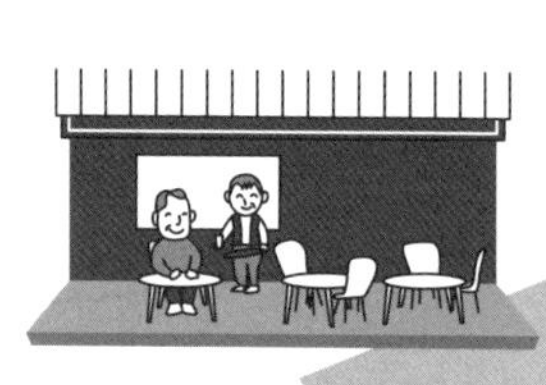

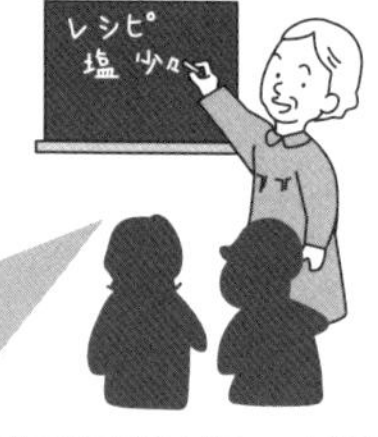

つまり、こういうことだ
優さんが、訪問介護でこの高齢者（Aさん）の家に訪問し
状況を確認する。生活史をたどっていくと
どうやら昔、調理の先生をしていた経験があるとわかる
優さんは、本当はある程度の料理はできるにもかかわらず
献立やレシピをAさんに確認・相談しながら行う
その際、Aさんに少し頭を上げてもらったり
あるいはベッドの背上げを起こして
座ってもらって確認作業を行う
そうすることで、自分で決めることや
少しでも力を使うことを促していく

優さんは、Aさんのできることが
まだ増える可能性があるのではと考え
担当者会議でケアマネジャーに相談する
ケアマネジャーは今後の可能性の評価も
含めて訪問リハビリをプランに入れる
訪問リハビリのスタッフおよびその指示医は
Aさんは廃用もそんなに進んでおらず
練習すれば台所で調理も可能と判断し
まずは台所の移動の練習をする
立位での耐久性をみながら調理の練習を始める

ある程度調理が可能になってきたので
担当者会議およびリハビリ会議を開き調理教室を
実施している通所リハビリへ移行する
もともと調理を教えていた経験もあるので
教室で教える役割も担ってもらう

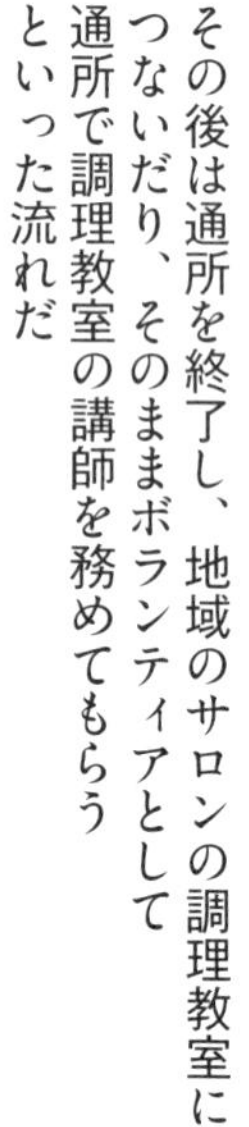

その後は通所を終了し、地域のサロンの調理教室に
つないだり、そのままボランティアとして
通所で調理教室の講師を務めてもらう
といった流れだ

リハビリ会議…
リハビリ
マネジメント…
今ひとつ
理解できて
いません

そっか、まだ
説明して
いなかったね
下の図を
みてほしい

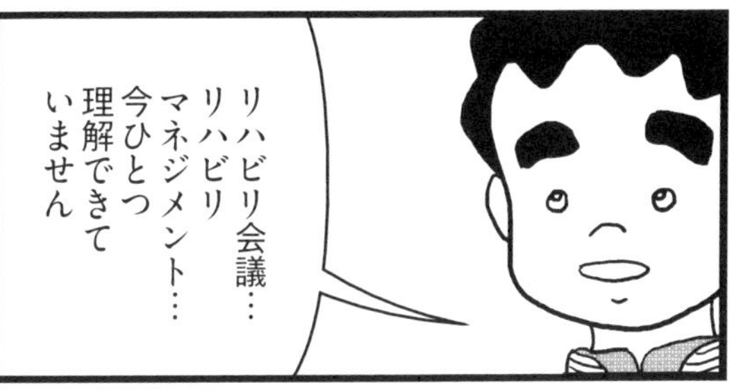

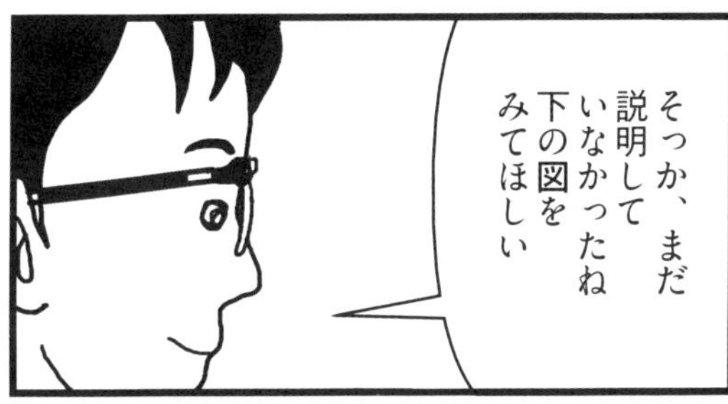

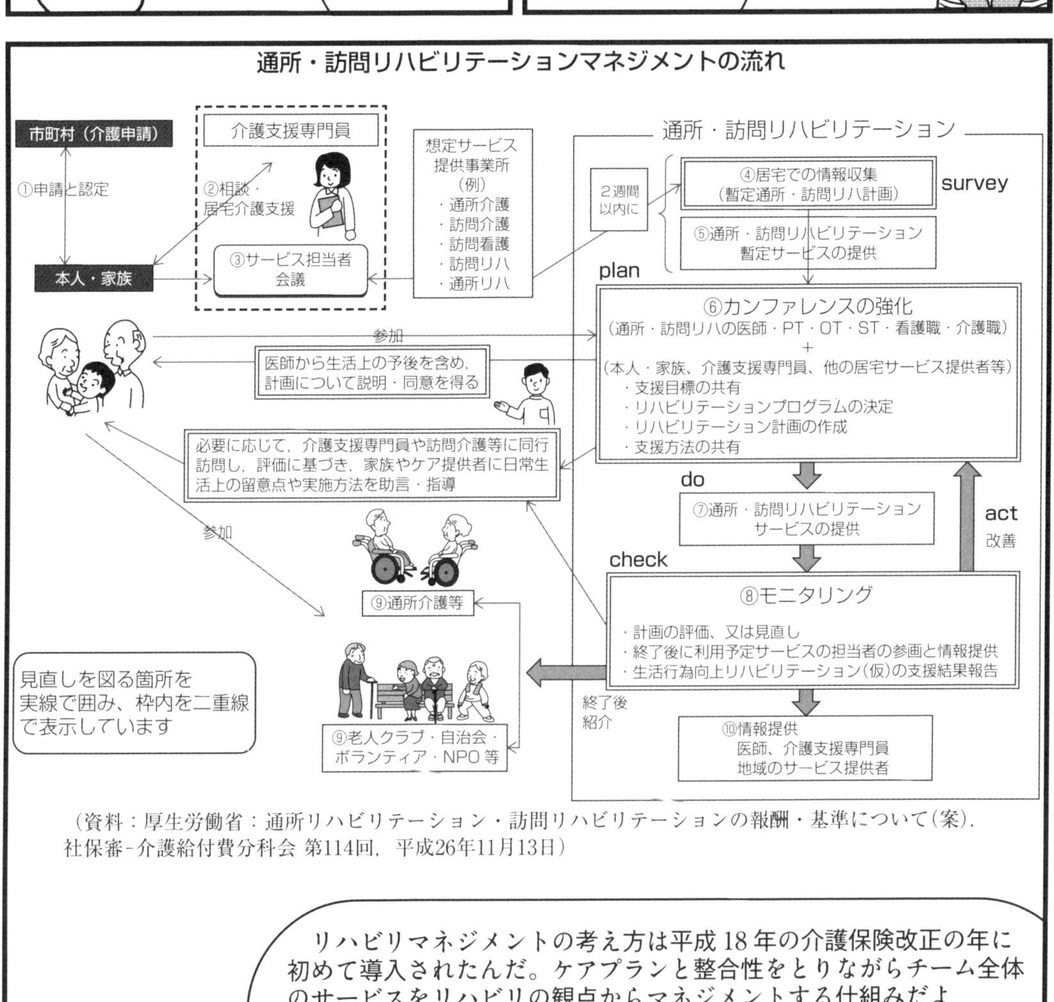

（資料：厚生労働省：通所リハビリテーション・訪問リハビリテーションの報酬・基準について(案).
社保審-介護給付費分科会 第114回, 平成26年11月13日）

リハビリマネジメントの考え方は平成 18 年の介護保険改正の年に初めて導入されたんだ。ケアプランと整合性をとりながらチーム全体のサービスをリハビリの観点からマネジメントする仕組みだよ

平成 27 年の介護報酬改定でさらにそのプロセスが強化されたんだ
サービス利用の目的も明確にし、アセスメント・プランニング(plan)→実施(do)→評価(check)→見直し(act)サイクルに基づいてリハサービスを行う。また前段階として S (survey、調査) を加え、SPDCA サイクルを回しながら心身機能、活動、参加にバランスよく働きかけていくことが強調された

特に、医師の関与が強化されると同時に、個別の機能訓練に偏りがちだったリハビリの内容をリハビリ会議や訪問指導を通じて多職種協働のもと活動と参加に資する具体的な目標設定とアプローチを実施することが求められたんだ

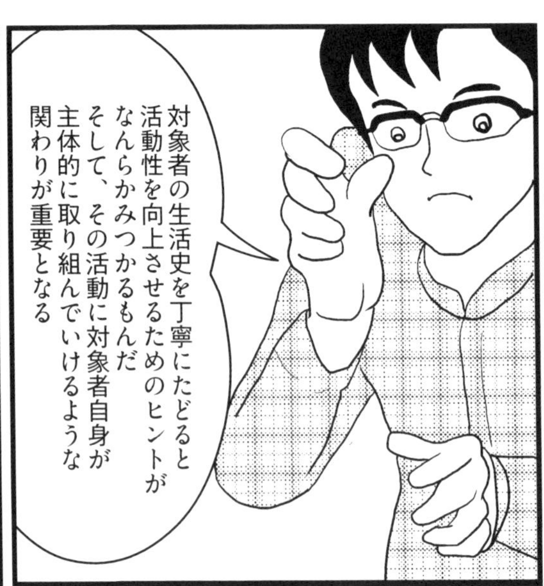
対象者の生活史を丁寧にたどると
活動性を向上させるためのヒントが
なんらかみつかるもんだ
そして、その活動に対象者自身が
主体的に取り組んでいけるような
関わりが重要となる

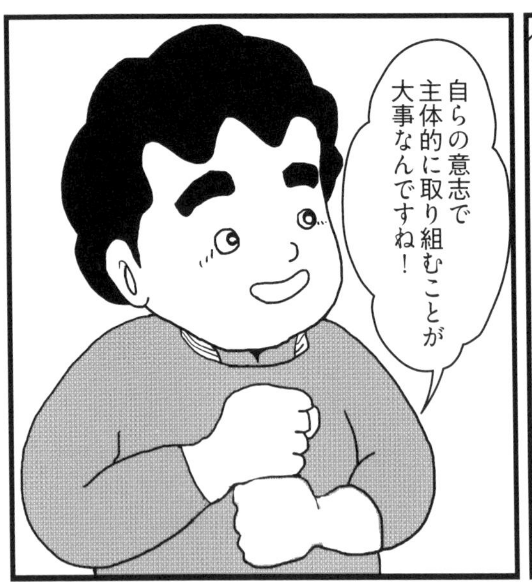
自らの意志で
主体的に取り組むことが
大事なんですね！

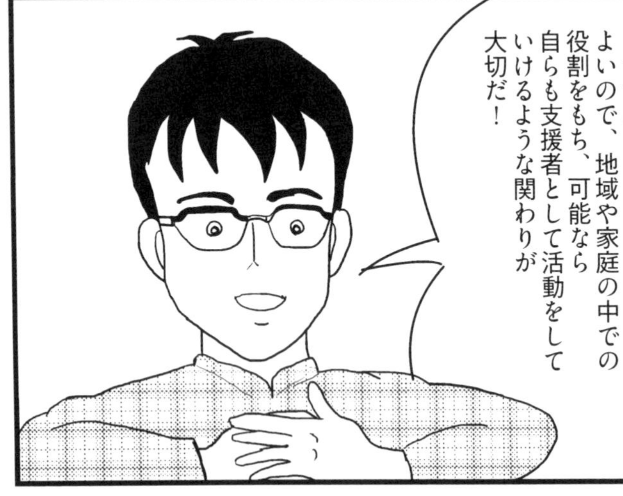
そのとおり！
地域包括ケアの時代は
さっき話したAさんのように
担当者会議、リハビリ会議
地域ケア会議などでさまざまな協議を
しながら計画的に支援を行い対象者が
地域の中で主体的に活動していける
ような支援が重要となる
そして、常に手助けを受ける存在と
してではなく、ちょっとしたことで
よいので、地域や家庭の中での
役割をもち、可能なら
自らも支援者として活動をして
いけるような関わりが
大切だ！

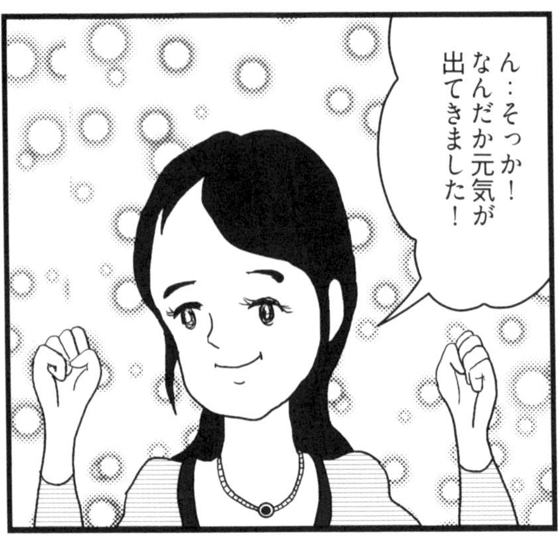
ん…そっか！
なんだか元気が
出てきました！

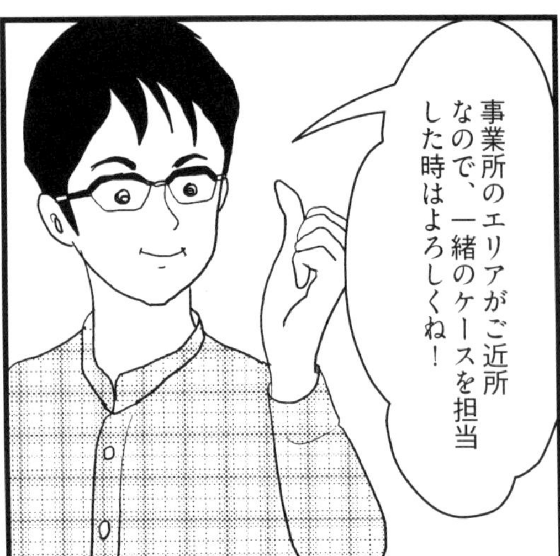
事業所のエリアがご近所
なので、一緒のケースを担当
した時はよろしくね！

興味・関心チェックシート

氏名：＿＿＿＿＿＿＿＿＿＿年齢：＿＿＿歳　性別（男・女）記入日：H＿＿年＿＿月＿＿日

表の生活行為について，現在しているものには「している」の列に，現在していないがしてみたいものには「してみたい」の列に，する・しない，できる・できないにかかわらず，興味があるものには「興味がある」の列に○を付けてください．どれにも該当しないものは「している」の列に×をつけてください．リスト以外の生活行為に思いあたるものがあれば，空欄を利用して記載してください．

生活行為	している	してみたい	興味がある	生活行為	している	してみたい	興味がある
自分でトイレへ行く				生涯学習・歴史			
一人でお風呂に入る				読書			
自分で服を着る				俳句			
自分で食べる				書道・習字			
歯磨きをする				絵を描く・絵手紙			
身だしなみを整える				パソコン・ワープロ			
好きなときに眠る				写真			
掃除・整理整頓				映画・観劇・演奏会			
料理を作る				お茶・お花			
買い物				歌を歌う・カラオケ			
家や庭の手入れ・世話				音楽を聴く・楽器演奏			
洗濯・洗濯物たたみ				将棋・囲碁・ゲーム			
自転車・車の運転				体操・運動			
電車・バスでの外出				散歩			
孫・子供の世話				ゴルフ・グランドゴルフ・水泳・テニスなどのスポーツ			
動物の世話				ダンス・踊り			
友達とおしゃべり・遊ぶ				野球・相撲観戦			
家族・親戚との団らん				競馬・競輪・競艇・パチンコ			
デート・異性との交流				編み物			
居酒屋に行く				針仕事			
ボランティア				畑仕事			
				を伴う仕事			

高齢者の潜在的な興味・感心を探り、より具体的な目標設定ができるツールとして上図の興味・感心チェックシートの利用が推奨されている

前頁で説明したリハビリテーションマネジメントでリハビリテーション計画書を作成する際や通所介護、短期入所生活介護の個別機能訓練計画立案でも必要なアセスメントとして制度上も位置づけられているんだ

第17話　訪問リハビリ-①閉じこもり事例

通所リハビリの研修
お疲れさま
今日からは
訪問リハビリの研修だよ

ハイ！
よろしく
お願いします！

松山さん、この間話してた
実習生の利葉尻君だ
訪問リハビリに同行して
もらいたいけど、訪問先の
了解はどうだった？
はい
訪問先の
了解は
もらってます
パーキンソン病の
方です
閉じこもり状態で
訪問リハビリの
受け入れが難渋
しているケースです

ガチャ
ガチャ

OTの
松山エミカよ！
よろしくね

は
はい！

2014
Boon

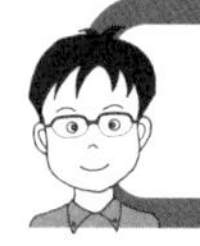

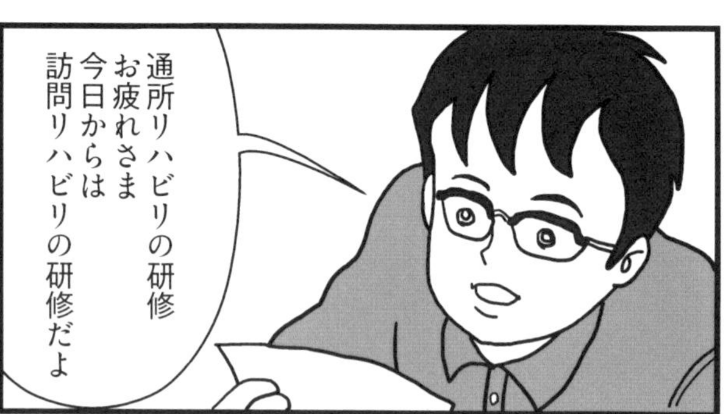

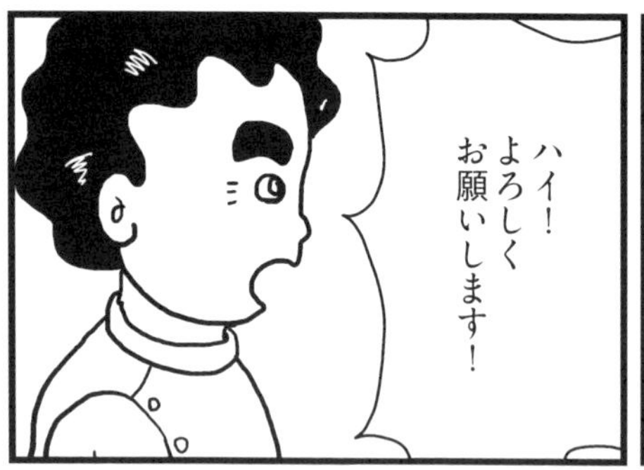

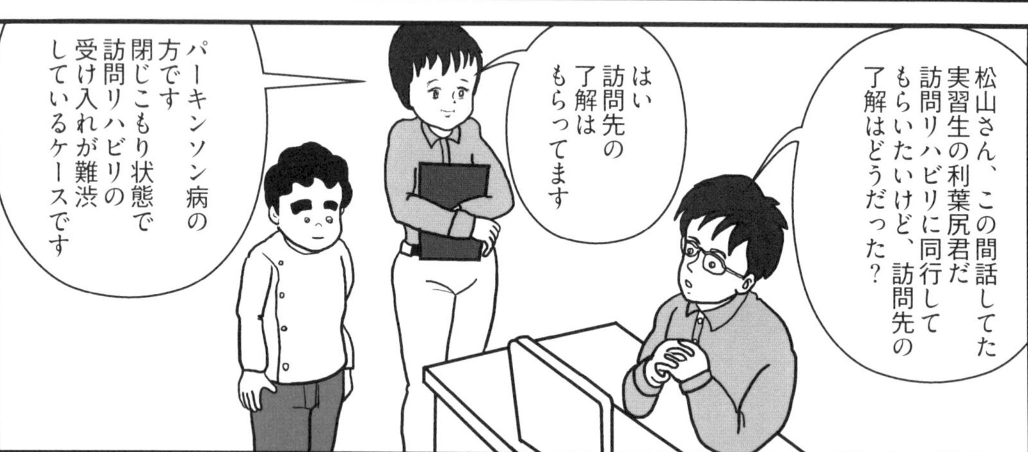

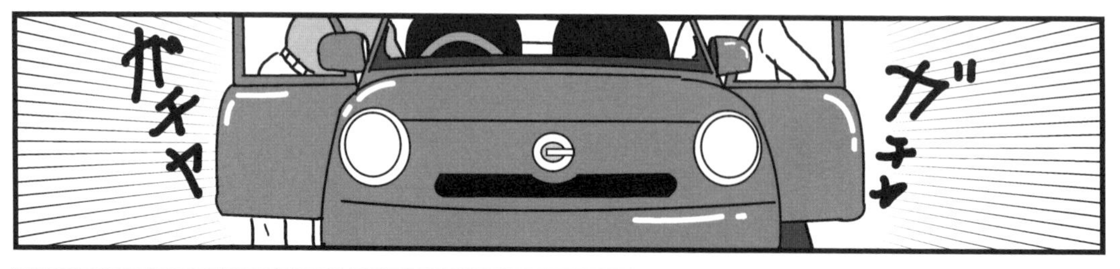

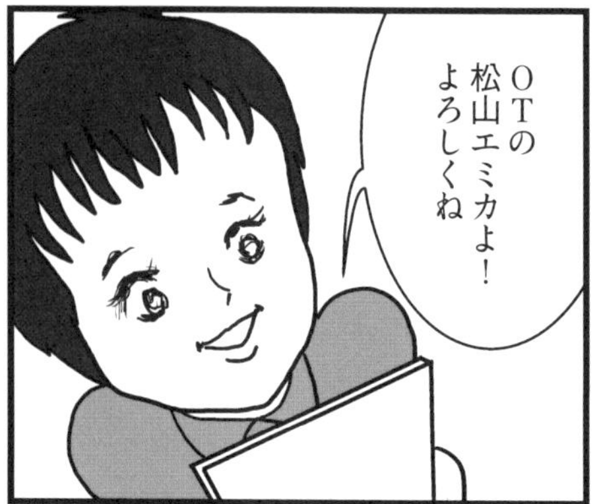

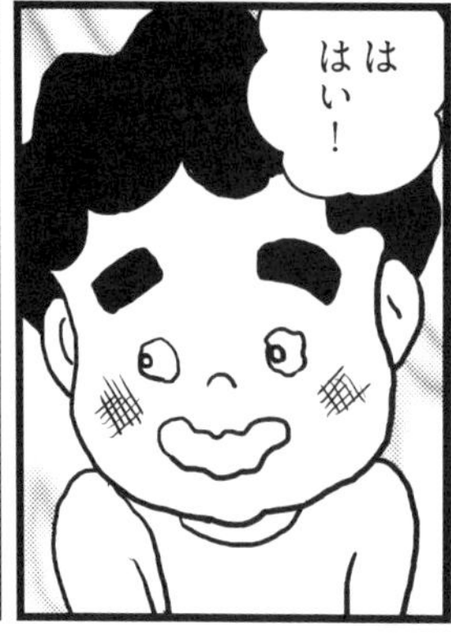

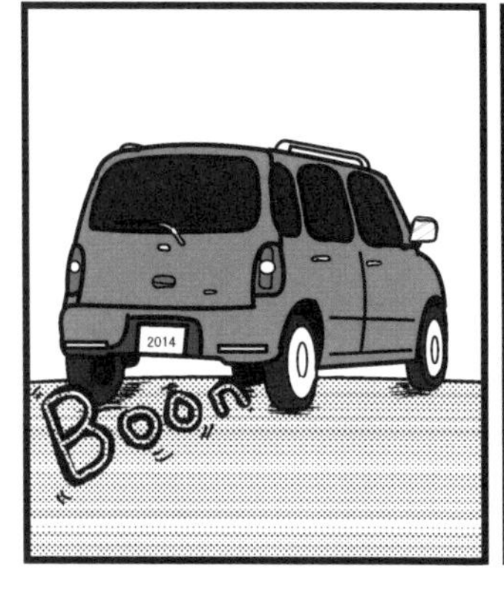

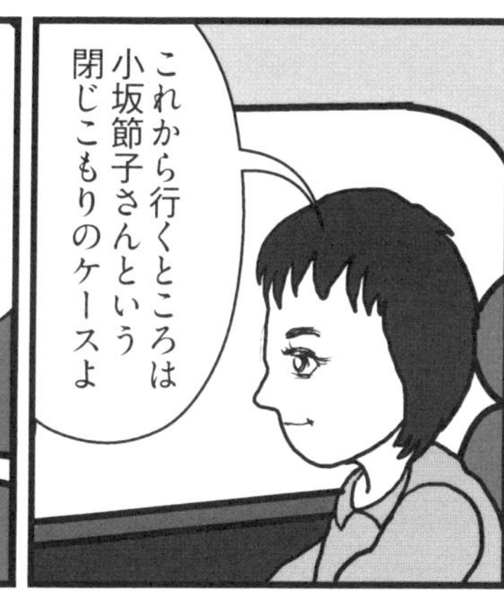
これから行くところは
小坂節子さんという
閉じこもりのケースよ

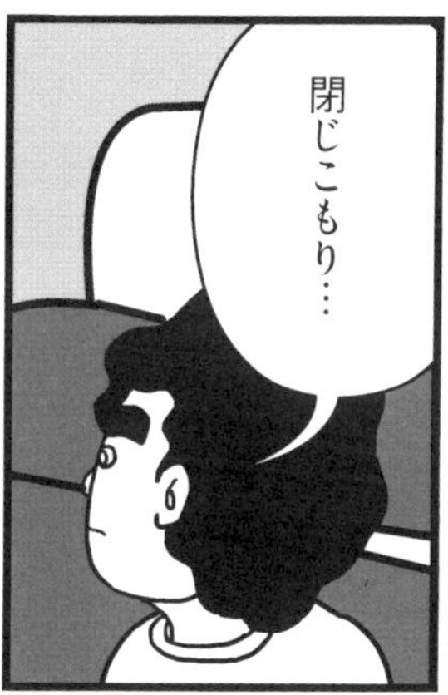
閉じこもり…

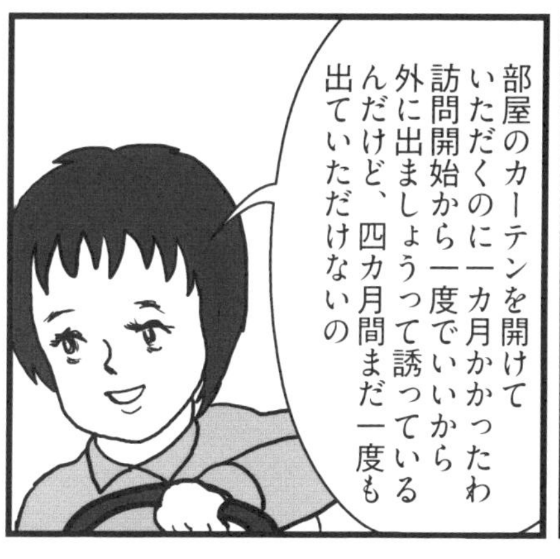
部屋のカーテンを開けて
いただくのに一カ月かかったわ
訪問開始から一度でいいから
外に出ましょうって誘っている
んだけど、四カ月間まだ一度も
出ていただけないの

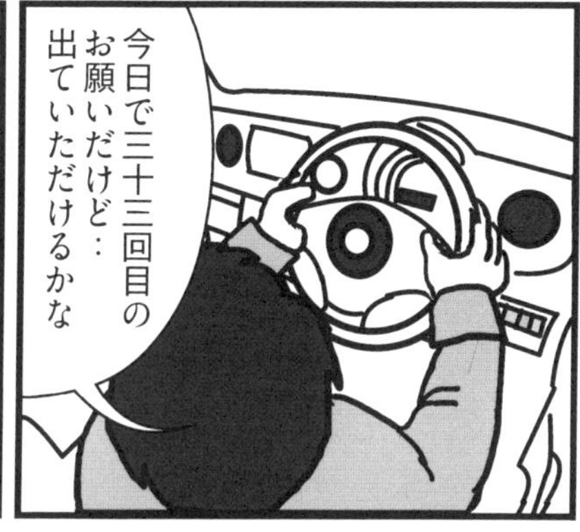
今日で三十三回目の
お願いだけど…
出ていただけるかな

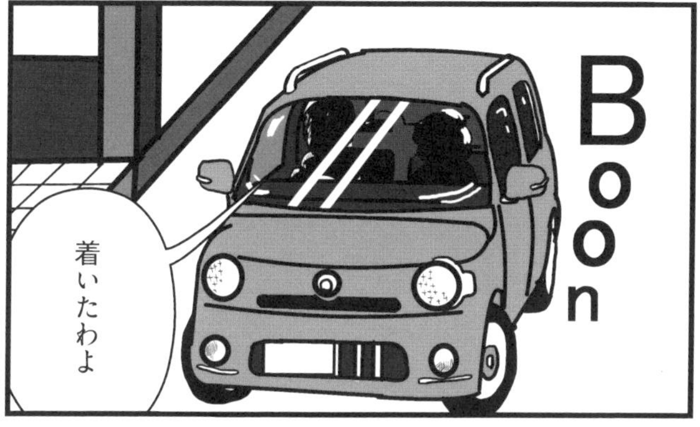
Boon
着いたわよ

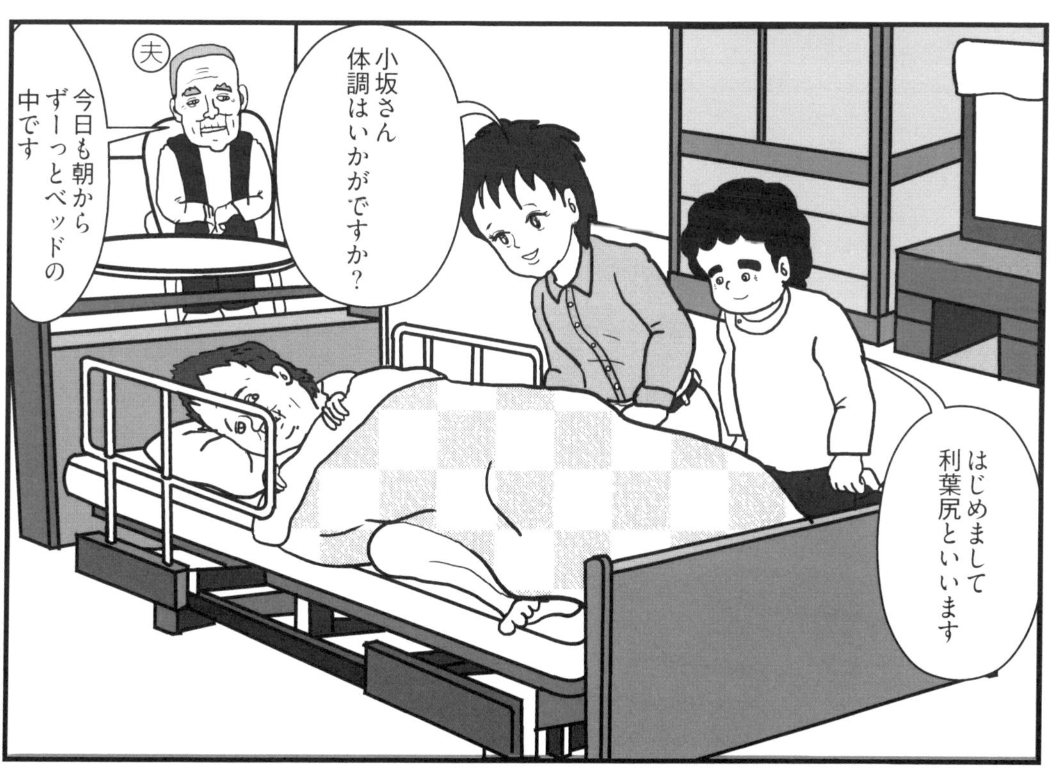
はじめまして
利葉尻といいます
小坂さん
体調はいかがですか?
夫
今日も朝から
ずーっとベッドの
中です

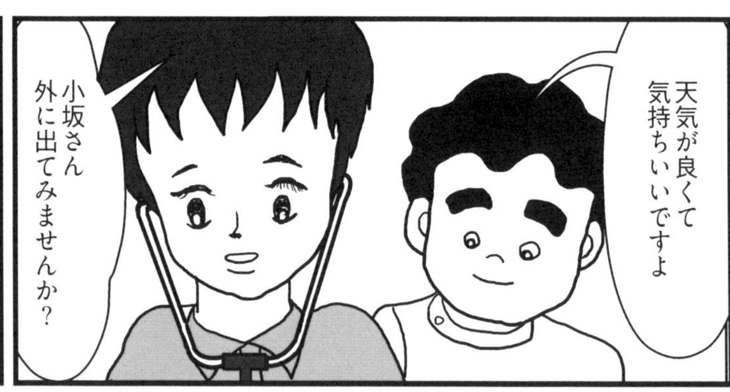
天気が良くて
気持ちいいですよ
小坂さん
外に出てみませんか？

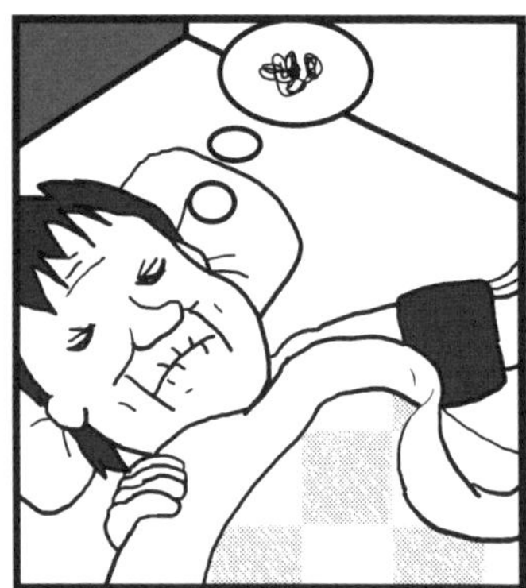

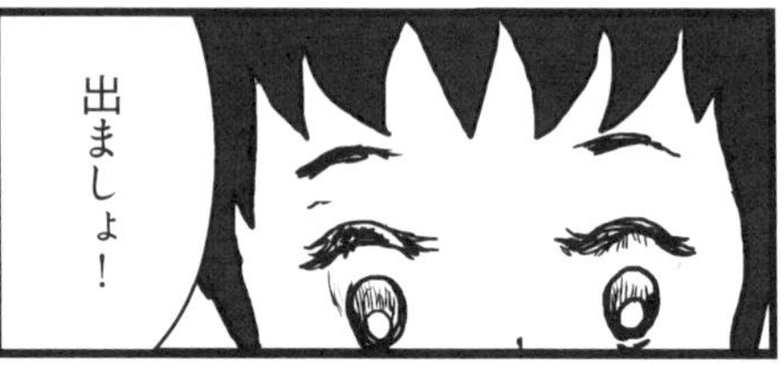
出ましょ！

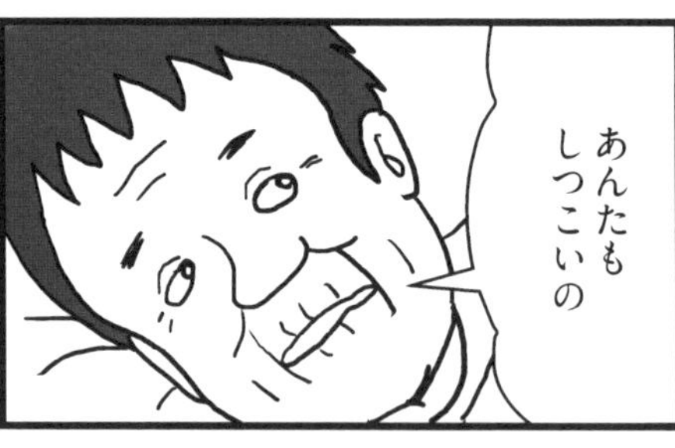
あんたも
しつこいの

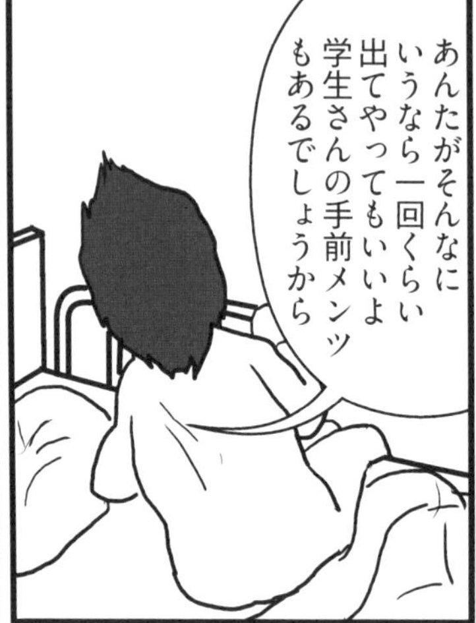
あんたがそんなに
いうなら一回くらい
出てやってもいいよ
学生さんの手前メンツ
もあるでしょうから

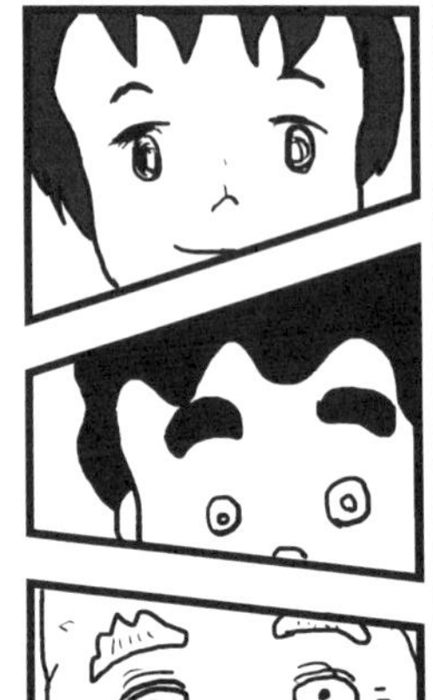

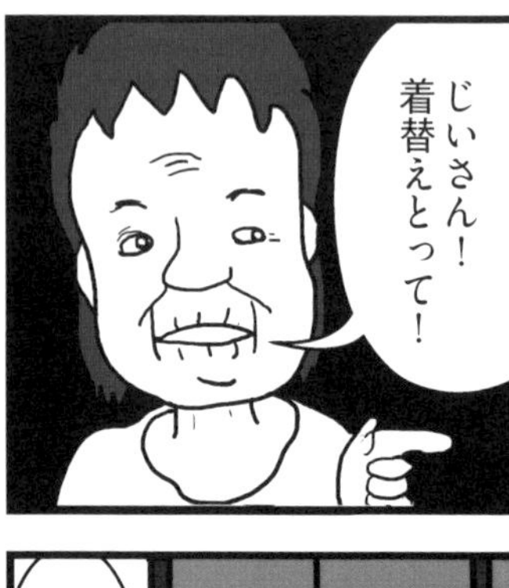
じいさん！
着替えとって！

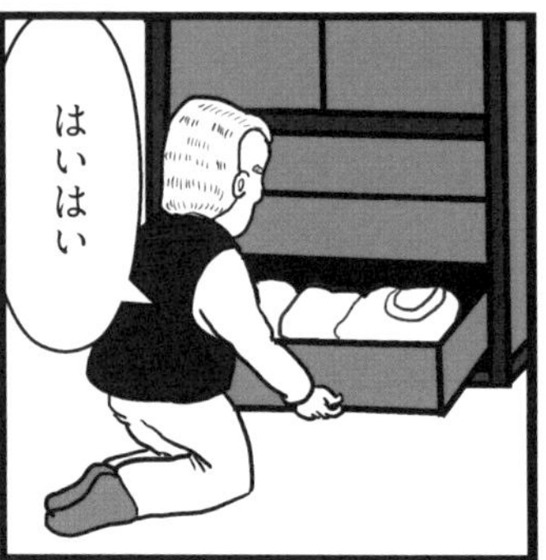
はいはい

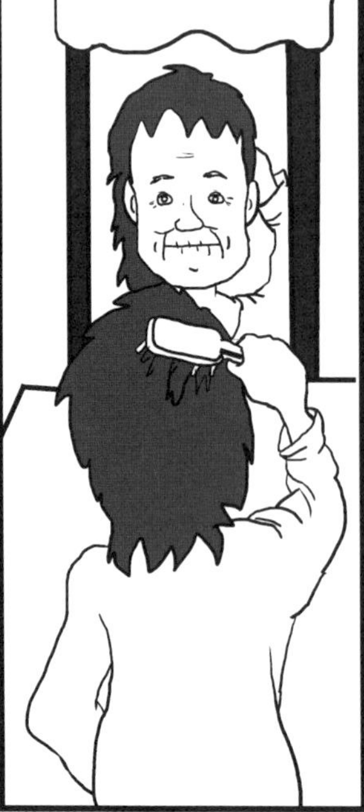

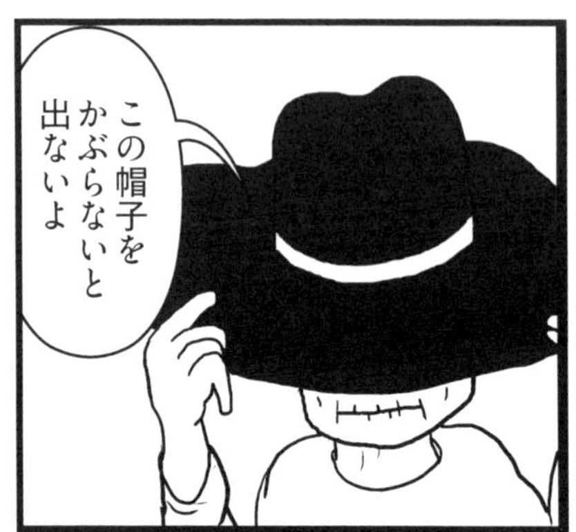
この帽子を
かぶらないと
出ないよ

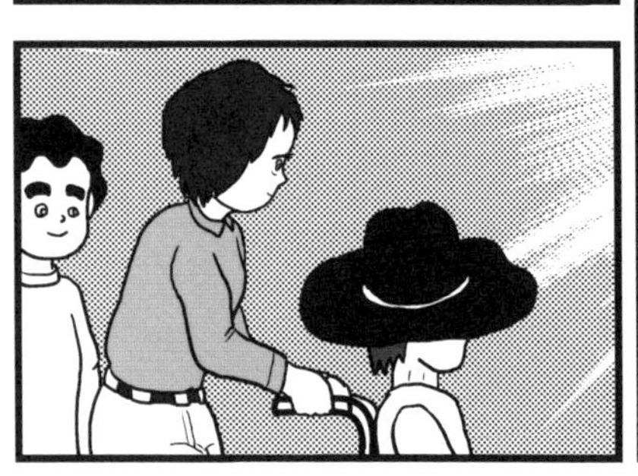

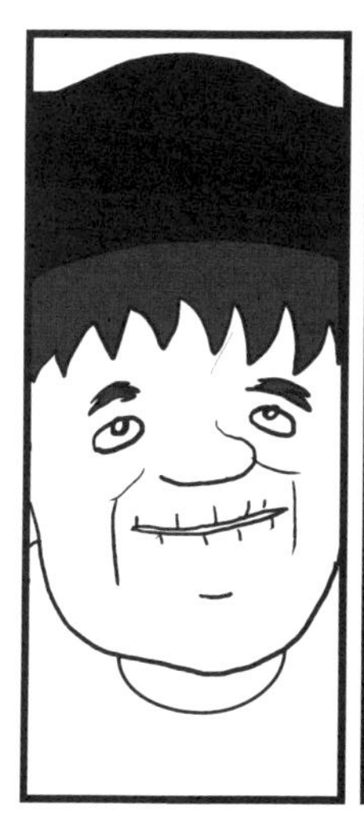

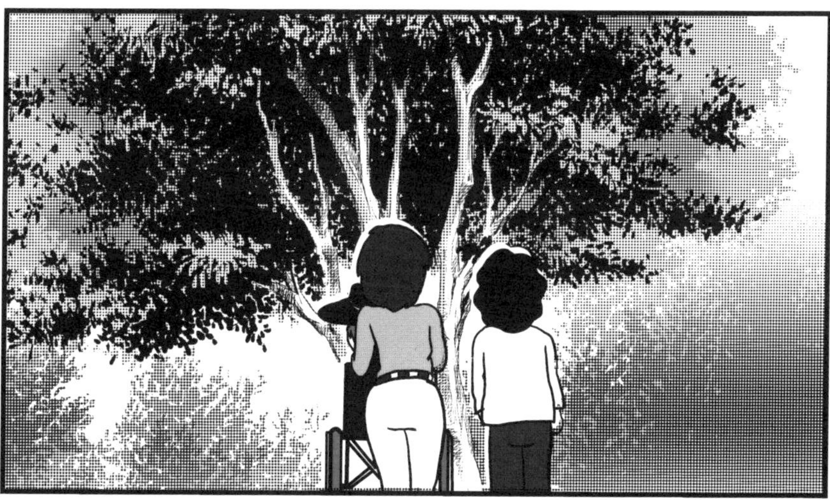

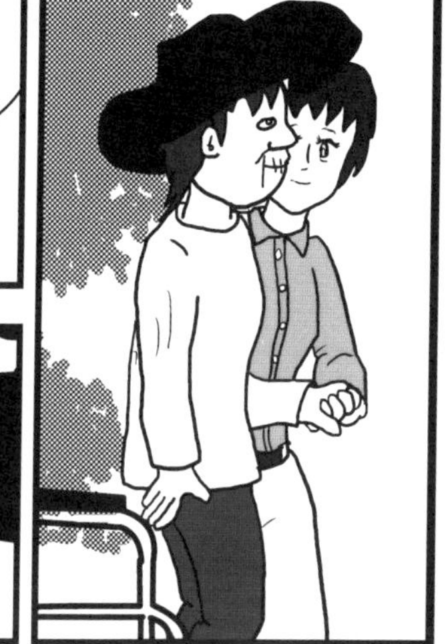

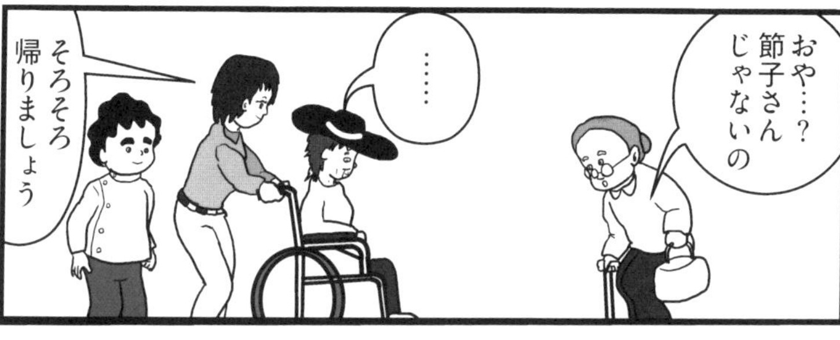
おや…？
節子さん
じゃないの
……
そろそろ
帰りましょう

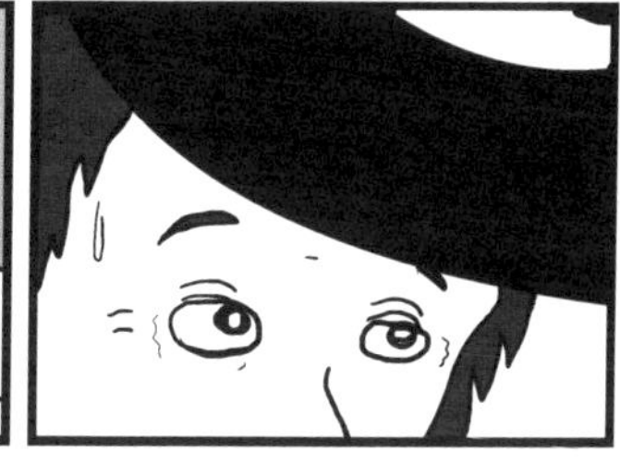

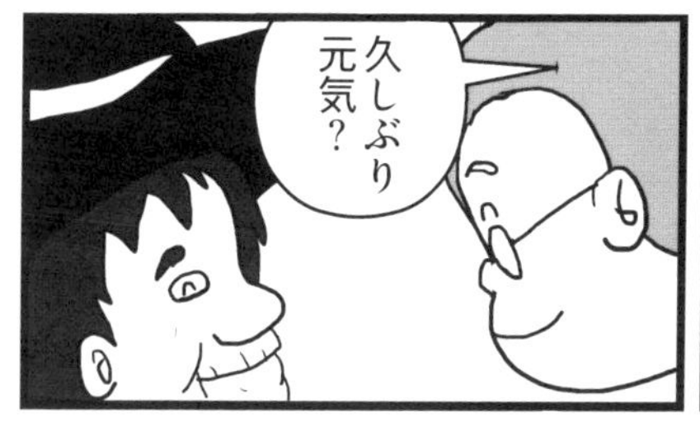
久しぶり
元気？

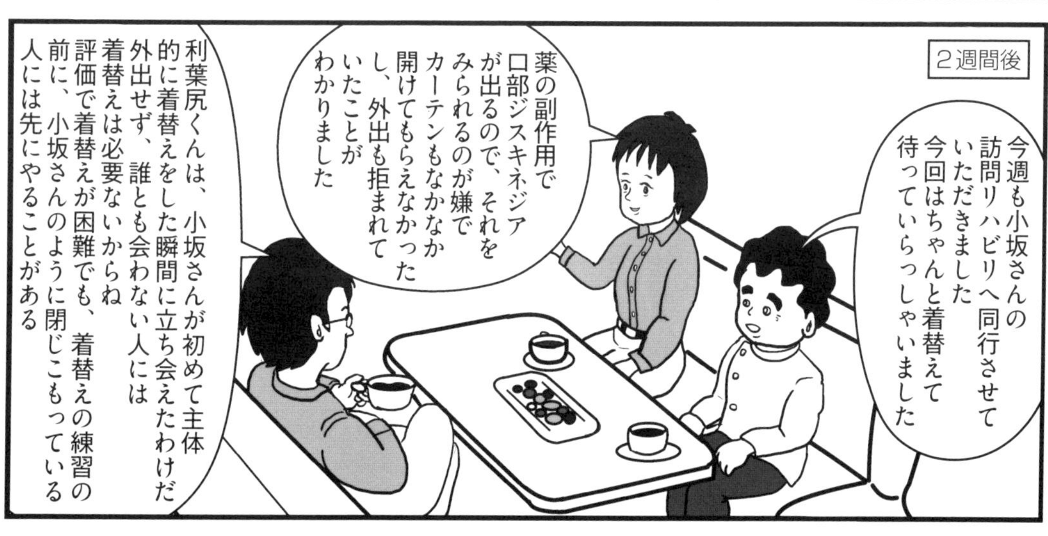
2週間後
今週も小坂さんの
訪問リハビリへ同行させて
いただきました
今回はちゃんと着替えて
待っていらっしゃいました
薬の副作用で
口部ジスキネジア
が出るので、それを
みられるのが嫌で
カーテンもなかなか
開けてもらえなかった
し、外出も拒まれて
いたことが
わかりました
利葉尻くんは、小坂さんが初めて主体
的に着替えをした瞬間に立ち会えたわけだ
外出せず、誰とも会わない人には
着替えは必要ないからね
評価で着替えが困難でも、着替えの練習の
前に、小坂さんのように閉じこもっている
人には先にやることがある

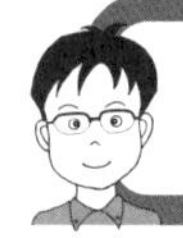

第18話　訪問リハビリ-②ターミナル事例

Home Visit
Rehabilitation
2014

ガチャ

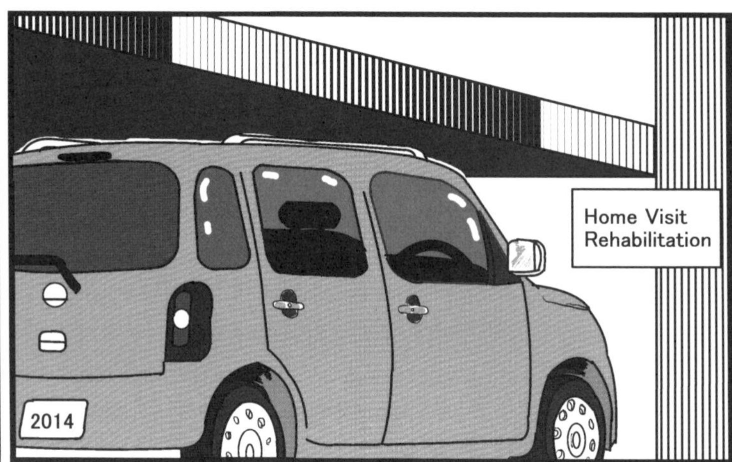

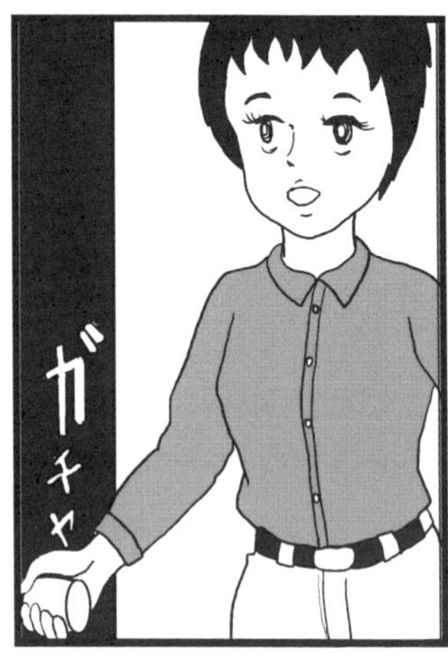

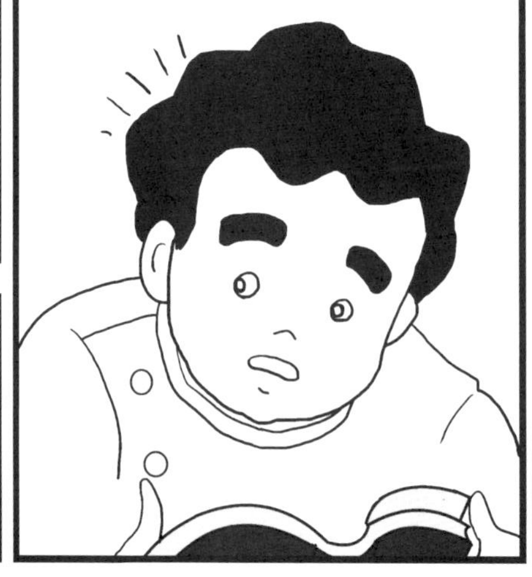

今日のケースは
自宅から
美術館まで行くので、利葉尻君
手伝って
ちょっと時間が
長めになるけど
大野課長の許可は
とっているから

は：はい
わかりました
美術館に
行くのでしたら
ちょっと
着替えてきます

これから
美術館に
行くんですか
今日は
ターミナルの利用者よ
肝癌でステージⅣの人よ
告知は受けていらっしゃる

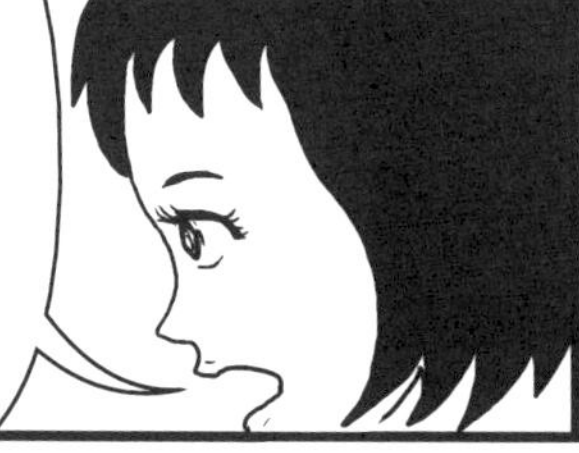

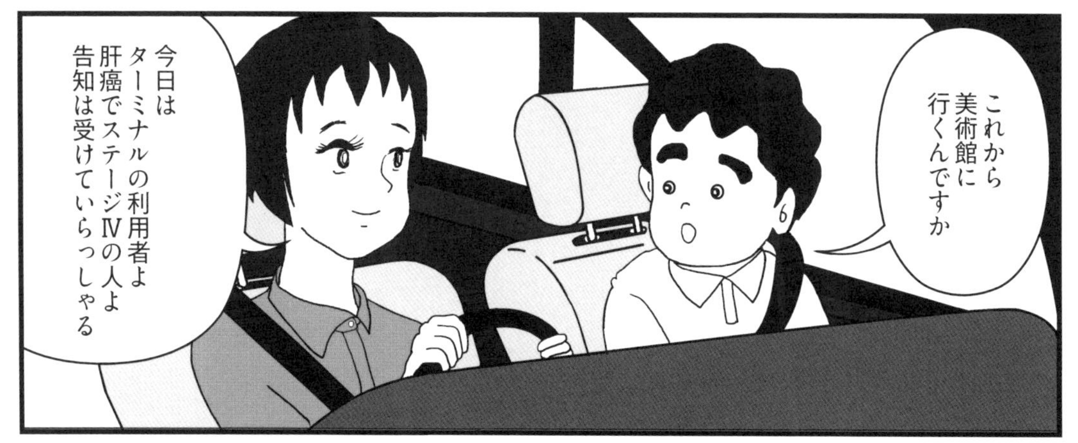

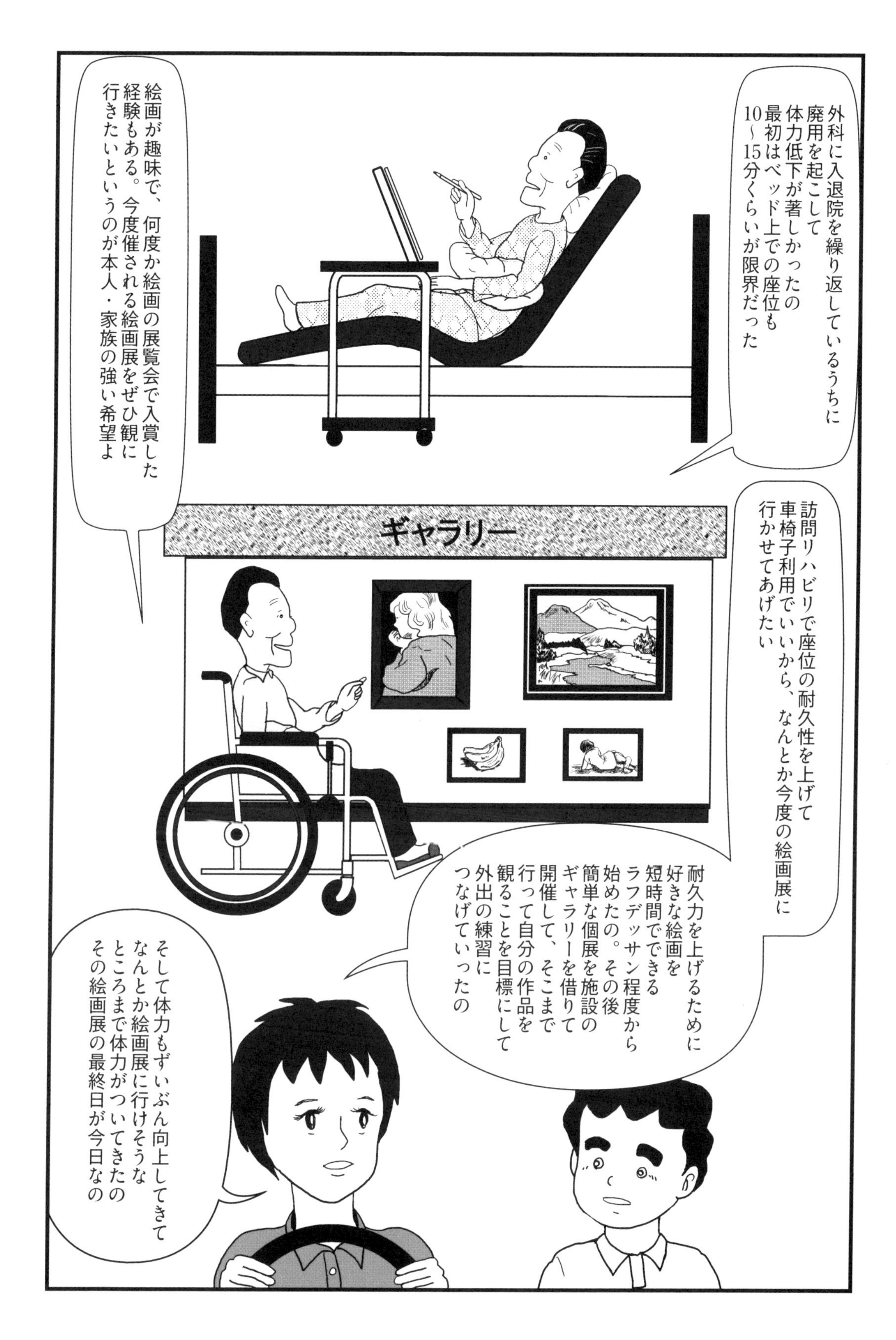
外科に入退院を繰り返しているうちに
廃用を起こして
体力低下が著しかったの
最初はベッド上での座位も
10～15分くらいが限界だった
絵画が趣味で、何度か絵画の展覧会で入賞した
経験もある。今度催される絵画展をぜひ観に
行きたいというのが本人・家族の強い希望よ
ギャラリー
訪問リハビリで座位の耐久性を上げて
車椅子利用でいいから、なんとか今度の絵画展に
行かせてあげたい
耐久力を上げるために
好きな絵画を
短時間でできる
ラフデッサン程度から
始めたの。その後
簡単な個展を施設の
ギャラリーを借りて
開催して、そこまで
行って自分の作品を
観ることを目標にして
外出の練習に
つなげていったの
そして体力もずいぶん向上してきて
なんとか絵画展に行けそうな
ところまで体力がついてきたの
その絵画展の最終日が今日なの

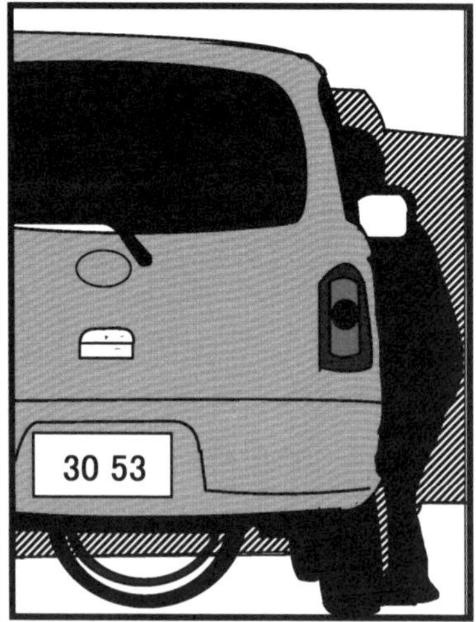
30 53

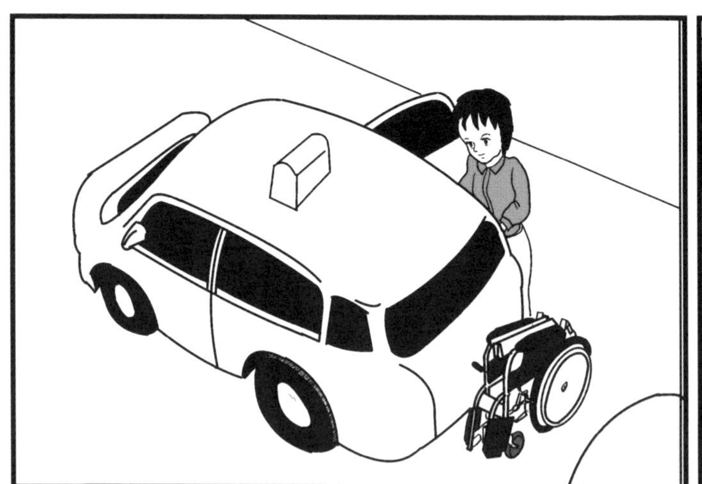

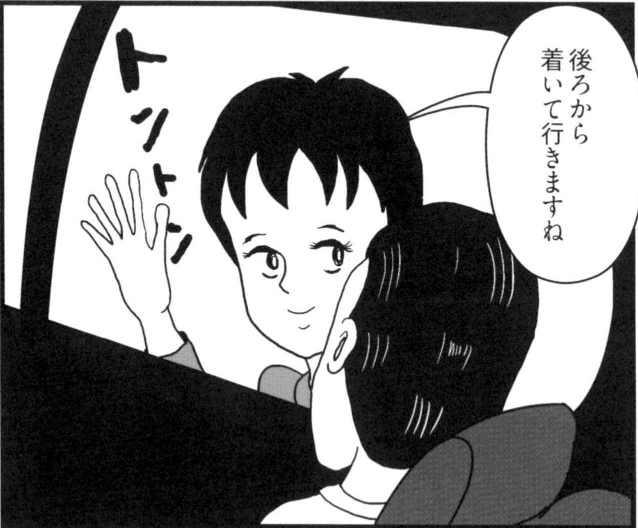
トントン
後ろから着いて行きますね

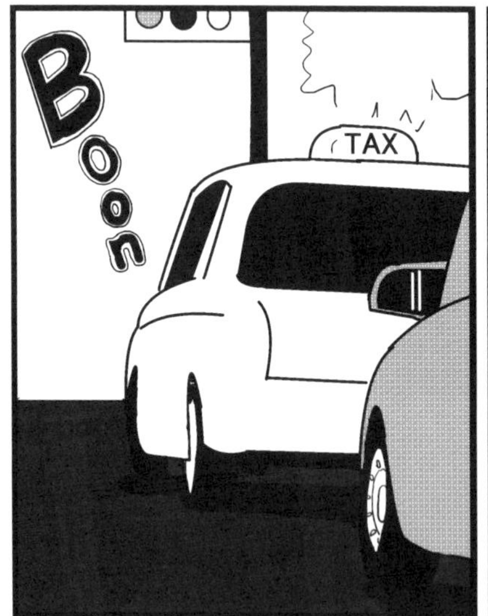
Boon
TAX

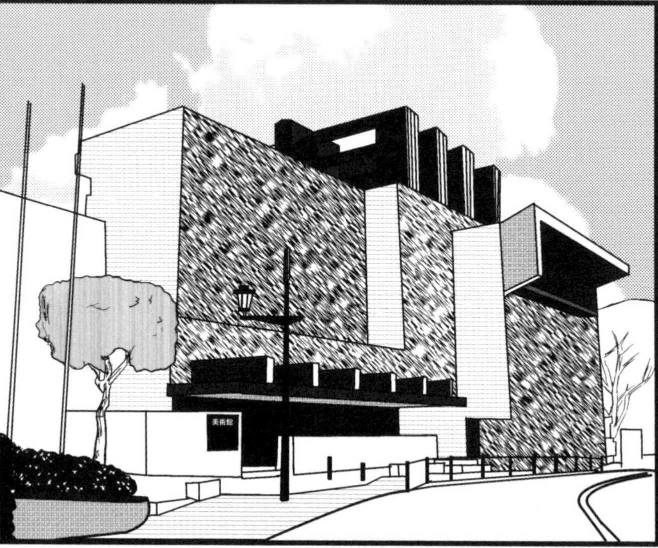

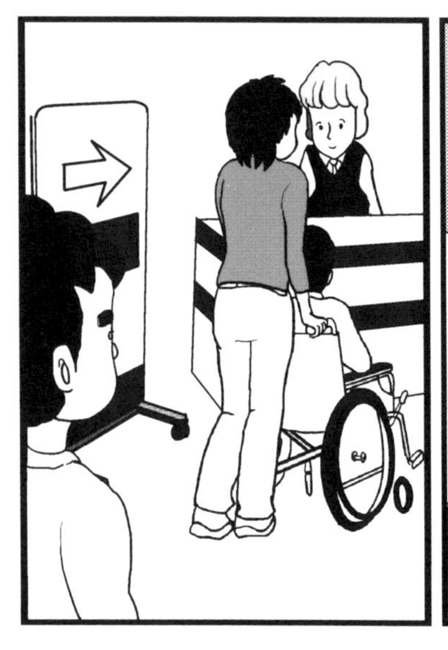

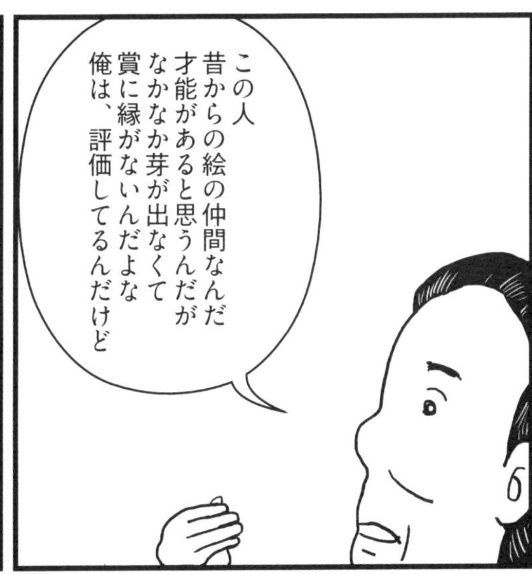
この人
昔からの絵の仲間なんだ
才能があると思うんだが
なかなか芽が出なくて
賞に縁がないんだよな
俺は、評価してるんだけど

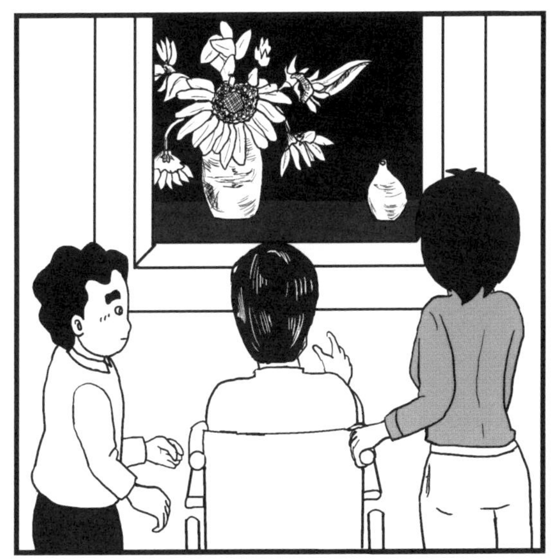

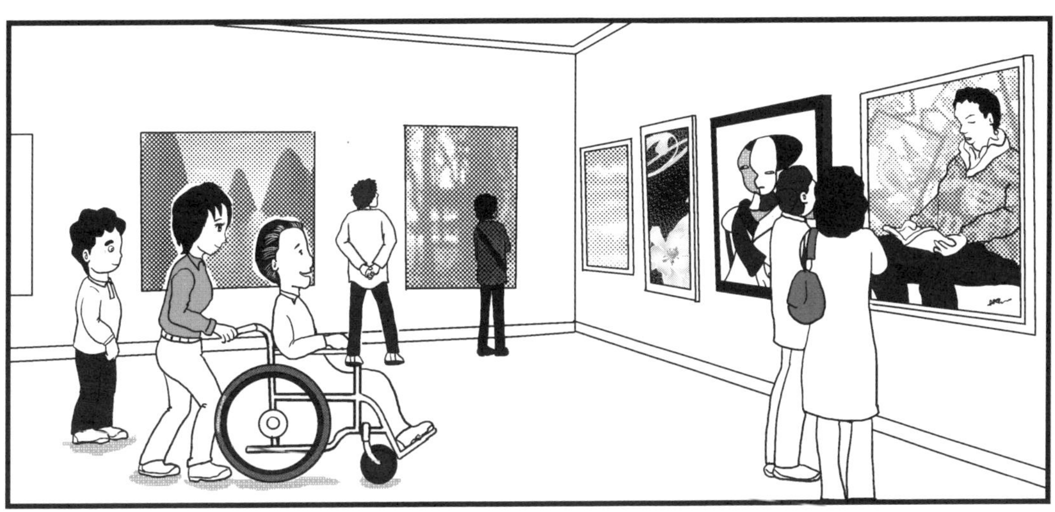

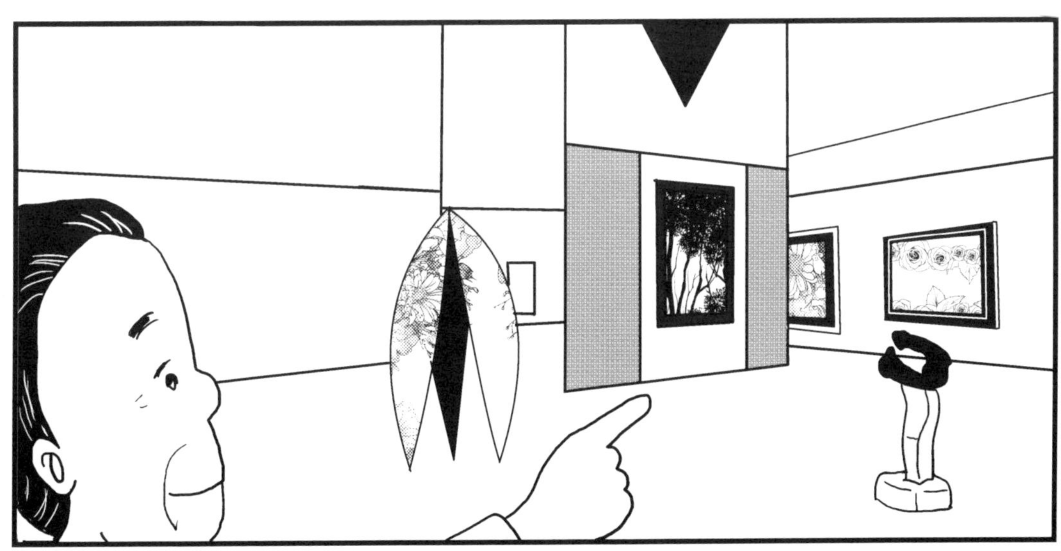

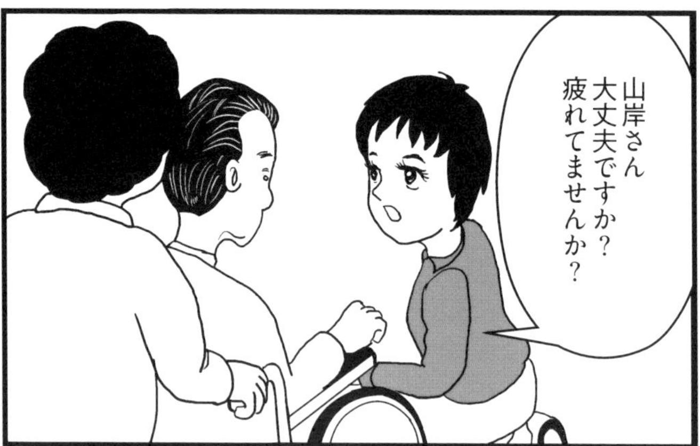
山岸さん
大丈夫ですか？
疲れてませんか？

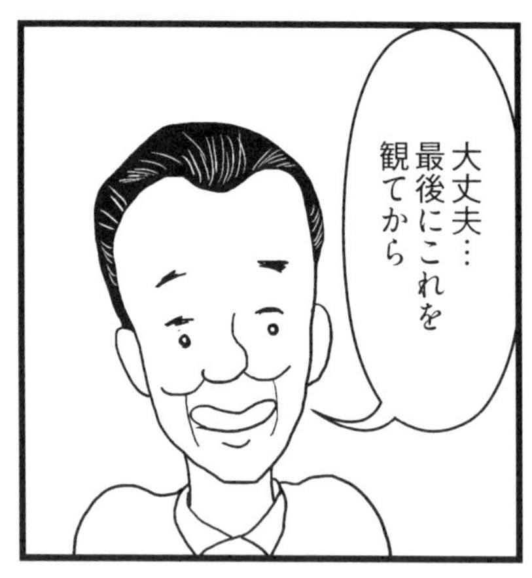
大丈夫…
最後にこれを
観てから

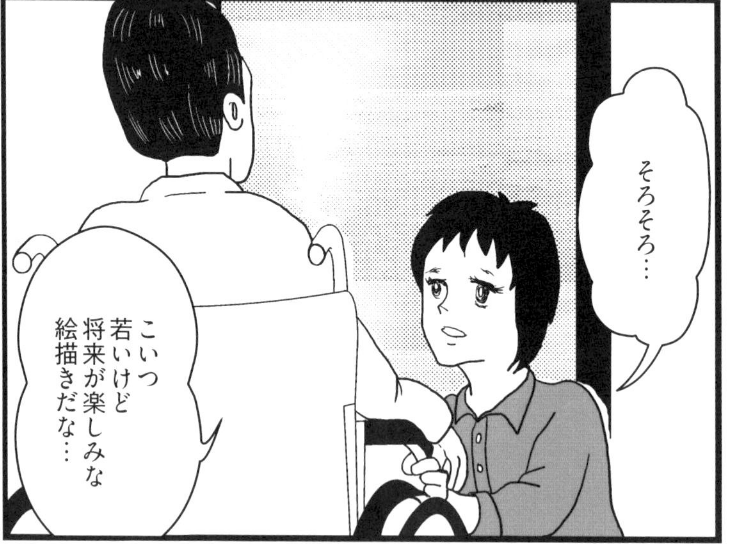
そろそろ…
こいつ
若いけど
将来が楽しみな
絵描きだな…

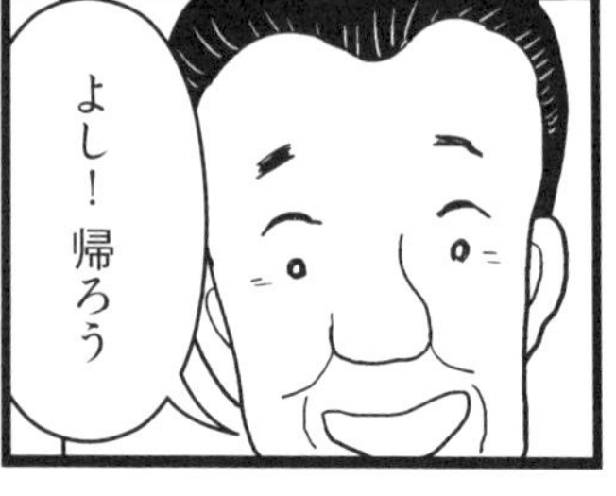
よし！ 帰ろう

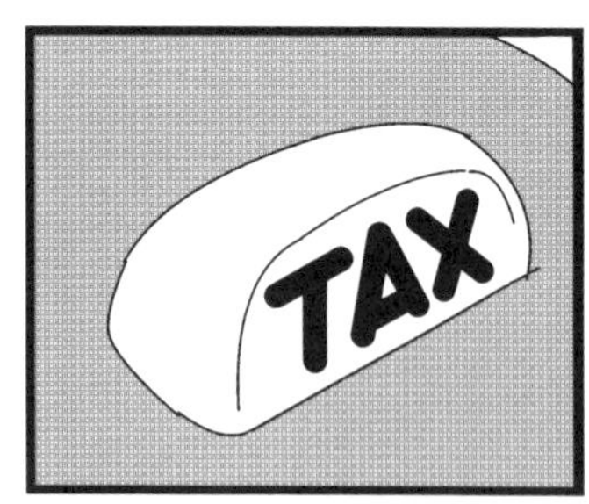
TAX

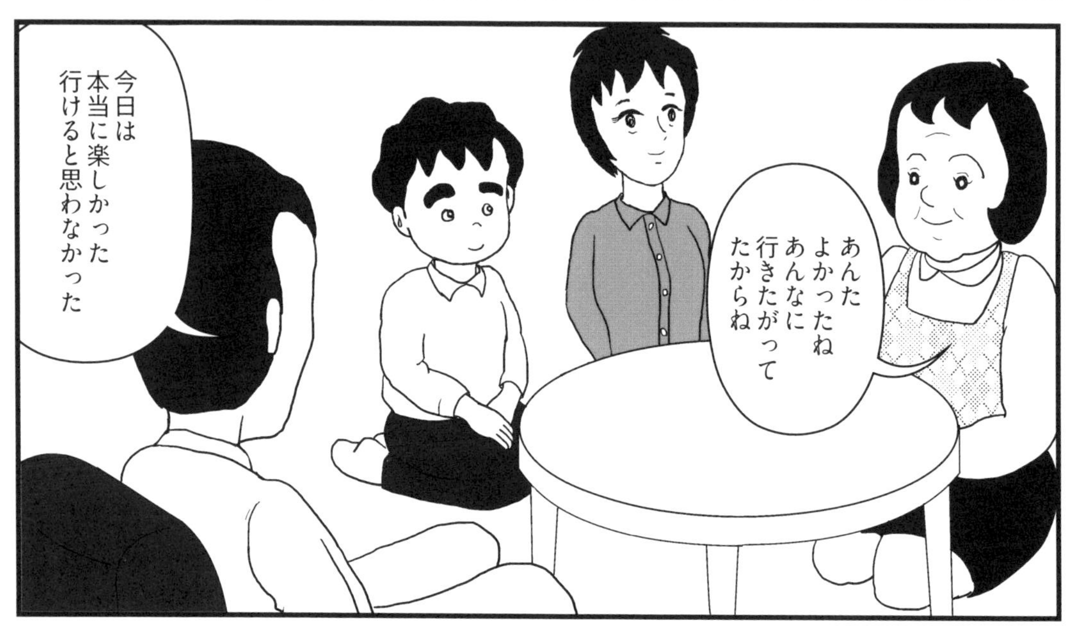
あんた
よかったね
あんなに
行きたがって
たからね
今日は
本当に楽しかった
行けると思わなかった

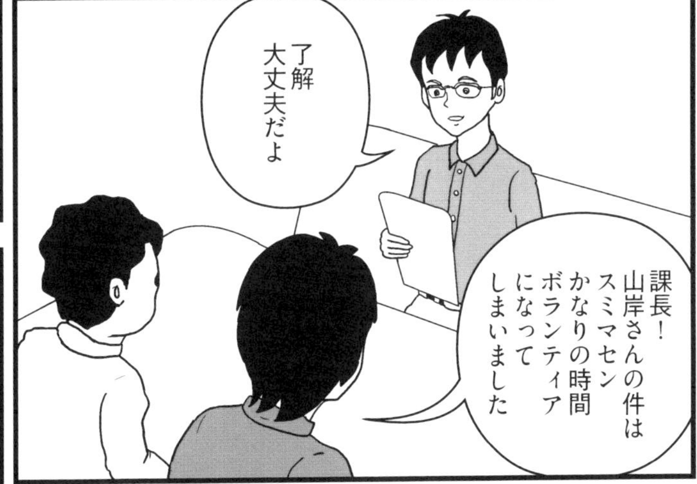
課長！
山岸さんの件は
スミマセン
かなりの時間
ボランティア
になって
しまいました
了解
大丈夫だよ

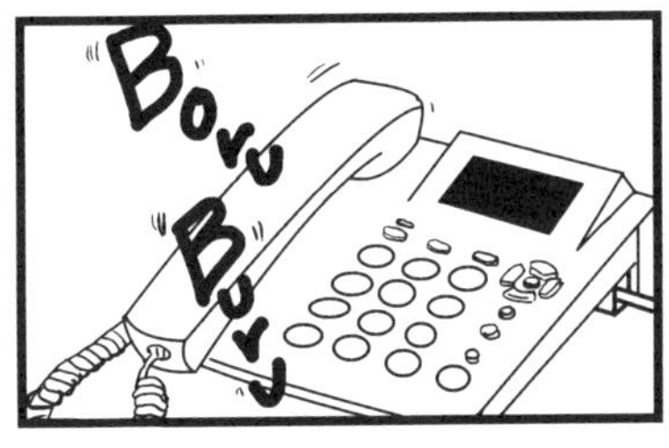

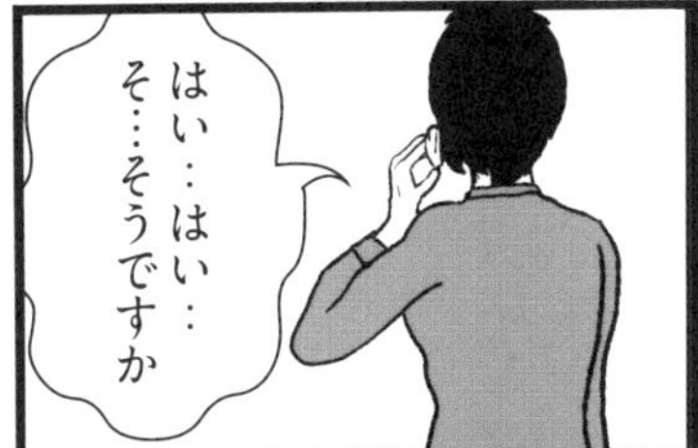
はい…はい…
そ…そうですか

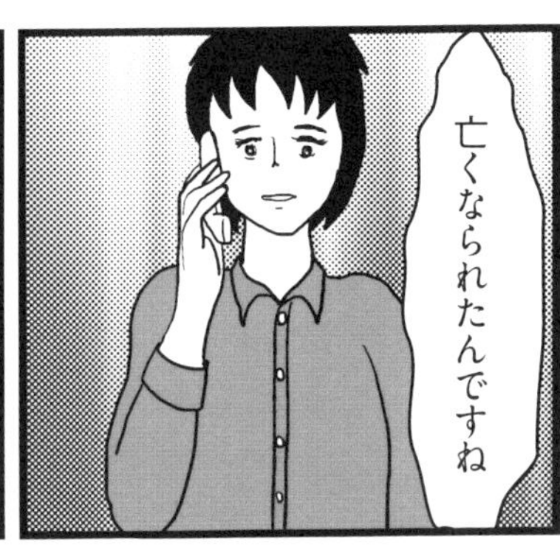
亡くなられたんですね

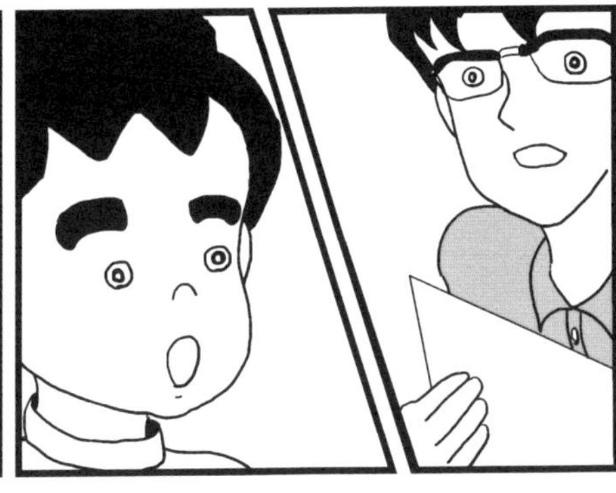

数日後

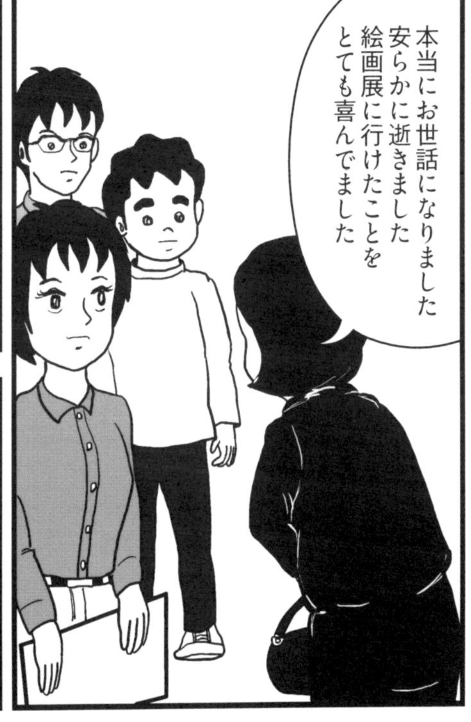
本当にお世話になりました
安らかに逝きました
絵画展に行けたことを
とても喜んでました

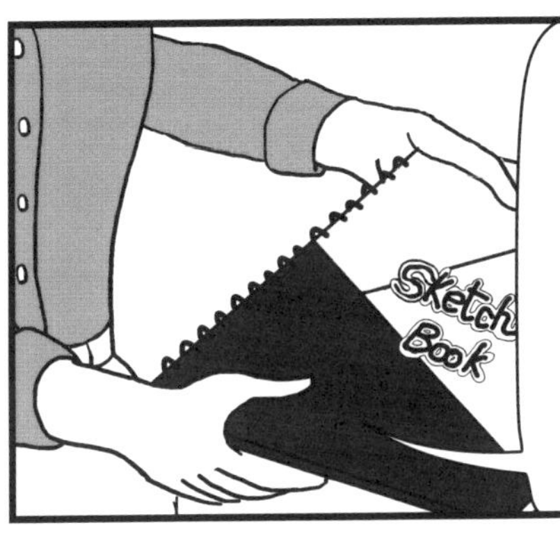
これは訪問リハビリの時に
ご主人が奥様のために
描いたデッサンです
最後に渡すようにご主人に
頼まれていました
言葉も添えてあります
Sketch Book

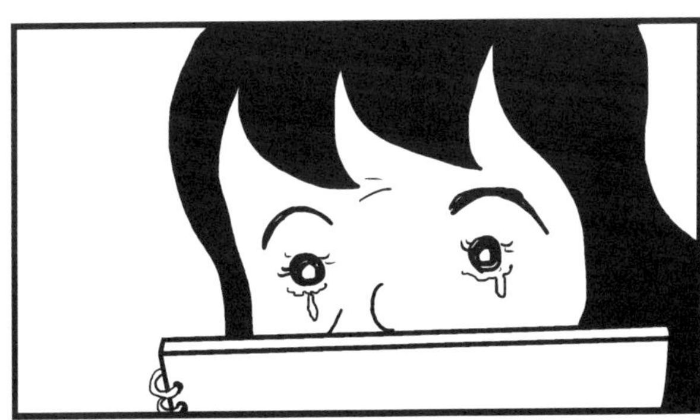

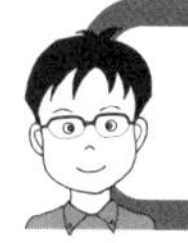

最終話　訪問リハビリ-③介入戦略

山野加

おはようございます!
いよいよ実習最終日だね

はい!いろいろお世話になりました!

以前、閉じこもりのケースに一緒に訪問してもらったよね あの人ほど強い閉じこもりでなくても在宅には病院や施設から退院退所後の生活への不安やちょっとした生活上の不具合で外出しなくなったり、人との関係が希薄になっている人が少なくない
だから、せっかく機能回復して在宅に帰ってもその機能が生かされにくい その結果、心身機能の低下を再び引き起こしてしまう 今回の実習の最初のほうでいったように、生活の造りを、より活動性の高いものにする関わりが非常に重要なんだ

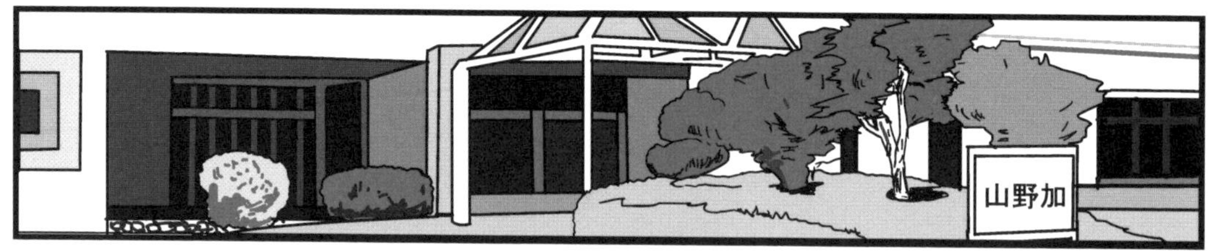

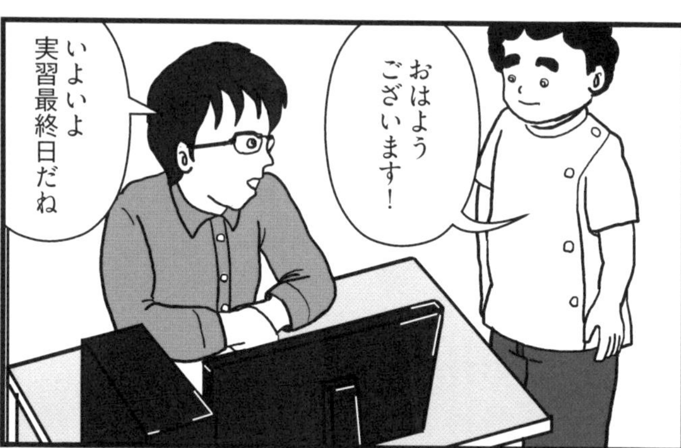

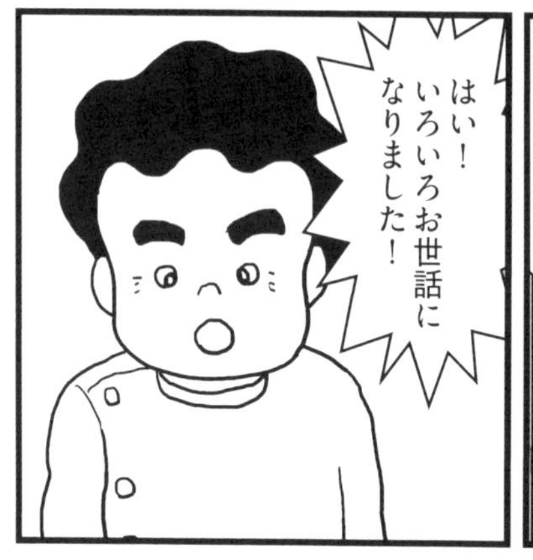

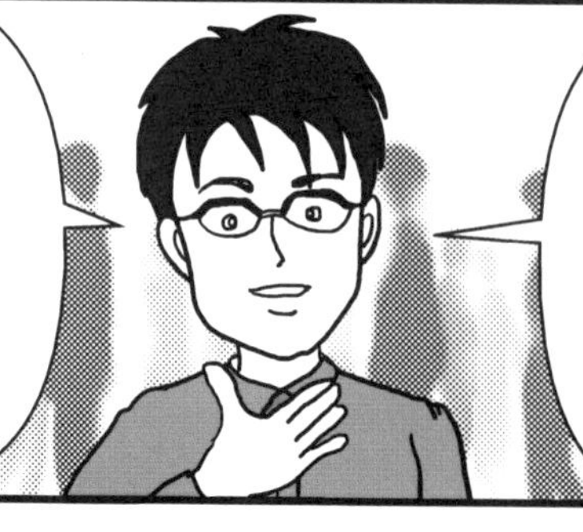

実習の最初に説明したように、訪問リハビリでも対象者の生活構造の状況を評価して、優先順位をつけて介入するんだ 次の頁にその流れを示すよ

できるだけ不活発な自由時間を活動的なものに → 3次活動（余暇活動）

消失した役割を少しでも取り戻す ↕ 2次活動（役割活動）

生活の基盤となる活動を整える → 1次活動（睡眠とセルフケア）

移動・移乗

コミュニケーション

訪問リハビリテーションの介入戦略−活動性向上

（訪問リハビリテーション清雅苑（編著）：図説 訪問リハビリテーション—生活再建とQOL向上. 三輪書店, 2013, p33より引用）

段階	内容
生活立ち上げ期 set up phase	在宅生活開始直前〜開始して間もない時期で，在宅生活が円滑にスタートを切れるよう準備を整える時期です．訪問リハビリでは福祉用具の導入，住宅改修の助言・指導，ADL 指導，家族への介護方法の指導が中心に行われます．退院前訪問，退所前訪問の時期もこの時期に含まれます
生活調整期 adjust phase	生活立ち上げ期で設定したものが現実の在宅生活に適合するよう再調整や追加支援を行う時期です．具体的には，福祉用具のタイプ変更，手すりの追加や設置位置の変更，ADL 指導内容の変更など，在宅生活開始後に生じる初期設定の不具合を調整する時期です
生活継続期 maintain phase	セルフケアを中心とした生活が安定し継続できていることを確認し，役割の獲得やより活動性の高い生活の可能性を模索する時期です
生活の質向上期 step up phase	新たな活動導入の具体的提案，準備，支援を実施し，生活圏の拡大，QOL の向上を図り，地域活動への参加と結びつけていく時期です．さらに生活の質向上期では５段階に分けて介入プロセスを標準化しています
さりげない提案 seeding	本人の好みやこれまでの活動経験や地域，家庭での役割を知り，心身機能の状況をみながら，サービス提供中の会話の中でさりげなく提案します
体験 experience	提案した活動を体験してもらいます．提案時に否定的であっても，まずは体験をして判断してもらいます
選択 select	取り組んでみたい，あるいは取り組んでみてもいい活動が決まります
技術向上のための支援 skill up	技術向上のための支援：作業環境の設定や福祉用具などの利用，動作指導，表現方法の指導など行い，スキルを向上させ自信をつけてもらいます
参加 participation	家庭内役割への参加，施設や地域のイベントやクラブ活動などへの参加を促していきます

※利用者の状態によって，役割の獲得を優先か趣味活動など楽しみを優先するかを検討しながら進めます

※もともと役割や楽しみのための活動がない人への流れです

これはわれわれの事業所の訪問リハビリの介入戦略を図式化したものだ。もちろんすべてのプロセスを訪問リハビリだけで達成するものでもないし、フォーマルなサービスだけでできるものでもない
また対象者すべてがこのように進むというものでもない
在宅環境を整え、セルフケア、移動、移乗の練習をすればゴールではない。これまでも話してきたように、それだけでは
生活が元気にならないんだ。役割を獲得し、地域活動に参加していくことを目標に介入していくことが大切なんだ
これから、国が目指している地域包括ケアシステムの流れのなかで、このような支援はますます重要になってくる

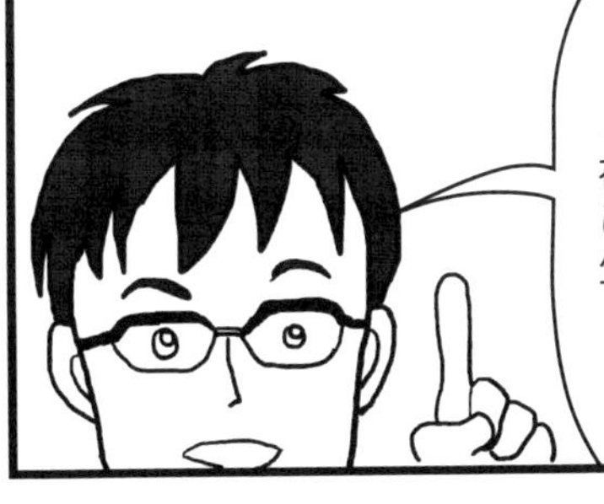

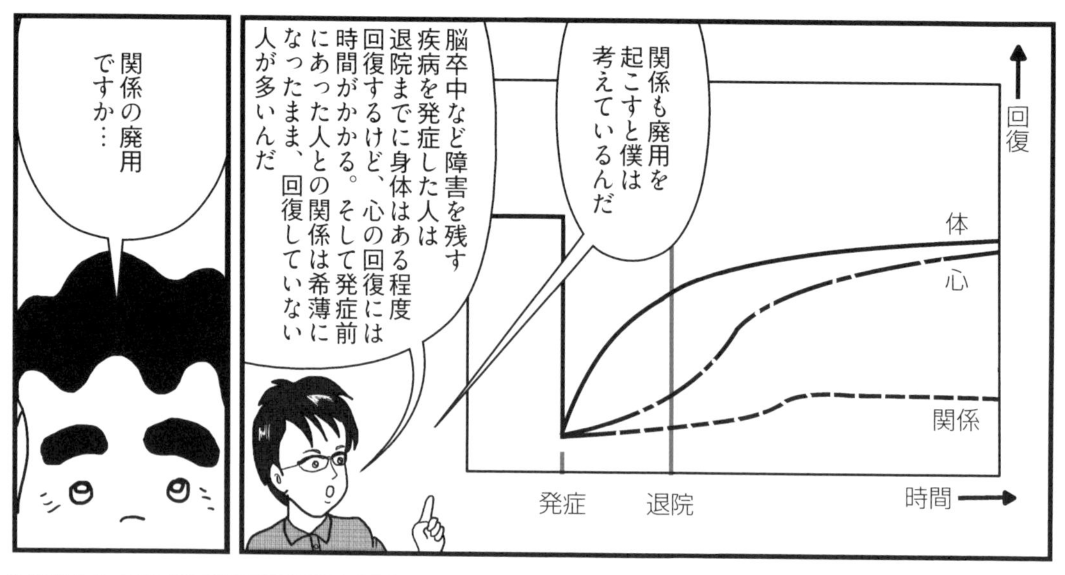
関係も廃用を起こすと僕は考えているんだ
脳卒中など障害を残す疾病を発症した人は退院までに身体はある程度回復するけど、心の回復には時間がかかる。そして発症前にあった人との関係は希薄になったまま、回復していない人が多いんだ
回復
体
心
関係
発症
退院
時間
関係の廃用ですか…

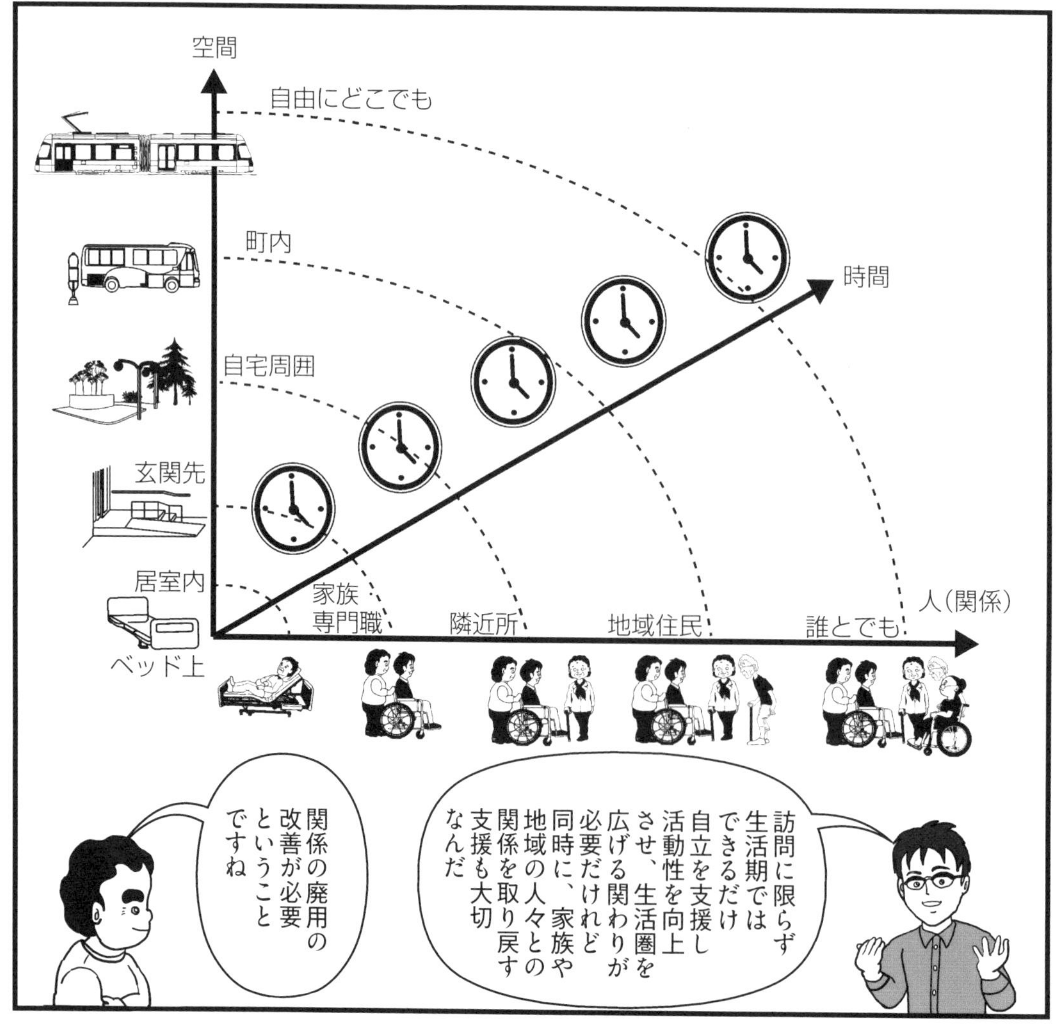
空間
自由にどこでも
町内
自宅周囲
玄関先
居室内
ベッド上
時間
人（関係）
家族
専門職
隣近所
地域住民
誰とでも
訪問に限らず生活期ではできるだけ自立を支援し活動性を向上させ、生活圏を広げる関わりが必要だけれど同時に、家族や地域の人々との関係を取り戻す支援も大切なんだ
関係の廃用の改善が必要ということですね

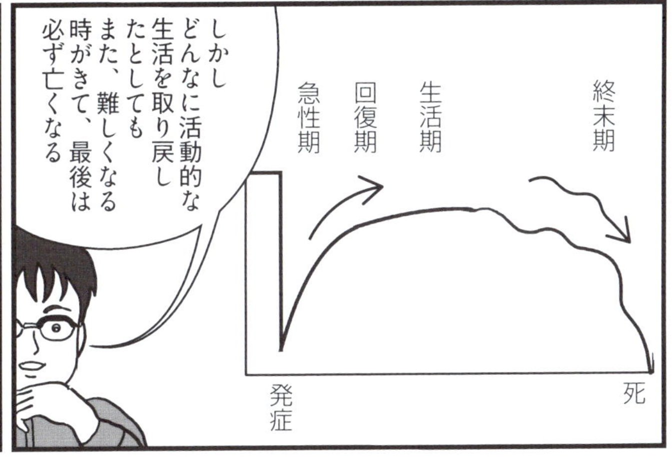

生活期を支援していく
延長線上に、終末期がある
それは避けて通れない
特に高齢者の生活期リハビリは
右肩上がりのリハビリ
だけではないんだ
最期をどのようにその人らしく
迎えるかも大きな課題なんだ

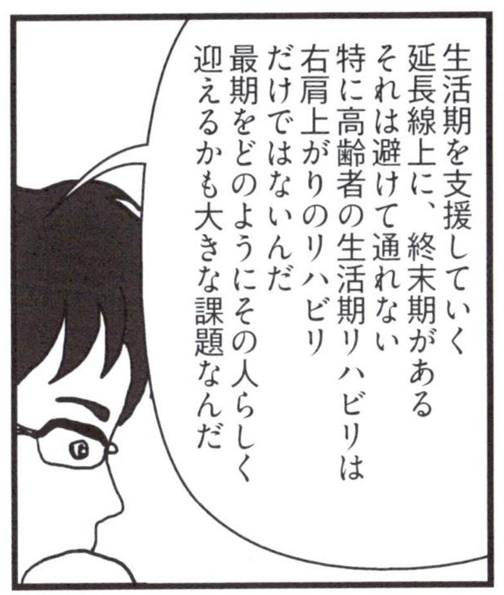

……中略

若干の身体的な状態の低下が心理状態に影響し活動を制限するという当たり前のことの確認と、もう一点、眠っている状態の時は、どんな夢をみていようとも、また、夢をみていなくても、辛い現実から回避できる事実があるということです。こうした状況が続けばいわゆる「廃用症候群」になることはわかっていても、眠るという行為に逃げ込みたい気持ちは常に存在するようです。

単に廃用防止のため、離床と運動量の確保とはいかないのでしょうね。やはり離床のための何かスイッチをみつけそこを押すことが必要のようです。

吉田隆幸

※このメールは著者が故吉田隆幸氏（作業療法士）より全国地域作業療法研究会の講演の後にいただいたメールの一部です。

右のメールは、
地域リハビリを教わった
先輩の遺言なんだ
亡くなる3カ月前に
いただいたものだよ
先輩は末期癌を患って
おられて、放射線と抗がん剤
による治療中だった
告知も受けておられ
必死で病魔と闘っておられた
そんな中、全国の研究会で
先輩が講演するとの案内が
僕のところに届いた
もちろん僕は参加した
すばらしい講演だった
講演後にお話しして
自宅に帰った後に届いて
いたメールだよ

利葉尻君が
卒業後に
どの領域で
働くのかは
わからないけれど
支援している人の
スイッチを押せる
セラピストに
なってほしい

頑張ります

じゃ元気でね
また会おう

生活期を経験できて
本当によかったです
ありがとうございました
完

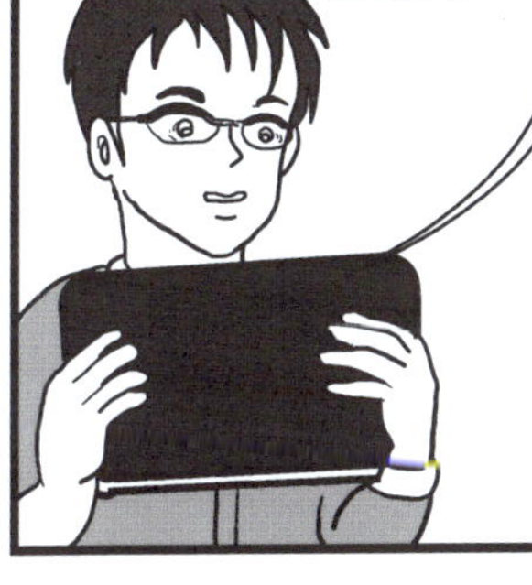

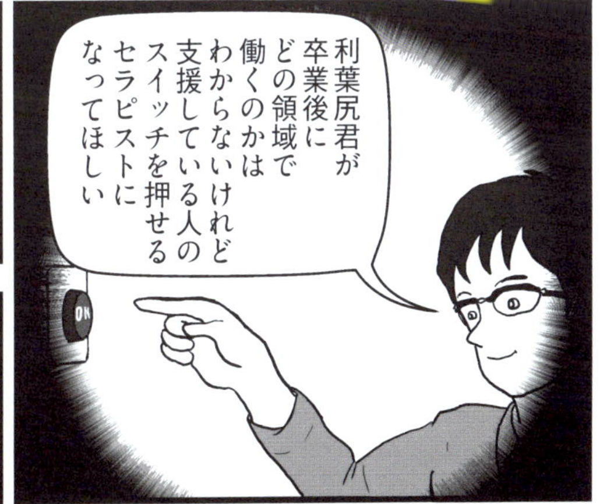

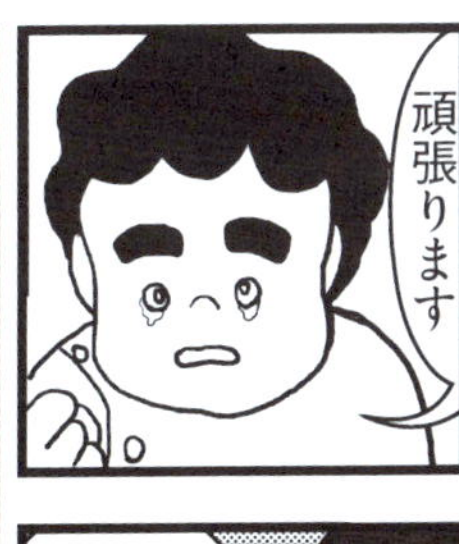

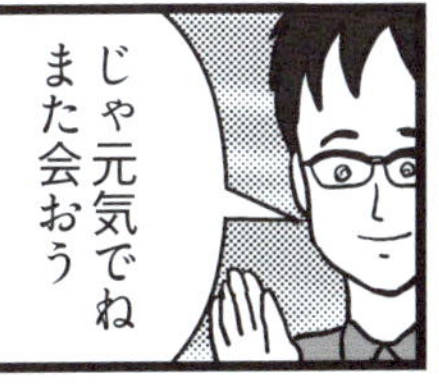

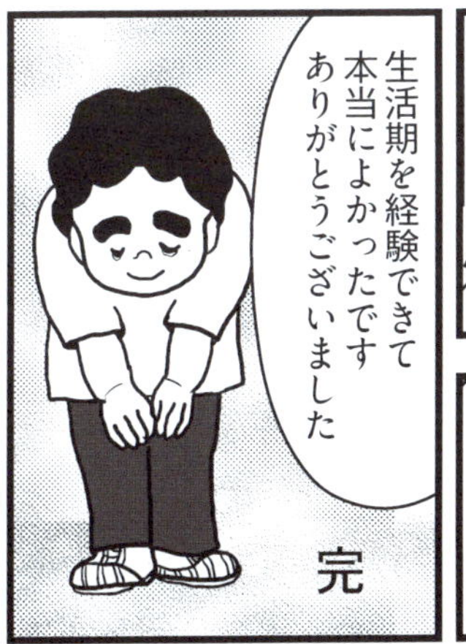

プロフィール

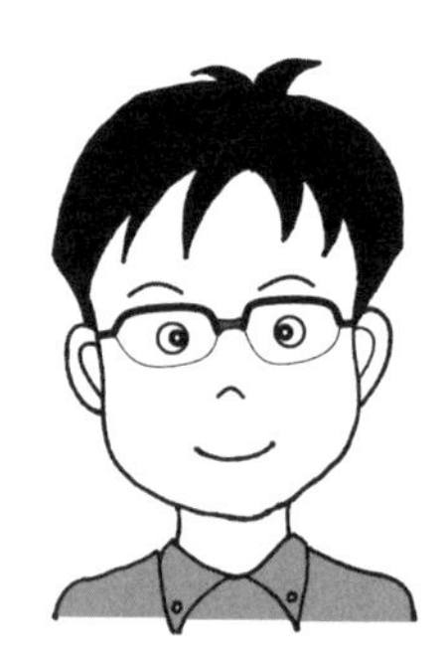

野尻 晋一
（のじり しんいち）

生年月日 昭和 35 年 10 月 15 日生

資　格 理学療法士，介護支援専門員，認定訪問療法士（日本訪問リハ協会）

現　職 医療法人寿量会 介護老人保健施設清雅苑 副施設長，通所リハビリテーションセンター清雅苑 センター長，訪問リハセンター清雅苑 センター長，熊本機能病院総合リハビリテーションセンター 副センター長

学　歴 昭和 57 年　九州リハビリテーション大学校卒業
平成 10 年　佛教大学通信教育課程社会学部社会福祉学科卒業

漫画とリハビリテーションの出会い

小さい頃から絵を描くことが好きで，将来は漫画家になりたいと考えていた．何か仕事に就いてから考えるように親にいわれ工学部を目指す．中学時代の漫画友だちが九州リハビリテーション大学校を受験するとの話を聞き，初めてリハビリテーションという言葉を知る．その友人から「OT は患者さんを絵で治療する」と説明を受け一緒に受験してみようと考えた．当時は就職難で，九州リハ大は就職率 100%，授業料免除ということもあって競争率 14.5 倍の超狭き門だった。友人と争いたくないとの思いもあり，PT について尋ねると「PT は電気で治療する」と説明を受けた．工学部を目指していたこともあり PT を受験し合格した．

卒業後は現在の医療法人社団寿量会に就職し，熊本機能病院で運動器疾患，脳卒中，神経難病など幅広く担当した．その後，介護老人保健施設清雅苑に異動し，生活期リハビリテーションにどっぷりと足を踏み入れることとなった．就職当初から自分の絵が臨床で役に立たないかと考え，患者さん用のパンフレット，医師の講義用のイラストや説明図を描いていた．その頃，石ノ森章太郎氏の『マンガ日本経済入門』がヒットし，自分も患者さん向けの漫画を描いてみたいと思い，『漫画パーキンソン病のてびき（1，2 版）』を出版した．漫画はいまだに素人域を脱し得ないが，プロが描くと個性が優先されデフォルメによって現場の臨場感がみえなくなることもある．現場を知ったうえで表現できることが強みだと思い，自分の漫画で今回の出版にいたる．

主な著書

『図説 訪問リハビリテーション―生活再建と QOL 向上』（三輪書店，2013），『図説 パーキンソン病の理解とリハビリテーション』（三輪書店，2010），『リハビリテーションからみた介護技術』（中央法規出版，2006），『リハビリ介護入門』（中央法規出版，2009），『漫画 パーキンソン病のてびき（第 1，2 版）』（医療法人社団寿量会熊本機能病院，1993），『生活行為向上リハビリテーション実践マニュアル』（分担，中央法規出版，2015）など

漫画でみる
生活期リハビリテーション

発　行　2017年4月11日　第1版 第1刷 ©

作・画　野尻晋一

発行者　青山　智

発行所　株式会社　三輪書店
〒113-0033 東京都文京区本郷6-17-9　本郷綱ビル
☎ 03-3816-7796　FAX 03-3816-7756
http://www.miwapubl.com

印刷所　三報社印刷株式会社

ISBN 978-4-89590-594-7 C 3047

■ よりよい訪問リハサービスを提供するために!

図説 訪問リハビリテーション

生活再建とQOL向上

好評

編集　訪問リハビリテーションセンター清雅苑

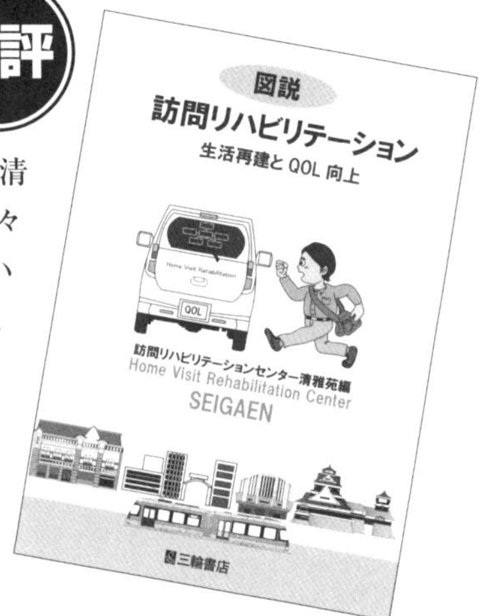

介護保険制度が創設されるより以前から訪問リハに介入してきた清雅苑は、訪問リハの歴史が20年をかぞえる。その長きにわたる日々の実践と頻繁な勉強開催など、たゆまぬ研鑽により蓄積されたノウハウをまとめあげたものが本書である。リハの実践的技術はもちろん、心構え、効果、制度、コスト管理など、訪問リハに必要な事項がすべて網羅された内容となっている。さらにふんだんなイラストを用いて解説がなされており、訪問リハの初心者にもベテランにも十二分に活用いただける構成となっている。よりよい訪問リハサービス提供をたしかなものにしてくれる本書は、訪問リハに関わる方であれば誰もが持っていたいお薦めの１冊である。

● 定価（本体3,600円+税）B5　頁236　2013年　ISBN 978-4-89590-440-7

お求めの三輪書店の出版物が小売書店にない場合は，その書店にご注文ください．お急ぎの場合は直接小社に．

〒113－0033
東京都文京区本郷6－17－9 本郷綱ビル

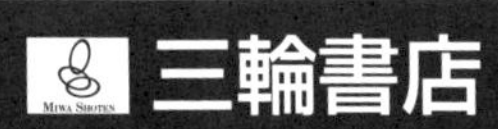

三輪書店

編集☎03－3816－7796　FAX03－3816－7756
販売☎03－6801－8357　FAX03－6801－8352
ホームページ：http://www.miwapubl.com

■ 科学的根拠に基づいた最新のパーキンソン病のリハビリテーションテキスト!

図説 パーキンソン病の理解とリハビリテーション

好評

山永 裕明（熊本機能病院総合リハビリテーションセンター、医師）
野尻 晋一（介護老人保健施設清雅苑、理学療法士）

神経難病のなかでも発症率の高いパーキンソン病ですが、その生命予後は良く、一般の平均寿命と差がありません。それだけに在宅で生き生きとした人生を全うするために長期にわたる治療、リハビリテーション、ケアが必要になります。本書では、21世紀に入り著しく発展した脳神経科学の最新の知見に基づいた原因や症状のメカニズムから薬物治療、手術をはじめ遺伝子治療の可能性、そして著者の豊富な経験に裏打ちされた実践的なリハビリテーション、在宅支援までを一貫して解説しています。著者の手による楽しいイラストは難解な神経科学の世界を楽しく理解するための素敵なガイドになってくれることでしょう。保健、医療、福祉に携わる専門職にとって必読必須の至高のバイブルの誕生です。

● 定価（本体3,200円+税）A4変型　頁140　2010年　ISBN 978-4-89590-353-0

お求めの三輪書店の出版物が小売書店にない場合は，その書店にご注文ください．お急ぎの場合は直接小社に．

〒113－0033
東京都文京区本郷6－17－9 本郷綱ビル

三輪書店

編集☎03－3816－7796　FAX03－3816－7756
販売☎03－6801－8357　FAX03－6801－8352
ホームページ：http://www.miwapubl.com